Dr. Rupy Aujla

Ganzheitlich gesund mit High Protein

Antientzündlich, optimal für Herz, Gehirn und Darm

Über 100 geniale Rezepte & die besten Eiweiß-Hacks für jeden Bedarf

südwest

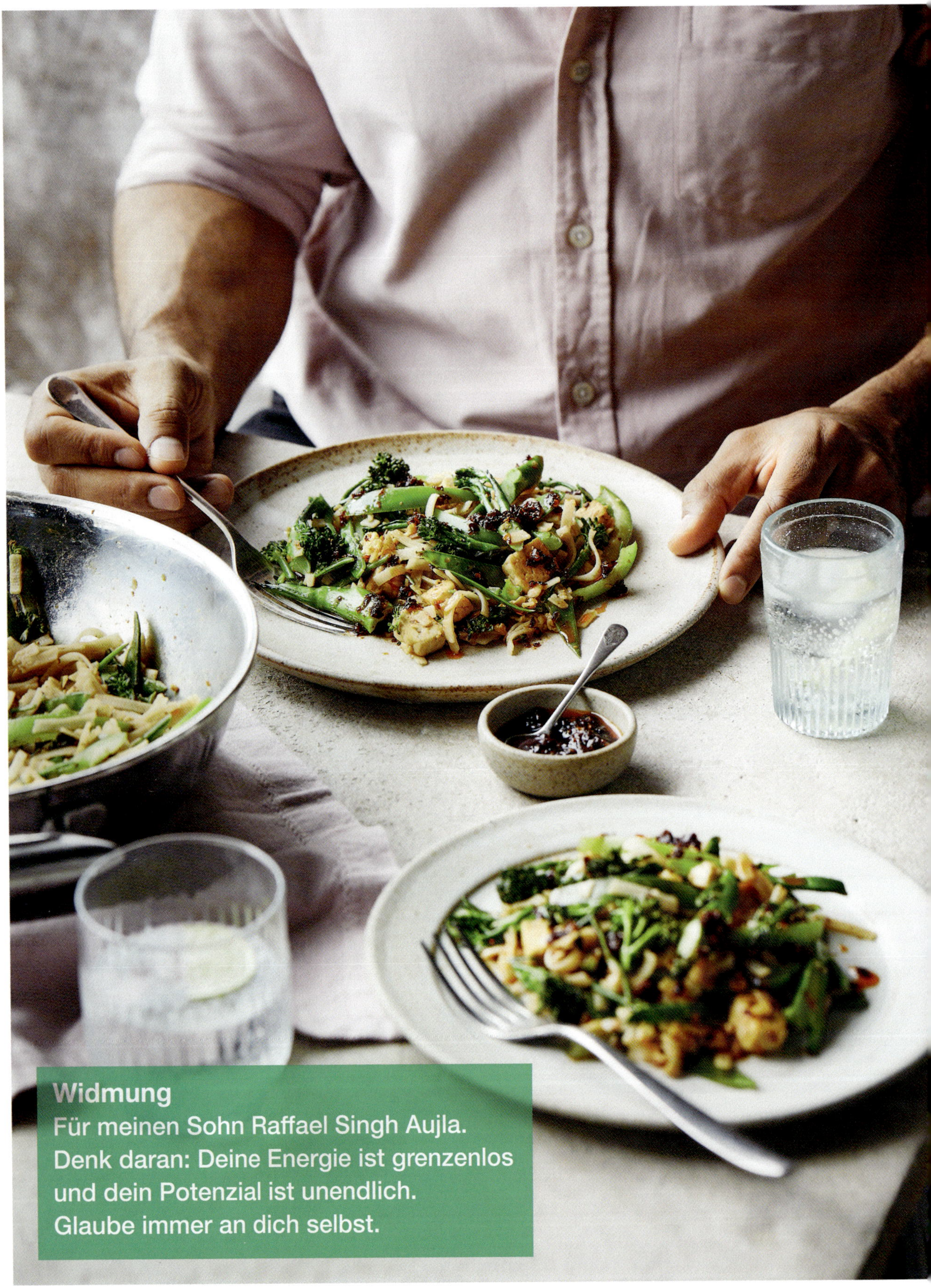

Widmung

Für meinen Sohn Raffael Singh Aujla.
Denk daran: Deine Energie ist grenzenlos
und dein Potenzial ist unendlich.
Glaube immer an dich selbst.

Inhalt

EINFÜHRUNG

NACH DIESEM BUCH
WERDEN SIE ANDERS
ÜBER EIWEISS DENKEN

Bei »eiweißreicher Kost« denken Sie wahrscheinlich an überkochtes Hähnchen neben schlappem, graugrünem Brokkoli und matschigem Vollkornreis. Eine solche fade, muskelorientierte, obsessive Herangehensweise ans Essen kann einem jegliche Freude an den Mahlzeiten rauben.

Das jedenfalls war meine Erfahrung während meines Medizinstudiums, als ich endlich den Waschbrettbauch haben wollte, von dem ich laut der Mehrzahl einschlägiger Hochglanzmagazine ja nur sechs Wochen entfernt war. Es war das reinste Elend: immer dieselben geschmacksneutralen vorbereiteten Mahlzeiten, minutiös abgewogen und makronährstoff- sowie kalorienoptimiert. Das hat mir den Appetit auf alles, was auch nur annähernd als Fitnessfood bezeichnet werden könnte, dauerhaft verdorben.

Die typischen High-Protein-Rezepte und -Kochbücher bieten zwar tatsächlich viel Eiweiß – sonst aber wenig mehr. Hier enthält fast jedes Gericht reichlich Fleisch und Milchprodukte, während Darmgesundheit, Ballaststoffe, Abwechslung hinsichtlich der Zutaten sowie das Entzündungspotenzial einer Ernährung mit einem hohen Anteil an tierischem Eiweiß kaum eine Rolle spielen.

Deshalb eines vorweg: Dies ist kein solches Kochbuch. Nach der Lektüre von *Ganzheitlich gesund mit High Protein* werden Sie anders über Proteine denken, denn die meisten Menschen wissen nicht, wie entscheidend Eiweiß jenseits der Muskelgesundheit und -funktion für den Körper ist.

Eine ausreichende Menge qualitativ hochwertigen Eiweißes in der Nahrung hat folgende Effekte:

- Protein ist essenziell für die hormonelle Gesundheit.
- Es kann Gewichtsverlust begünstigen und zum Halten des Gewichts beitragen.
- Es kann Heißhunger mindern und den Blutzuckerspiegel regulieren.
- Es kann uns mehr Energie schenken, zur Gesundheit in den Wechseljahren beitragen und gesundes Altern fördern.

Ich werde Ihnen zeigen, woher Sie qualitativ hochwertiges Eiweiß bekommen – außer aus rotem Fleisch, Hähnchen und Fisch – und wie Sie Ihren persönlichen Bedarf ganz leicht berechnen. Sie werden erfahren, wie viel Eiweiß pro Tag Sie brauchen, welche Nahrungsmittel Ihre Eiweißaufnahme steigern und wie Sie Eiweißaufnahme und allgemeine Gesundheit sowie Longevity in Einklang bringen.

Sie werden erfahren, dass das Eiweiß auf Ihrem Teller aus vielen verschiedenen Quellen stammen kann, und werden allmählich einschätzen können, ob Ihr täglicher Bedarf mit dem, was Sie zu sich nehmen, gedeckt ist. Sie werden lernen, ein ausgewogenes Menü zusammenzustellen und wie Sie mit ein paar Extranüssen und -samen oder ungewöhnlichen Zutaten, die Sie vielleicht noch nicht kennen, Ihre Mahlzeiten zusätzlich mit Proteinen anreichern können.

Ob Sie sich nun vollständig pflanzenbasiert ernähren oder nicht: Mit der High-Protein-Küche in diesem Buch können Sie Ihren Darm gesund halten, Entzündungen eindämmen und Langlebigkeit, Energie sowie Wohlbefinden steigern.

Wenn Sie die empfohlenen Elemente in Ihre Ernährung einbauen, schützen Sie Herz und Gehirn und können sogar einigen der ernsthaftesten Erkrankungen, mit denen ich als Arzt häufig konfrontiert bin, vorbeugen, darunter Krebs und Typ-2-Diabetes.

Warum Eiweiß so wichtig ist

Protein ist eines der wichtigsten Moleküle allen Lebens. In diesem Buch werden Sie alles erfahren, was Sie über diesen einzigartigen Nährstoff wissen müssen. Die einleitenden Kapitel vermitteln Ihnen:

- Wie Sie Ihren persönlichen Proteinbedarf berechnen können.
- Warum es bei Eiweiß um mehr als nur den Muskelaufbau geht.
- Welche Rolle Eiweiß für die hormonelle sowie die Knochen- und Hautgesundheit und den Stoffwechsel spielt.
- Warum der Verzehr von ausreichend Eiweiß Heißhunger mindern, uns länger satt machen und uns bei gewünschter Gewichtsverringerung unterstützen kann.
- Wie Proteine Energie, Kraft und Langlebigkeit steigern können.
- In wie vielen verschiedenen gesunden Quellen außer Hähnchen- und Rindfleisch Eiweiß vorkommt.
- Warum natürliche Nahrungsmittel viel bessere Eiweißquellen sind als Proteinshakes, Nahrungsergänzungsmittel und Eiweißriegel.

Das Buch informiert Sie auch darüber, warum es so essenziell für Ihr Wohlbefinden und Ihre Lebensqualität ist, dass Sie eine optimale Eiweißaufnahme sicherstellen, sich um Ihre Darmgesundheit kümmern und Entzündungsprozesse in den Griff bekommen.

Wer sich so ernähren will, muss nicht die gesamte Vorratskammer neu bestücken. Im Gegenteil: Die Wahrscheinlichkeit ist groß, dass Sie die besten darmfreundlichen Zutaten bereits zu Hause haben.

Nach der Lektüre dieses Buchs kennen Sie die Nahrungsmittel sowie Tipps und Tricks, mit denen Sie Ihrer Gesundheit jedes Mal, wenn Sie sich zum Essen hinsetzen, einen Riesengefallen tun. Außerdem entdecken Sie eine Unmenge an Rezepten für köstliche Gerichte, mit denen Sie starten können.

Nahrung als Medizin

Die Rezepte in diesem Kochbuch ergeben nicht nur eiweißreiche, sondern auch gesunde Gerichte. Sie stecken also auch voller darmschützender, farbenfroher Gemüsesorten und beinhalten zudem eine ganze Reihe an Ballaststoffen sowie antientzündlichen Zutaten. Und gemäß meiner Art zu kochen geht es in diesem Buch ebenso sehr um Geschmack wie um die zweckmäßigen Vorteile einer gesunden Ernährung. Darüber hinaus berücksichtigt es viele Küchen dieser Welt, genauso wie traditionelle Aromenkombinationen.

Das Ernährungswissen der Menschen hat sich in den vergangenen zehn Jahren außerordentlich entwickelt, und deshalb ist diese Botschaft nicht neu: Mit der Wahl unserer Mahlzeiten können wir ganz gewaltig an unserer Gesundheit schrauben. Immer mehr Menschen wollen bewusster essen – und denken dabei sowohl an die eigene Gesundheit als auch an das Wohl unseres Planeten. Statt am Waschbrettbauch und an rapider Gewichtsreduzierung für den perfekten Beach Body (beides kann dem Körper tatsächlich mehr schaden als nützen) sind wir mehr und mehr an einem längeren Leben bei besserer geistiger und körperlicher Gesundheit sowie an Vitalität interessiert.

Die Maxime »Nahrung als Medizin« ist schon beinahe zu einem Gemeinplatz geworden. Die einst von nur einigen wenigen Ärzten propagierte schrullige Idee hat sich inzwischen zum Mainstream-Konzept entwickelt, das staatliche Institutionen auf der ganzen Welt befürworten und fördern. Immer mehr Menschen erkennen, dass der schlichte Akt des täglichen gesunden Essens zu den mächtigsten Werkzeugen der Medizin gehört.

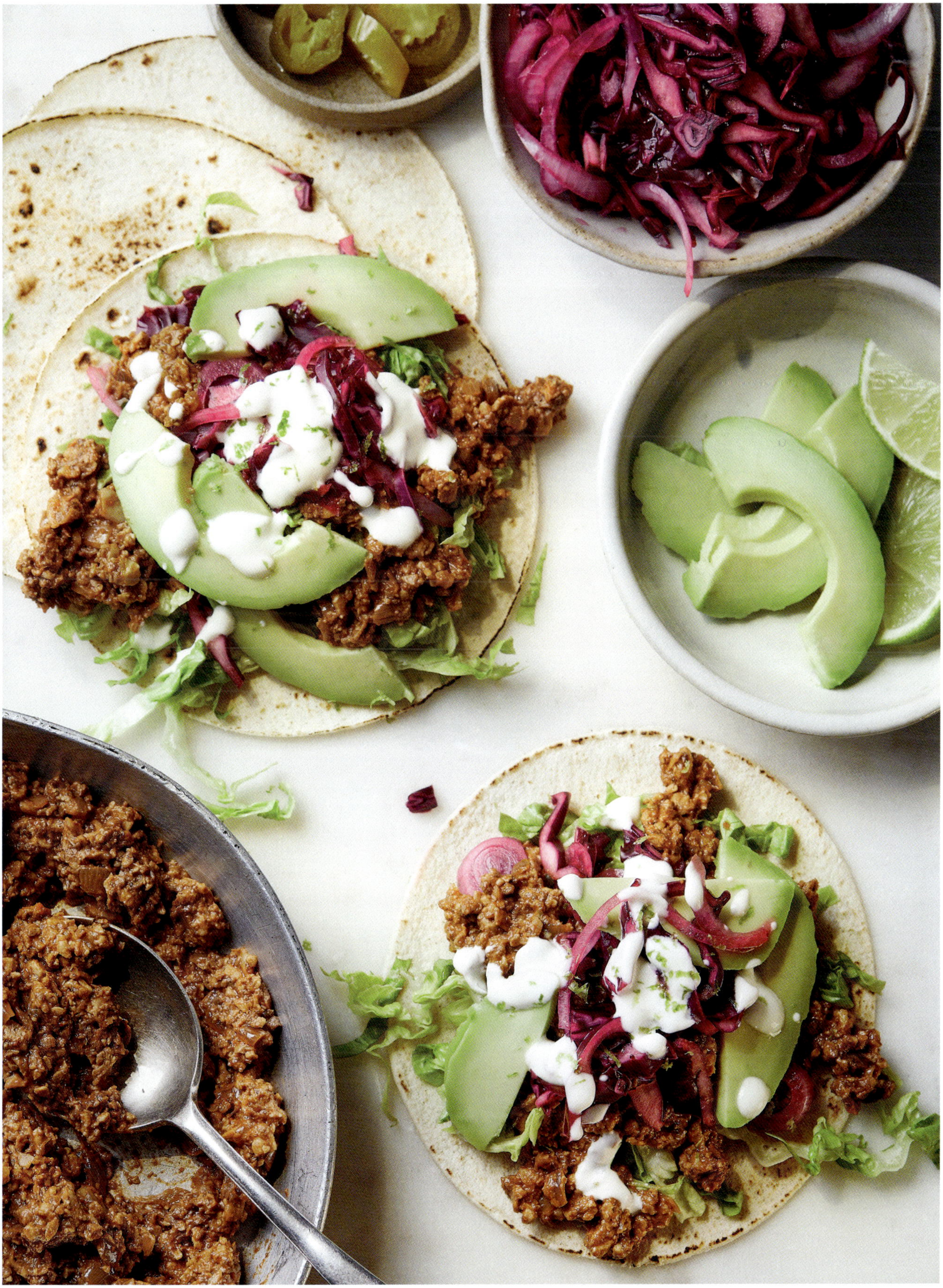

Pflanzenbasiertes Protein

Den Trend zu vielfältigeren Pflanzen und Ballaststoffen in der Ernährung kann ich aus ökologischer und gesundheitlicher Sicht nur befürworten. Mittlerweile belegen zahlreiche seriöse Studien die Vorteile einer vollwertigen, pflanzenbasierten und ballaststoffreichen Ernährung. Doch neben der Begeisterung für »mehr Pflanzen« oder »nur noch Pflanzen« sind auch einige besorgniserregende Trends entstanden.

Zum einen bringt der Anstieg von Fleischersatz mehr hochverarbeitete Lebensmittel in die Supermärkte, die sogar noch schlechter für unsere Gesundheit sein könnten als die Produkte, die sie ersetzen. Zum anderen werden traditionelle eiweißreiche tierische Produkte durch qualitativ minderwertige Proteine ersetzt, die nur die Textur imitieren, nicht aber den Nährwert liefern. Jackfrucht statt Schweinefleisch. Pilze statt Rindersteak. Aubergine statt Hähnchen.

Auch wenn Sie beschlossen haben, sich nur noch rein pflanzlich zu ernähren, dürfen Ihnen die Textur und der Geschmack bestimmter Nahrungsmittel durchaus wichtig sein. Sie müssen Ihre Freude am Essen nicht der Rettung des Planeten oder Ihren ethischen Prinzipien opfern. Sie müssen sich allerdings mit dem Thema Protein auseinandersetzen, wenn Sie kein tierisches Eiweiß mehr verzehren und sich zu 100 Prozent pflanzenbasiert ernähren wollen.

Ich sage das als Arzt mit mehr als 15 Jahren klinischer Erfahrung, Tausenden von Patienten und tiefem Respekt vor sowie Empathie mit all jenen, die aus ethischen Gründen keine tierischen Produkte mehr zu sich nehmen wollen. Doch wenn wir unsere Essgewohnheiten derart tiefgreifend ändern, müssen wir mehr auf das Eiweiß achten, eines der wichtigsten Elemente unserer Ernährung.

Einfach zu sagen, »alle Pflanzen enthalten Eiweiß«, und damit anzudeuten, dass wir uns deshalb auch keine Sorgen um unsere Eiweißaufnahme machen müssen, ist nicht hilfreich. Zwar stimmt erstere Behauptung, doch wird es den Menschen und ihren individuellen Gesundheitsanforderungen nicht gerecht, zu suggerieren, die Beschäftigung mit einer gesicherten Eiweißaufnahme sei unwichtig.

Bei einer pflanzenbasierten Ernährung passiert es leicht, zu wenig Protein zu sich zu nehmen, und es gibt sogar noch kritischere Umstände – auf die ich in diesem Buch detailliert eingehen werde –, unter denen die Betroffenen noch mehr auf ihren Bedarf achten müssen. Unser Eiweißbedarf ändert sich mit zunehmendem Alter, zudem ist die Debatte über die Mindesteiweißaufnahme erneut entflammt.

Auf der anderen Seite gibt es mittlerweile ausreichend Belege dafür, dass es tatsächlich möglich ist, bei einer pflanzenbasierten oder sogar rein pflanzlichen Ernährung für Ausgewogenheit und genügend Proteine zu sorgen und so gesund zu bleiben. Das jedoch erfordert eine sorgfältige Planung und Auswahl der zugeführten Proteine. Ein paar Bohnen auf dem Teller reichen da sicher nicht. Sie müssen wissen, welche Mengen Ihren individuellen Bedürfnissen entsprechen.

Ich halte die Neigung zu mehr Vollwertigkeit und pflanzlicher Nahrung für absolut lobenswert, doch müssen wir auch wissen, was uns dadurch erwartet. Schwingt das Pendel zu sehr in die entgegengesetzte Richtung – also weg von Fleisch und anderen tierischen Produkten –, kann das durchaus mit Problemen verbunden sein, von denen nur eines ein Eiweißmangel ist.

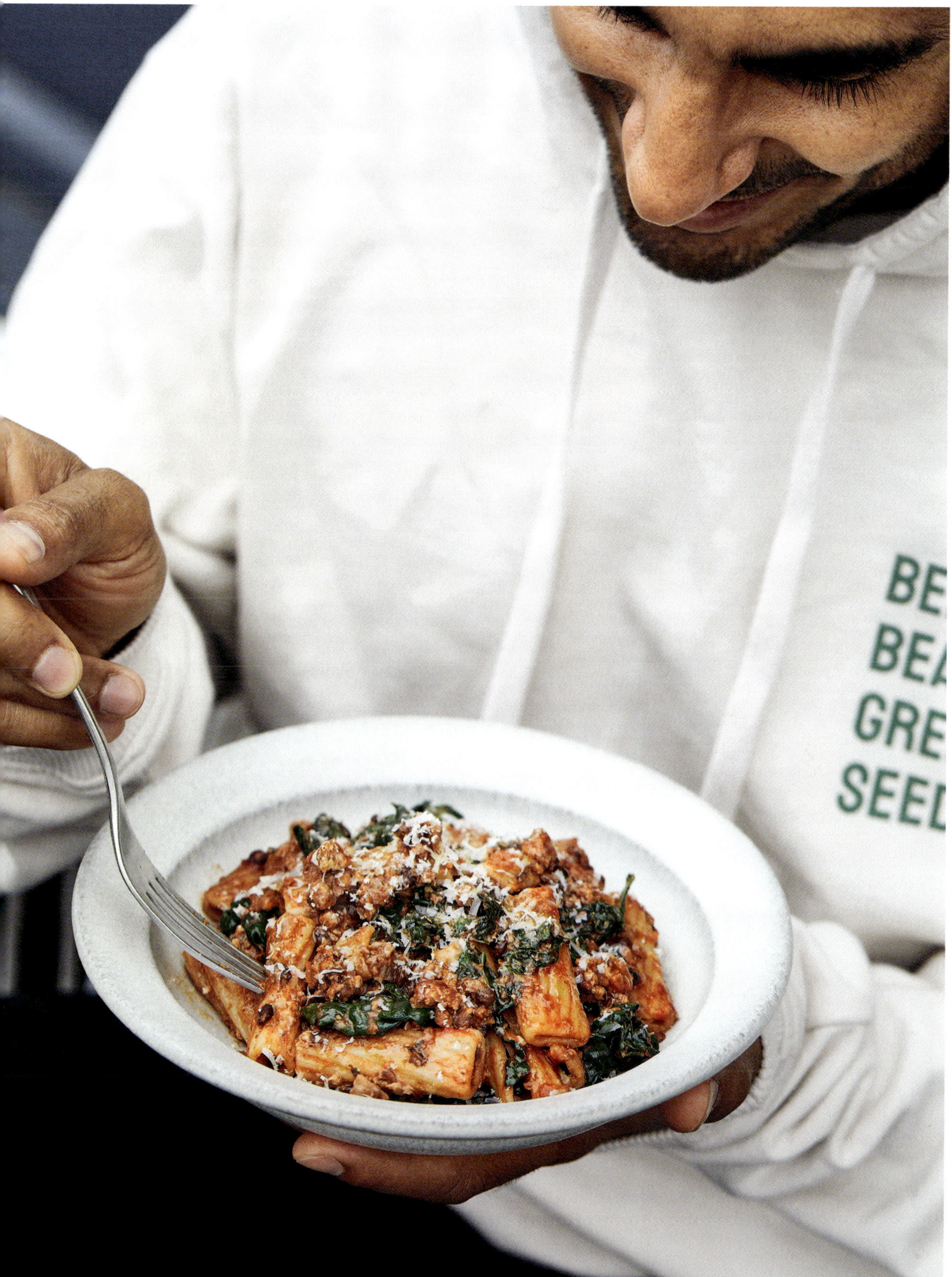
BE
BEA
GRE
SEED

Ernährung verstehen

Meine Arbeit soll es Ihnen erleichtern, sich gesund zu ernähren – ein Ziel, das ich bei Tausenden meiner Patienten bereits erreicht habe.

Ich möchte Ihnen dabei helfen, die Maxime »Nahrung als Medizin« Tag für Tag in die Praxis umzusetzen. Und mit jeder köstlichen Mahlzeit, die Sie in Ihrer »Küchenapotheke« zaubern, werden Sie, so hoffe ich, gefestigter statt abhängiger von Ärzten wie mir.

Die Welt der Ernährung entwickelt sich immer weiter. Wir wissen heute beispielsweise viel mehr über den Blutzucker und seinen Einfluss auf unser Essverhalten. Zuckerreiche Nahrung oder raffinierte Kohlenhydrate zu uns zu nehmen, die Blutzuckerspitzen und einen entsprechenden Abfall der Blutzuckerkurve verursachen, kann zu einem gesteigerten Hungergefühl führen, weshalb wir in der Folge zu viel essen.

Wir wissen heute ebenfalls mehr über die Darmflora und wie die jeweils einzigartige Besiedelung durch Mikroben Stimmung, Gewichtsregulation und Erkrankungswahrscheinlichkeit beeinflussen kann. Entzündungsprozesse sind ein weiteres Thema, das zunehmend im Mittelpunkt des Interesses steht, und ich vermute, dass sich immer mehr Menschen mit Möglichkeiten beschäftigen werden, mit denen dieser natürliche Prozess wieder ins Gleichgewicht gebracht werden kann. Darauf werde ich später noch näher eingehen.

Aufgrund der wachsenden Beliebtheit einer personalisierten Ernährungsweise testen immer mehr Menschen tragbare Geräte etwa zur Blutzuckermessung oder Atemanalyse und prüfen via Blut-Selbsttests regelmäßig ihre Vitaminspiegel. Der rapide Kostenrückgang einiger Untersuchungsmethoden, etwa eines Ganzkörper-MRTs, hat viele dazu veranlasst, ihre Körperzusammensetzung analysieren zu lassen, auf die man dann seine Bewegungs- und Ernährungsgewohnheiten abstimmen kann.

Allerdings kann sich selbst jemand, der sich liebend gern in die Wissenschaft stürzt, Fachartikel liest und wöchentlich mit anderen Akademikern diskutiert, von alldem schrecklich überfordert fühlen.

Da man sich leicht in den winzigen Details verlieren kann, möchte ich, dass Sie sich auf die Kernsäulen konzentrieren.

Drei Kernsäulen

Wenn Sie sich auf die drei Kernsäulen stützen, die Ihre Ernährung nahrhaft und gesund machen, werden Sie sich bald besser und glücklicher fühlen. Mit ihnen garantiere ich Ihnen einen klareren Kopf, mehr Energie und eine reibungslosere Verdauung. Dazu brauchen Sie nur die folgenden drei Schlüsselelemente:

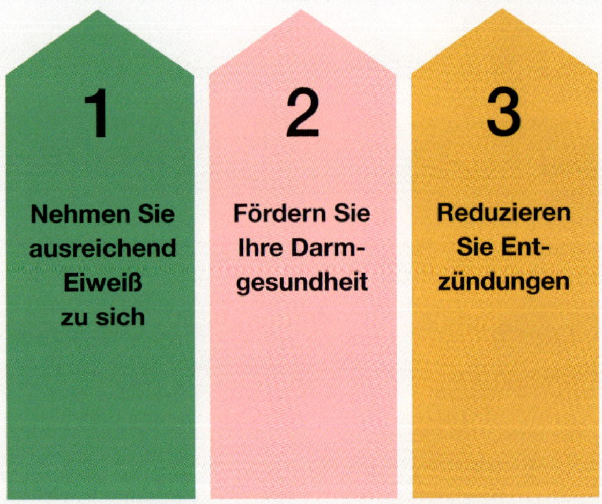
1
Nehmen Sie ausreichend Eiweiß zu sich
2
Fördern Sie Ihre Darmgesundheit
3
Reduzieren Sie Entzündungen

Mithilfe dieses Buchs sollen Sie sich jedes Mal, wenn Sie kochen oder etwas essen, die folgenden drei einfachen Fragen beantworten:

1

Habe ich genug Protein auf dem Teller, um meinen Bedarf zu decken?

2

Enthält die Mahlzeit Zutaten, die meine Darmgesundheit unterstützen?

3

Wirkt die Mahlzeit insgesamt antientzündlich?

Können Sie jede der Fragen mit Ja beantworten, wenn Sie selbst kochen, auswärts essen oder morgens Ihr Frühstück vor sich stehen haben, befinden Sie sich auf jeden Fall auf der Gewinnerseite.

Darüber hinaus erkläre ich Ihnen in diesem Buch, welche einfachen und köstlichen Zutaten wesentlich für Ihre Gesundheit und Vitalität sind.

So finden Sie in diesem Buch Zutaten, die Ihre Darmflora unterstützen und deshalb Ihre Darmgesundheit fördern, Möglichkeiten, die aus einer pro- eine antientzündliche Ernährung machen, und Tipps, wie Sie rasch mehr Eiweiß auf den Teller bekommen, ohne dabei notwendigerweise auf Lebensmittel tierischen Ursprungs zurückgreifen zu müssen.

Je mehr Eiweiß und darmgesundheitsfördernde Nahrungsmittel, die auch Entzündungen hemmen, wir zu uns nehmen, desto besser geht es uns. Wer sich nach diesen Grundsätzen ernährt, verlängert Lebenserwartung und Gesundheitsspanne und verbessert neben der Immunabwehr auch das geistige Wohlbefinden. Und das Beste daran ist, dass das nicht nur superleicht, sondern auch noch superlecker ist.

Ganzheitlich gesund mit High Protein

IHR KÖRPER BESTEHT ZU EINEM GROSSEN TEIL AUS PROTEINEN.

Denken Sie einmal an Ihre Kindheit und den Augenblick zurück, als Sie zum ersten Mal ein Lego®-Set vor sich hatten. Die Magie dieser Bausteine bestand darin, dass die Möglichkeiten der Zusammensetzung endlos schienen, solange Sie nur genug von ihnen hatten. Und selbst wenn Sie nur 20 verschiedene Bausteinarten hatten, konnten Sie mit genug Steinen noch immer wahrhaft prächtige und kunstvolle Bauten errichten. Von der St Paul's Cathedral bis zum Ferrari – mit den klassischen Lego®-Steinen, in spezifischer Weise angeordnet, war praktisch alles möglich. Und wie Lego®-Steine in der Welt des Spielzeugs sind Proteine in der Welt der biologischen Stoffe die Grundbausteine, aus denen (beinahe) alles geschaffen werden kann.

Die Proteine selbst bestehen aus noch kleineren Bausteinen, den Aminosäuren. Insgesamt gibt es 20 Aminosäuren, von denen wir neun als essenziell bezeichnen. Weil der Körper sie nicht selbst herstellen kann, müssen wir die essenziellen Aminosäuren über die Nahrung aufnehmen. Die restlichen elf kann der Körper produzieren, sie müssen deshalb nicht Bestandteil der Nahrung sein.

Es gibt Nahrungsmittel, die alle neun essenziellen Aminosäuren in ausreichender Menge enthalten, wobei unser Körper sie aus diesen Nahrungsmitteln auch gut aufnehmen kann. Dazu gehören etwa Hähnchen, Fisch und Rindfleisch sowie auf pflanzlicher Seite Hanfsamen und Tempeh (fermentierte Sojabohnen). Bei anderen pflanzenbasierten Zutaten kann nur eine Kombination alle neun essenziellen Aminosäuren in ausreichender Menge liefern, etwa Reis und Linsen oder Nüsse und Bohnen. Sowohl die Gesamteiweißmenge als auch die Zufuhr aller essenziellen Aminosäuren sind hier entscheidend.

Funktion und Zweck eines Proteins ergeben sich aus der Anordnung der Aminosäuren sowie der Art, wie sie zu 3D-Gebilden gefaltet werden. Von Mikrostrukturen wie Enzymen und Hormonen bis zu Makrostrukturen wie Nägeln, Haut, Muskeln, Knochen und Organen ist alles größtenteils aus Proteinen aufgebaut, die wiederum aus den »Lego®-Steinen« der 20 Aminosäuren bestehen.

Wofür werden Proteine genutzt?

Auf die Frage, wofür Eiweiß in unserem Körper genutzt wird, würden die meisten Menschen wohl antworten: größtenteils für die Muskeln an Armen und Beinen. Das stimmt aber nicht. Proteine sind viel wichtiger – sie sind sogar das wichtigste Biomolekül im menschlichen Körper.

Neben Wasser, Fett und Mineralstoffen besteht unser Körper fast ausschließlich aus Eiweiß. Proteine sind die zentralen Moleküle des Lebens, sie üben die vielfältigsten Funktionen aus und spielen die unterschiedlichsten Rollen.

Nehmen wir Eiweiß über die Nahrung auf, werden nur rund 25 Prozent davon für den Aufbau und den Erhalt der Muskeln genutzt. Der Rest der Proteine aus der Nahrung wird aufgespalten und anderem Nutzen zugeführt, etwa dem Reparieren von Zellen, dem Aufbau von Bindegewebe und der Produktion von Immunzellen.

Tatsächlich besteht eine lebenswichtige Funktion der Leber darin, Proteine zu produzieren, und zwar alle möglichen Proteine, von Lipoproteinen (Eiweiß, das das Cholesterin im Blut transportiert) bis zu Globulinen (Eiweiß, das Immunzellen durch den Körper transportiert). Dieser unersättliche Bedarf an Eiweiß ist konstant.

Ob Sie nun 20 oder 60 sind – Ihr Körper wälzt jeden Tag eine Menge von rund 300 Gramm Eiweiß um. Das entspricht dem Proteingehalt von anderthalb Kilo Rindersteak täglich. Der Proteinumsatz ist so hoch, dass jeder Eiweißbestand im Körper viermal im Jahr komplett wieder aufgefüllt werden muss.

Bevor Sie sich jetzt aber einen Wochenspeiseplan voller rotem Fleisch aufstellen oder versuchen, sechs Hähnchenbrüste am Tag zu verzehren, lassen Sie mich eines klarstellen: Ich sage nicht, dass wir 300 Gramm Protein pro Tag essen müssen. Und zwar deshalb nicht, weil unser Körper ein intelligenter Wertstoffhof ist, der beständig Proteine hin und her bewegt und sie neuen Zwecken zuführt.

Hier ist wieder einmal die Leber gefragt, die in einem fort bestehende Proteine aufspaltet und wiederverwendet. Ob nun beim Schlafen oder im Fitnessstudio, die Leber erzeugt Eiweiß, das durch den Körper transportiert wird und an unterschiedlichen Stellen verschiedene Funktionen erfüllt.

300 Gramm pro Tag beträgt die empfohlene Menge über die Nahrung aufgenommenen Proteins zwar nicht, doch ist sie höher, als die meisten glauben. Und wie mir die Fachliteratur, die ich in den letzten fünf Jahren gelesen habe, verrät, ist sie auch höher, als ich früher dachte.

Weiterhin ist wichtig zu wissen, dass unser Körper Eiweiß nicht speichern kann – ganz im Gegensatz zu Fett, das sich im Gewebe ablagert, oder zu Zucker (Glukose), von dem in Muskeln und Leber Vorräte für den Bedarfsfall angelegt werden. Sie können sich also nicht auf die proteinreiche Mahlzeit vom Montag verlassen, um Ihren Eiweißbedarf am Donnerstag zu decken. Überschüssiges aufgenommenes Eiweiß wird schlicht über den Urin ausgeschieden. Deshalb müssen Sie *täglich* und vorzugsweise zu jeder Mahlzeit ausreichend Protein zu sich nehmen.

Und warum ist Protein jetzt so wichtig?

Über das Konzept der »pflanzenbetonten« Ernährung habe ich in meinem ersten Buch geschrieben. Hier konzentriert man sich bei der Zusammenstellung des Essens auf vollwertige, pflanzenbasierte Zutaten, setzt aber auch tierische Produkte ein – in einem vernünftigen Maß.

Seitdem ich erstmals vor acht Jahren darüber geschrieben habe, ist das Interesse zum Thema rund um die Welt explodiert. Sowohl Nachhaltigkeits- als auch Gesundheitsexperten sind sich einig: Besteht die Ernährung aus weniger tierischen Produkten, korreliert dies mit besseren gesundheitlichen Ergebnissen und kann sogar dem Planeten nützen.

Allerdings hat eine solche Umstellung – von einer omnivoren Ernährung, die täglich auch tierisches Eiweiß enthält, auf pflanzenbasierte Kost, bei der nur sparsam auf Fleisch, Fisch und Milchprodukte zurückgegriffen wird – auch einen Nachteil: die potenzielle Unterversorgung mit Proteinen.

Ich möchte von Anfang an klarstellen: Alle Pflanzen enthalten Eiweiß, und es ist absolut möglich, eine mehr als adäquate Eiweißaufnahme über rein pflanzliche Quellen sicherzustellen. Sogar viele Profisportler, die ja einen unglaublich hohen Eiweißbedarf haben, ernähren sich problemlos pflanzenbasiert.

Freilich birgt diese Form der Ernährung hinsichtlich Praktikabilität und Verfügbarkeit der Proteine größere Herausforderungen als eine Ernährung mit tierischen Quellen. Selbst für Allesesser wie mich gilt: Erhöht sich der Anteil von Pflanzen auf unserem Teller, besteht die sehr reale Gefahr, dass wir nicht genügend Eiweiß am Tag zu uns nehmen.

Meine Einstellung zu diesen Dingen hat sich mittlerweile geändert. Früher dachte ich, eine minimale Eiweißaufnahme sei mehr als ausreichend, um den Körper gesund und zufrieden zu erhalten. Die Forschung allerdings sagt mir etwas anderes, und so habe ich als Hobbykoch und Arzt meine Ernährung inzwischen entsprechend angepasst.

Ich bin immer noch davon überzeugt, dass eine »pflanzenbetonte« Ernährung Vorzüge hat, und empfehle und genieße sie deshalb weiterhin. Doch ohne sorgfältige Planung und ein tiefergehendes Verständnis dessen, wo wir das Eiweiß, das wir über die Nahrung aufnehmen, herbekommen, kann es ziemlich knifflig sein, den täglichen Proteinbedarf zu decken.

Ich vermute, dass die unzureichende Aufnahme pflanzlichen Proteins über die Nahrung dazu geführt hat, dass sich viele Menschen nicht wohl und kraftlos gefühlt haben, als sie tierische Produkte teilweise oder vollständig aus ihrer Ernährung gestrichen haben. Ich habe das bei vielen meiner Patientinnen und Patienten, die sich pflanzenbasiert ernähren, erlebt.

Um die Vorzüge der pflanzenbetonten Ernährung, sowohl was die allgemeine Gesundheit als auch was das Wohlbefinden angeht, wirklich genießen zu können, gilt es besonders darauf zu achten, wie viel Eiweiß wir zu uns nehmen und aus welchen Quellen dieses Eiweiß stammt.

Welche Vorzüge hat eine ausreichende Proteinaufnahme?

Abgesehen davon, dass eine ausreichende Proteinmenge im Essen Muskelabbau verhindert und uns gesünder altern lässt, können wir es auch sofort spüren, wenn wir beginnen, mehr Eiweiß zu uns zu nehmen.

Weniger Zuckerheißhunger

Das Verlangen nach Süßem nimmt ab, weil Eiweiß sehr sättigend ist und deswegen den Blutzucker stabil hält. Der Effekt kann noch vergrößert werden, wenn man mehr Protein ins Frühstück einbaut: So ist man schlicht länger satt und braucht am Vormittag keine Snacks.

Gewichtsverlust

Zur Aufspaltung von Eiweiß wird mehr Energie benötigt als zur Verarbeitung von Kohlenhydraten und Fett. Dieser Extraaufwand beim Verdauen kann den täglichen Gesamtenergieverbrauch leicht erhöhen, was wiederum beim Abnehmen helfen kann. Die lange Sättigung durch Eiweiß mindert das Verlangen nach Snacks und reduziert so die tägliche Gesamtenergiezufuhr, was ebenfalls positiv zum Gewichtsmanagement beiträgt, ohne dass man dafür Kalorien zählen müsste.

Mehr Energie

Wir fühlen uns energiegeladener und können uns länger bewegen. Mehr Eiweiß in der Nahrung, gepaart mit Sport bzw. Bewegung, stärkt die Muskelkraft, lässt uns schneller regenerieren und verhilft uns zu einem schlankeren, kräftigeren Körper.

Erhöhte Konzentrationsfähigkeit

Wie bereits erwähnt, halten eiweißreiche Mahlzeiten den Blutzuckerspiegel stabiler. Das wirkt sich positiv auf unsere Konzentrationsfähigkeit aus und verhindert »Energielöcher«, zu denen es bei einem schwankenden Blutzuckerspiegel leichter kommen kann.

Besserer Schlaf

Eiweiß bildet die Bausteine des Melatonins und anderer Hormone, die in den verschiedenen Schlafphasen zum Tragen kommen. Inzwischen vermutet man, dass sich pflanzliche Proteine auch gut auf den Schlaf auswirken können, doch ist die Studienlage hier leider noch sehr schlecht.

Diese kurzfristigen Vorzüge klingen schon fantastisch, doch da hört es noch lange nicht auf: Eine gesunde High-Protein-Ernährung wirkt sich auch auf die Langlebigkeit sowie auf unser langfristiges Wohlbefinden positiv aus.

Knochen- und Muskelgesundheit

Der Körper von Menschen über 55 nimmt Protein schlechter auf, bei Menschen über 40 steigt das Risiko der Sarkopenie (Abbau von Muskelmasse und -kraft), zudem nimmt ab diesem Alter die Knochenmineraldichte beständig ab. Eiweißreichere Kost wird insbesondere bei älteren Menschen mit einer höheren Knochendichte und einem geringeren Abbau von Knochenzellen assoziiert. Das könnte daran liegen, dass Eiweiß die Kalziumaufnahme verstärkt und das Hormon IGF-1 anregt, das zur Bildung von Knochenzellen beiträgt; so führt Protein zu kräftigeren Knochen, die unter Belastung weniger leicht brechen.

Zwar mag »mehr Muskeln« nach den populären »Vanity Metrics« (»Schönheitsmetriken«) für ein ästhetisch ansprechendes Äußeres stehen, doch ist ausreichend Muskelmasse vor allem im höheren Alter entscheidend, da man dann anfälliger für Stürze wird und das Gleichgewicht schneller verliert. Genug Eiweiß zu sich zu nehmen erhält die Muskelmasse und kann, gekoppelt mit angemessener Bewegung, die Knochendichte verbessern.

Gesunder Stoffwechsel

Zudem stellen die Muskeln einen wichtigen Zuckerspeicher dar. Je weniger Muskelmasse man hat, desto höher ist das Risiko, an Stoffwechselproblemen wie Diabetes Typ 2 zu erkranken, weil mehr Zucker als Fett gespeichert werden muss. So trägt die magische Kombination aus Eiweiß und Bewegung zur Verbesserung der Stoffwechselgesundheit bei.

Longevity

Eine Metaanalyse von Studien an über 700 000 Erwachsenen zeigte, dass eine höhere Proteinaufnahme (insbesondere aus pflanzenbasierten Quellen) mit einer niedrigeren Gesamtsterblichkeit verbunden war, auch aufgrund der Todesursachen Krebs und Herz-Kreislauf-Erkrankungen. Eine ausreichende Eiweißaufnahme unterstützt die Leber sowie andere Organe und stellt sicher, dass alle Körperprozesse optimal ablaufen können. Genug Protein ist wichtig, wenn man so gesund wie möglich altern will.

Gesunde Menopause

Nach der Menopause weisen Frauen meist einen Östrogen- und Testosteronmangel auf, beides Hormone, die unter anderem die Herz-Kreislauf- sowie die Hirngesundheit schützen.

In zahlreichen Studien zeigte sich, dass Frauen mit einem niedrigeren Eiweißkonsum (rund 0,8 Gramm pro Kilogramm Körpergewicht) mehr Fett- und weniger Muskelmasse aufweisen, im Vergleich zu Frauen mit einem höheren Eiweißkonsum. Schon in der Perimenopause kann eine angemessene Proteinaufnahme einer späteren Gewichtszunahme vorbeugen. Bei älteren Frauen war ein höherer Eiweißkonsum mit einer geringeren Gebrechlichkeit assoziiert, was große Studien wie etwa *The Women's Health Initiative* bestätigen konnten.

Ich hoffe, ich konnte Sie davon überzeugen, wie wichtig es ist, sich seiner täglichen Eiweißaufnahme bewusst zu sein – ausreichend Protein am Tag birgt sehr viele gesundheitliche Vorteile. Und wie Sie das erreichen können, erfahren Sie nun.

Der tägliche Bedarf

Um herauszufinden, wie viel Eiweiß Sie am Tag idealerweise zu sich nehmen sollten, müssen Sie ein wenig rechnen. Aber es lohnt sich: So haben Sie eine genaue Vorstellung davon, wie hoch Ihr individueller Bedarf ist.

Wie viel Eiweiß Sie täglich brauchen, drückt sich in Proteinmenge in Gramm pro Kilogramm Körpergewicht aus. Bei einem gesunden Erwachsenen beträgt der Mindestbedarf offiziell 0,8 Gramm pro Kilogramm Körpergewicht.

Für eine 75 Kilogramm schwere Person bedeutet dies eine Aufnahme von rund 60 Gramm Protein am Tag. Verteilt man diese Menge auf die üblichen drei Mahlzeiten täglich, sollte die Person etwa 20 Gramm Eiweiß mit jeder Mahlzeit zu sich nehmen.

Sieht man sich die Erhebungsdaten aus der Europäischen Union an, haben die meisten Menschen – und zwar Allesesser ebenso wie pflanzenbasiert Essende – kein Problem damit, diesen Bedarf mehr als zu decken. Doch muss man auch beachten, dass 0,8 Gramm nur das *Minimum* sind, das nötig ist, um einem Proteinmangel vorzubeugen.

In Anbetracht dessen, was wir über die Wichtigkeit von Eiweiß inzwischen wissen, sollte klar sein, dass ein Mangel an diesem kritischen Nährstoff unbedingt zu vermeiden ist. Und noch einmal: Der Körper kann Eiweiß nicht speichern, also müssen wir es jeden Tag in ausreichender Menge zu uns nehmen.

Bei einer Unterversorgung mit Protein beginnt der Körper, das Eiweiß der Muskeln – die sogenannte Magermasse – aufzuspalten, um Aminosäuren zu gewinnen: Er entzieht den Muskeln Eiweiß und zerlegt es in die Eiweißbausteine, die er für all seine Vitalfunktionen braucht. Das wäre etwa vergleichbar damit, wenn Sie Ihre Rente dazu nutzen würden, Ihre vor der Rente wöchentlich anfallenden Rechnungen zu bezahlen.

Das ist weder eine gute Idee für Ihr Leben nach dem Renteneintritt noch für Ihren Körper und seine potenzielle Langlebigkeit. Denn auf diese Weise könnten Sie enorm an Muskelmasse an Armen und Beinen verlieren, die Sie mit zunehmendem Alter jedoch besonders brauchen.

Um einen solchen Mangel zu vermeiden, haben die Weltgesundheitsorganisation (WHO) und zahlreiche andere Organisationen 0,8 Gramm Eiweiß pro Kilogramm Körpergewicht als tägliche Grundmenge an aufgenommenem Protein festgelegt. Die meisten Menschen allerdings wollen nicht nur Krankheiten vermeiden, sondern darüber hinaus Gesundheit und Wohlbefinden optimieren. Und wenn Sie dieses Buch gerade lesen, gehören Sie, wie ich vermute, zu diesen Menschen.

Inzwischen existiert ein wachsender Konsens, dass der Eiweißbedarf zum Ziel der »optimalen Gesundheit« viel höher liegt als bei lediglich 0,8 Gramm, nämlich bei etwa 1,2 Gramm pro Kilogramm Körpergewicht (für beide Geschlechter). Diese Empfehlung ist um 50 Prozent höher als die vorherige.

Bei unserem Beispiel von vorhin entspricht dies nun 90 Gramm Protein am Tag, 30 Gramm Eiweiß pro Mahlzeit.

Um das Ganze noch ein wenig schwieriger zu machen, hängt der individuelle Eiweißbedarf auch noch von verschiedenen Faktoren ab, etwa vom Alter, ob sich die Person vor oder nach der Menopause befindet, vom allgemeinen Gesundheitszustand, vom Grad an Aktivität und von gesundheitlichen Zielen (z. B. Gewichtsabnahme oder Muskelaufbau). Bezieht man das alles mit ein, liegt die optimale tägliche Eiweißaufnahme zwischen 1,2 und 1,6 Gramm pro Kilogramm Körpergewicht.

Dazu hier ein paar Beispiele:

Amandeep, eine 65 Jahre alte Frau, macht unter der Woche gelegentlich Aerobic zu Hause und geht regelmäßig spazieren. Sie hat die Menopause hinter sich, macht keine Hormonersatztherapie und hat keine Erkrankungen. Sie wiegt 65 Kilo, ihr Wunschgewicht. Deshalb wäre ihr Proteinbedarf wie folgt:

1,2 g x 65 kg = 78 g Protein täglich
(durchschnittlich 26 g zu jeder Mahlzeit)

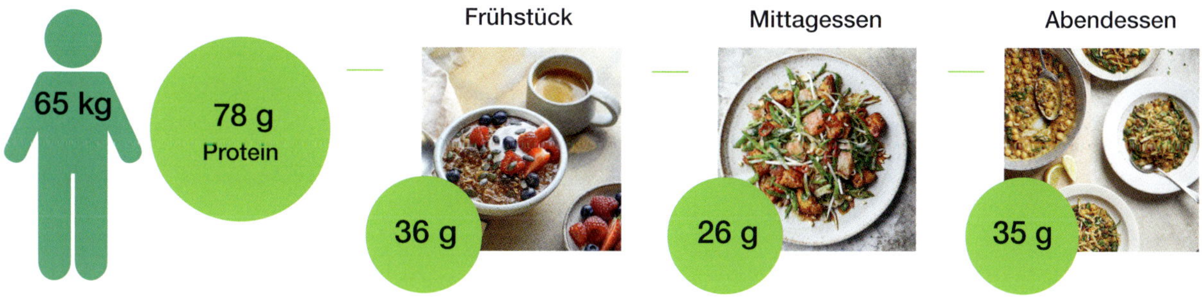

Mary ist 33 Jahre alt. Sie trainiert regelmäßig im Fitnessstudio und möchte gern an Magermasse zunehmen, da sie an einem CrossFit-Wettbewerb teilnehmen will. Sie wiegt 50 Kilo. Deshalb wäre ihr Proteinbedarf wie folgt:

1,6 g x 50 kg = 80 g Protein täglich
(durchschnittlich 27 g zu jeder Mahlzeit)

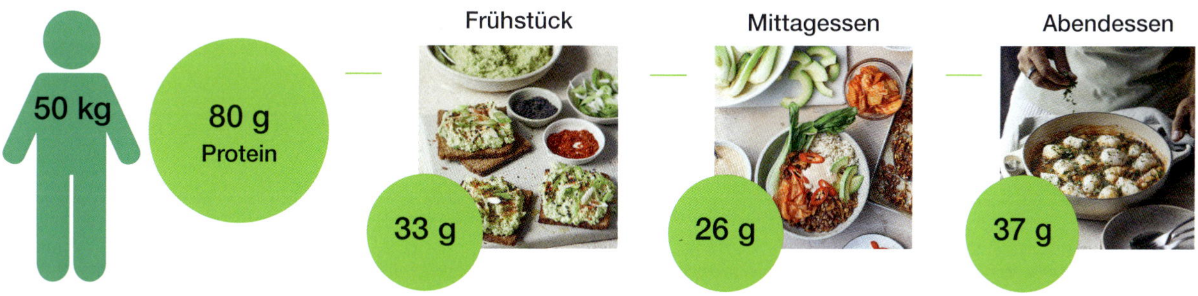

Um Ihnen weiteres Rechnen zu ersparen, finden Sie hier den Link zu einer Protein-Kalkulator-App, mit der Sie Ihren Bedarf auf der Basis Ihrer gesundheitlichen Ziele berechnen können.

Hinweis: Die digitalen Angebote, auf die im Buch über QR-Codes verwiesen wird, sind in englischer Sprache.

Menschen mit einer Erkrankung, insbesondere einer Nierenerkrankung, empfehle ich, sich mit ihrer Ärztin oder ihrem Arzt zu beratschlagen, bevor sie Änderungen an ihrer Eiweißaufnahme oder generell in ihrer Ernährung vornehmen.

IHR KÖRPER KANN EIWEISS NICHT SPEICHERN, WESHALB SIE TÄGLICH EINE AUSREICHENDE MENGE DAVON ZU SICH NEHMEN MÜSSEN.

Unterm Strich halte ich für die meisten Menschen, die keine speziellen Umstände aufweisen und keinen großen Muskelaufbau betreiben wollen, eine tägliche Mindesteiweißaufnahme von 1,2 Gramm pro Kilogramm Körpergewicht für einen guten, evidenzbasierten Ausgangspunkt. Da sich die Faustregel am Gewicht orientiert, gilt sie für beide Geschlechter gleichermaßen.

Selbst wenn Sie mehr Protein zu sich nehmen, als Ihr Körper braucht, ist das auch kein Problem, weil Letzterer sehr effizient darin ist, überschüssiges Eiweiß über die Nieren auszuscheiden. Sogar 2,5 Gramm Eiweiß pro Kilogramm Körpergewicht scheinen keine negativen Auswirkungen zu haben, solange die Energiebilanz stimmt und dem Körper nicht übermäßig viele gesättigte Fettsäuren zugeführt werden.

Stammt Ihre Eiweißaufnahme außerdem überwiegend aus pflanzlichen Quellen, wie ich es empfehle, profitieren Sie zusätzlich vom Verzehr von Nährstoffen wie Ballaststoffen, entzündungshemmenden sekundären Pflanzenstoffen und Mikronährstoffen, die in pflanzlichen Proteinen häufig zu finden sind.

Deshalb sind die meisten Rezepte in diesem Buch auf mindestens 20 Gramm Protein pro Portion ausgelegt, die überwiegend aus pflanzlichen Quellen stammen; zudem finden Sie Ideen, wie Sie Ihre Proteinaufnahme noch steigern können. Indem Sie etwas mehr von einer Zutat oder eine andere Zutat zugeben, die den Proteingehalt pro Portion erhöht, können Sie Ihre Mahlzeiten flexibel an Ihre persönlichen Bedürfnisse anpassen. Und wie bei meinen anderen Kochbüchern eignen sich auch die Rezepte in diesem sehr gut für Familien sowie Kinder, die ebenfalls einen höheren Eiweißbedarf haben.

An dieser Stelle jedoch noch ein wichtiger Hinweis: Seien Sie nicht zu normativ mit dem Essen. Ich persönlich wiege oder messe das Essen nicht ab und empfehle das auch nicht, es sei denn, Sie sind Profisportler oder Bodybuilder und Ihre Karriere hängt davon ab.

Auf den Seiten 24 bis 27 sehen Sie die ungefähren Portionsgrößen proteinreicher Nahrungsmittel, mit denen Sie den Eiweißgehalt Ihrer Mahlzeiten schätzen können. So müssen Sie nicht auf irgendwelche strikten Praktiken zurückgreifen, die in der Fitness- und Gesundheitsindustrie so häufig gang und gäbe sind.

Ich möchte, dass Ihre Beziehung zum Essen entspannt und genussvoll ist, dass Sie Essen nicht nur als Treibstoffquelle sehen, der es an Schönheit und Freude mangelt. Denn es ist schön und macht Spaß, sich für eine wunderbare Mahlzeit an den Tisch zu setzen.

Wann Sie Eiweiß essen sollten

Eine Reihe weitverbreiteter Mythen hat die Proteinaufnahme zu einer unnötig komplizierten Angelegenheit gemacht. Man findet online verschiedenste Empfehlungen zum Zeitpunkt des Eiweißverzehrs, unterschiedliche Richtlinien zur Ergänzung spezieller Aminosäuren und Ratschläge zu hochwertigem Eiweiß aus Kollagen, Molke und veganen Quellen.

Aus wissenschaftlicher Sicht muss es so kompliziert nicht sein. Wer seinen Eiweißbedarf über Vollwertkost, vor allem Pflanzen, deckt, und das regelmäßig alle 24 Stunden, kommt auf jeden Fall in den Genuss der Vorzüge, die Proteine zu bieten haben.

Wann Sie diese zu sich nehmen, scheint keine Rolle zu spielen, vorausgesetzt, Sie bekommen täglich *ausreichend* Eiweiß. Allerdings möchte ich dem noch zwei Dinge hinzufügen. Zum einen scheint es vorteilhaft zu sein, möglichst viel Protein in die erste Mahlzeit des Tages einzubauen. Und zum anderen scheint ausreichend Eiweiß zu jeder Mahlzeit für einen stabilen Blutzuckerspiegel zu sorgen.

Wie bereits erwähnt, macht Protein zum Frühstück länger satt, wehrt Heißhungerattacken ab und verhindert vor allem, dass wir mehr essen, als unser Körper braucht – das größte und am weitesten verbreitete Problem, mit dem wir uns heute täglich auseinandersetzen müssen. Ein spezielles Timing, was Sport betrifft, scheint ebenfalls keine Rolle zu spielen, noch nicht einmal bei denjenigen, die damit Muskeln aufbauen wollen.

Da das Fasten mittlerweile zu einer attraktiven Methode geworden ist, Einfluss darauf zu nehmen, was und wie viel man isst, werde ich häufig gefragt, ob sich das Fasten mit der Sicherstellung einer ausreichenden Eiweißaufnahme vereinbaren lässt. Meine Antwort darauf: Ja, aber es kommt darauf an.

Wer in den Stunden, in denen er etwas essen darf – beim 16:8-Intervallfasten umfasst dieses Zeitfenster beispielsweise acht Stunden –, seinen täglichen Proteinbedarf decken kann, wird keine Probleme haben. Wer jedoch mehrere Tage am Stück überhaupt nichts isst, nimmt mit Sicherheit zu wenig Eiweiß zu sich, was mit der Zeit zu einem Verlust an fettfreier Körpermasse, insbesondere an Muskeln, führt. Dies sollten Sie vermeiden oder zumindest vorsichtig angehen, vor allem wenn Sie über 40 Jahre alt sind.

Kurz: Halten Sie es einfach. Nehmen Sie zu jeder Mahlzeit ausreichend Proteine zu sich, besonders zum Frühstück. Ich stelle Ihnen in diesem Buch zahlreiche Rezepte vor, mit denen Sie das problemlos hinbekommen können.

Pflanzlich vs. tierisch: Welches Protein soll's denn sein?

Dies ist die vielleicht wichtigste Frage und der umstrittenste Teil der Proteindebatte. Ich vermute, dass viele Ernährungswissenschaftler und Ärzte, die zu pflanzenbasierter Ernährung raten, dieser Frage ausweichen, denn die unbequeme Wahrheit ist: Mit einer rein pflanzlichen Ernährung ist es schwieriger, den Bedarf an hochwertigem Eiweiß zu decken …

… schwieriger – aber nicht unmöglich. Es stellt lediglich eine größere Herausforderung dar.

Ich beziehe den Großteil meines Eiweißes aus vollwertigen, pflanzenbasierten Quellen, weil dies zusätzliche Vorteile bezüglich Langlebigkeit und allgemeiner Gesundheit zu haben scheint. Einer großen Studie zufolge, die im *British Medical Journal (BMJ)* veröffentlicht wurde und an der mehrere Hunderttausend Probandinnen und Probanden teilgenommen hatten, geht ein höherer Proteinkonsum mit einem deutlich geringeren Sterblichkeitsrisiko und deutlich weniger gesundheitlichen Problemen einher. Dieser Effekt wird umso stärker, je mehr Protein aus pflanzlichen Quellen stammt.

Das liegt möglicherweise an den zusätzlichen Ballaststoffen, den Phytonährstoffen und den pflanzlichen Wirkstoffen, die in vollwertigem, pflanzenbasiertem Eiweiß enthalten sind, weshalb ich eine solche Ernährungsweise absolut empfehlen würde.

Selbstverständlich bleibt es Ihnen überlassen, welchen Anteil pflanzliches Eiweiß an Ihrer Ernährung haben soll. Allerdings ist es schwierig und kann verwirrend sein, sich zwischen den beiden Proteinformen – pflanzlich oder tierisch – zu entscheiden; eine einfache Lösung gibt es leider nicht, beides hat seine Vor- und Nachteile.

Tierisches Eiweiß

Tierisches Eiweiß, beispielsweise aus Milchprodukten, Geflügel, Rind- und Schweinefleisch sowie Fisch, ist sehr zu empfehlen; laut verschiedenen Messzahlen zur biologischen Wertigkeit von Protein – etwa dem *Protein Digestibility Corrected Amino Acid Score* (PDCAAS) und dem *Digestible Indispensable Amino Acid Score* (DIAAS) – liefert es vom Körper gut verwertbare Aminosäuren in relativ großen Mengen, gemessen an der Quantität des Essens. Die genannten Nahrungsmittel enthalten zudem alle neun essenziellen Aminosäuren. Doch je nach Fleischstück enthalten sie auch große Mengen an gesättigten Fettsäuren und Cholesterin sowie andere weniger nützliche Substanzen. Verzehrt man sie in hohem Maße, können die Substanzen zum Problem für die Gesundheit werden; so sind sie beispielsweise mit einem höheren Risiko für Herz-Kreislauf-Erkrankungen und Diabetes verbunden.

Pflanzliches Eiweiß

Gute pflanzliche Proteinquellen wie Soja, Linsen, Nüsse und Samen wiederum sind aufgrund der zusätzlichen Nährstoffe, die sie enthalten, zu empfehlen. Ihre Phytosterole etwa senken den Cholesterinspiegel, ihre Ballaststoffe fördern die Darmgesundheit, und Mineralien wie Zink und Magnesium sind für viele Körperfunktionen wichtig. Allerdings sind Menge und biologische Wertigkeit der Proteine meist geringer als bei Eiweiß aus tierischen Quellen, was es schwieriger macht, den täglichen Bedarf an Proteinen zu decken.

Ziehen wir zum Vergleich einmal Bohnen und Hähnchenfleisch heran. Das Eiweiß aus Bohnen kann unser Körper deutlich weniger gut verdauen, zudem enthalten sie viel weniger spezifische Aminosäuren als Hähnchenfleisch. Deshalb müssten wir viel mehr Bohnen essen, zusammen mit anderen pflanzenbasierten Proteinen, etwa Nüssen und Samen, um sicherzustellen, dass wir alle Aminosäuren bekommen, die wir brauchen. Hähnchenfleisch andererseits enthält alle notwendigen Aminosäuren in leicht verdaulicher Form, die der Körper gut nutzen kann, weshalb hier eine weniger akribische Planung erforderlich ist. Doch wie bereits erwähnt: Je nach Fleischstück enthält Hähnchen auch viel Cholesterin und größere Mengen gesättigter Fettsäuren, die, im Übermaß genossen, das Risiko für Herz-Kreislauf-Erkrankungen erhöhen. Außerdem enthält Hähnchenfleisch keine nützlichen Ballaststoffe und auch keine schützenden Phytonährstoffe.

Für Allesesser gibt es eine ideale Lösung: eine vollwertige Kost, die sich überwiegend auf pflanzliche Nahrungsmittel konzentriert. Sie umfasst kleine Mengen mageren Fleischs und Fischs, gepaart mit einer Vielfalt an pflanzenbasierten Proteinen, und ermöglicht es, bei höherem Bedarf ausreichend Eiweiß zu sich zu nehmen, ohne dabei auf die darmgesundheitsfördernden und entzündungshemmenden Vorteile von Pflanzen verzichten zu müssen. Und obendrein dient eine solche Ernährung nachweislich der Langlebigkeit und allgemeinen Gesundheit.

Auch Vegetarier und Veganer können ausreichend Protein zu sich nehmen, müssen aber mehr darauf achten, wo sie diese Proteine herbekommen und welche in welchem Lebensmittel enthalten sind. Je nach Gewicht und Aktivitätslevel kann hier auch eine Ergänzung mit Molke-, Soja- und Erbsenprodukten in Erwägung gezogen werden, worauf ich auf Seite 31 noch näher eingehen werde.

Wo steckt denn nun das Protein?

Wenn das alles Neuland für Sie ist, fühlen Sie sich nun möglicherweise leicht überfordert. Zu berechnen, wie viel Eiweiß man am Tag benötigt, als Vegetarier oder Veganer die Proteinaufnahme sorgfältig zu planen, sicherzustellen, dass man nicht zu viel oder zu wenig von dieser oder jener Zutat zu sich nimmt – ich gebe zu, das ist schon eine ganze Menge!

Aber vergessen Sie nicht: Lassen Sie das Bessere nicht des Guten Feind sein.

Ich erwarte von niemandem, dass er ständig Buch darüber führt, was er isst, dass er sein Essen abwiegt und andauernd die Kalorienaufnahme überwacht. Ich habe erlebt, wie zerstörerisch und ungesund das sein kann, wenn die Menschen doch eigentlich nur gesünder leben wollten.

Im Lauf der Zeit werden Sie mit den Angaben auf den folgenden Seiten den Proteingehalt Ihrer Mahlzeiten immer besser einschätzen können. So können Sie ein Auge darauf haben, wie viel Eiweiß Sie jeweils zu sich nehmen, und anschließend entscheiden, ob Sie mehr oder weniger brauchen.

Es ist wichtig, eine ungefähre Vorstellung davon zu haben, wie viel Eiweiß man am Tag zu sich genommen hat – ebenso wichtig wie zu wissen, wie viel Wasser oder Kaffee man getrunken oder wie viele Süßigkeiten man gegessen hat. Aber man muss das nicht akribisch nachmessen.

Als Faustregel gilt: Pflanzenbasierte Nahrungsmittel weisen im Vergleich zu tierischen Quellen einen geringeren Proteingehalt pro Portion auf. Im Folgenden sind verschiedene Nahrungsmittel abgebildet und sowohl mit ihrem Proteingehalt als auch mit der Angabe der typischen Portionsgröße versehen.

Proteingehalt

Die Angaben sind Durchschnittswerte. Informationen zu einzelnen Nahrungsmitteln finden Sie im Anhang.

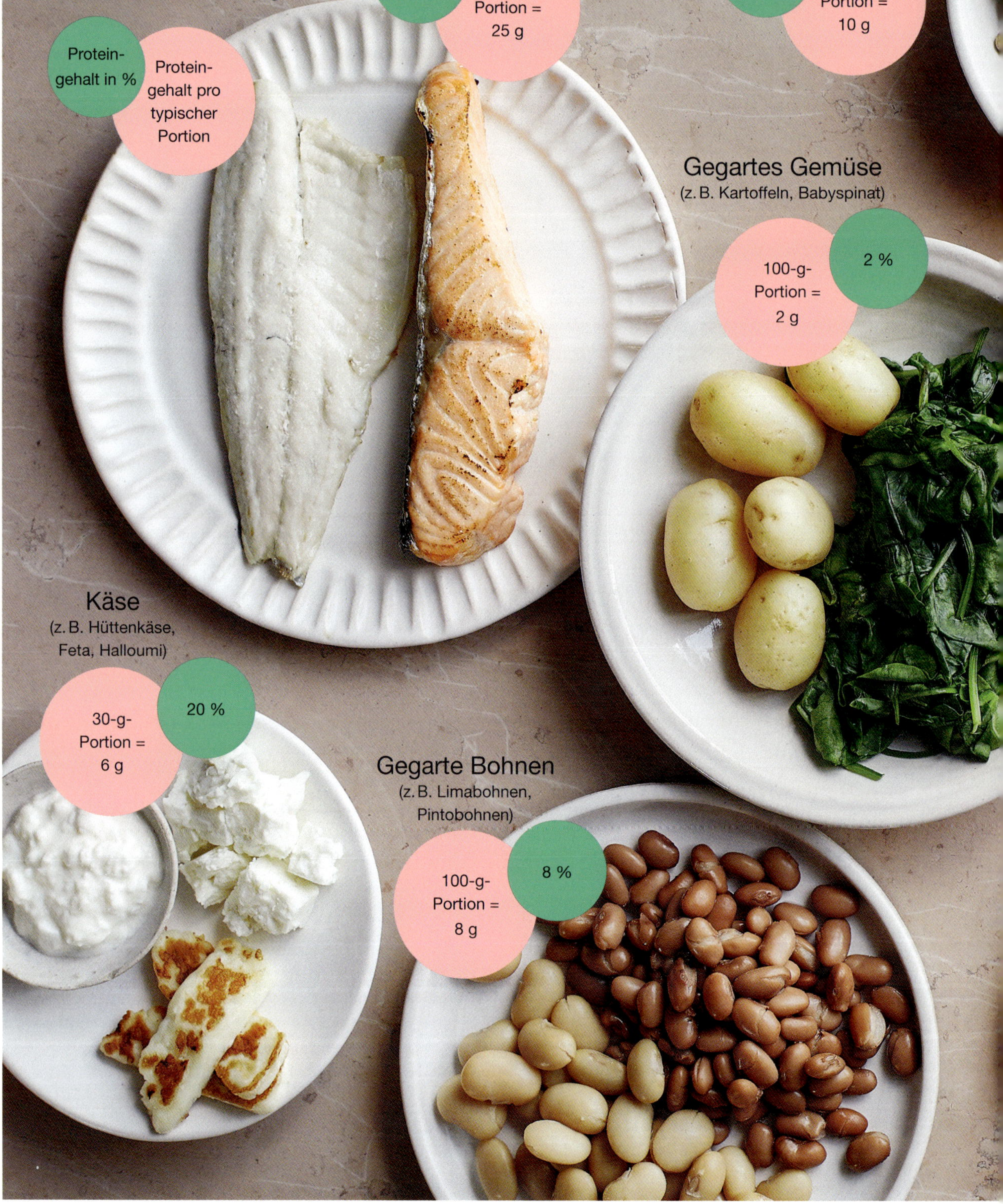

Protein-gehalt in %
Protein-gehalt pro typischer Portion
Gegarter Fisch
(z. B. weißfleischiger Fisch, Lachs)
25 %
100-g-Portion = 25 g
Gegarte Linsen
(z. B. grüne Linsen, Puy-Linsen)
10 %
100-g-Portion = 10 g
Gegartes Gemüse
(z. B. Kartoffeln, Babyspinat)
100-g-Portion = 2 g
2 %
Käse
(z. B. Hüttenkäse, Feta, Halloumi)
30-g-Portion = 6 g
20 %
Gegarte Bohnen
(z. B. Limabohnen, Pintobohnen)
100-g-Portion = 8 g
8 %

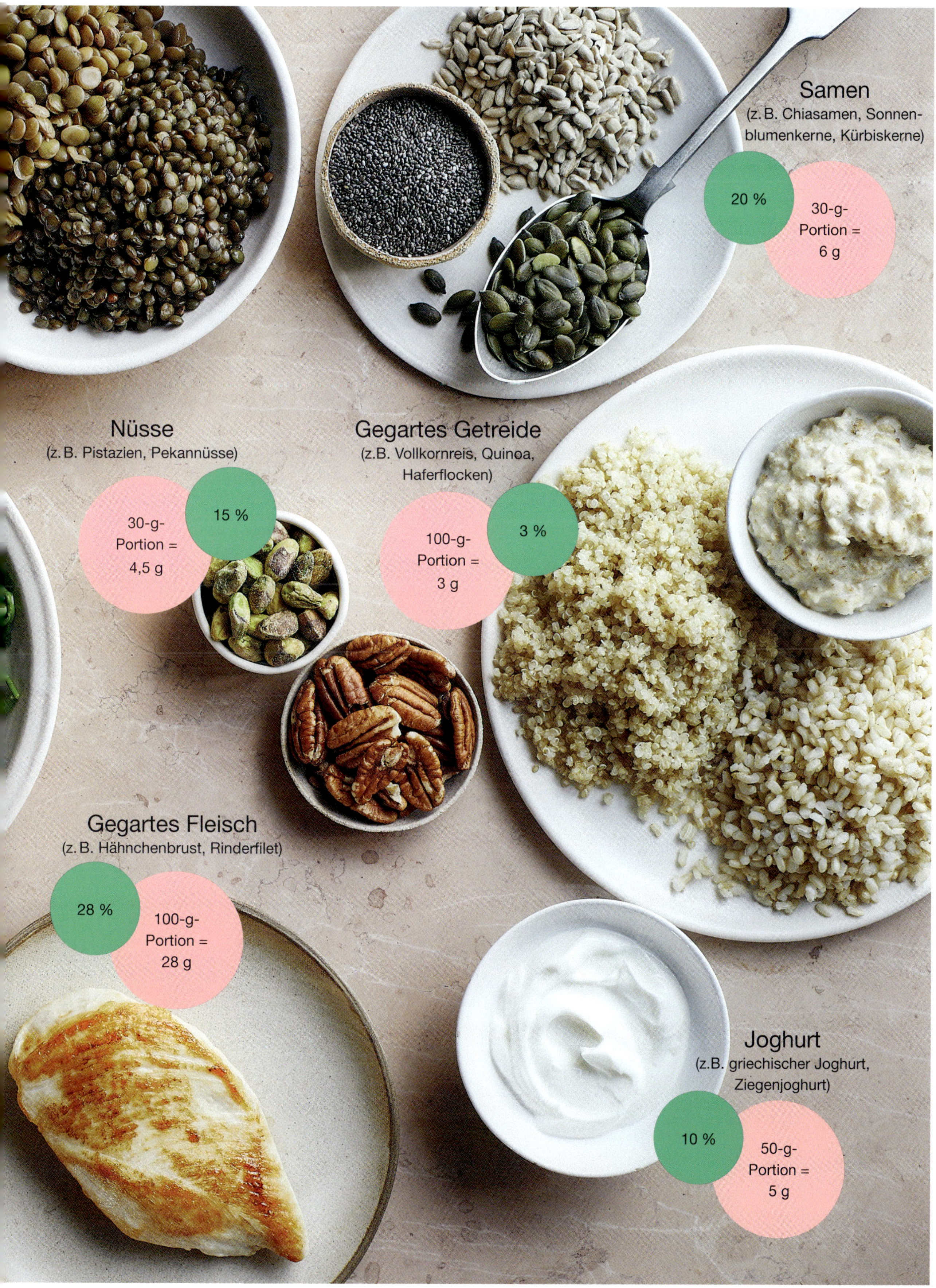
Samen
(z. B. Chiasamen, Sonnenblumenkerne, Kürbiskerne)
20 %
30-g-Portion = 6 g
Nüsse
(z. B. Pistazien, Pekannüsse)
15 %
30-g-Portion = 4,5 g
Gegartes Getreide
(z.B. Vollkornreis, Quinoa, Haferflocken)
3 %
100-g-Portion = 3 g
Gegartes Fleisch
(z. B. Hähnchenbrust, Rinderfilet)
28 %
100-g-Portion = 28 g
Joghurt
(z.B. griechischer Joghurt, Ziegenjoghurt)
10 %
50-g-Portion = 5 g

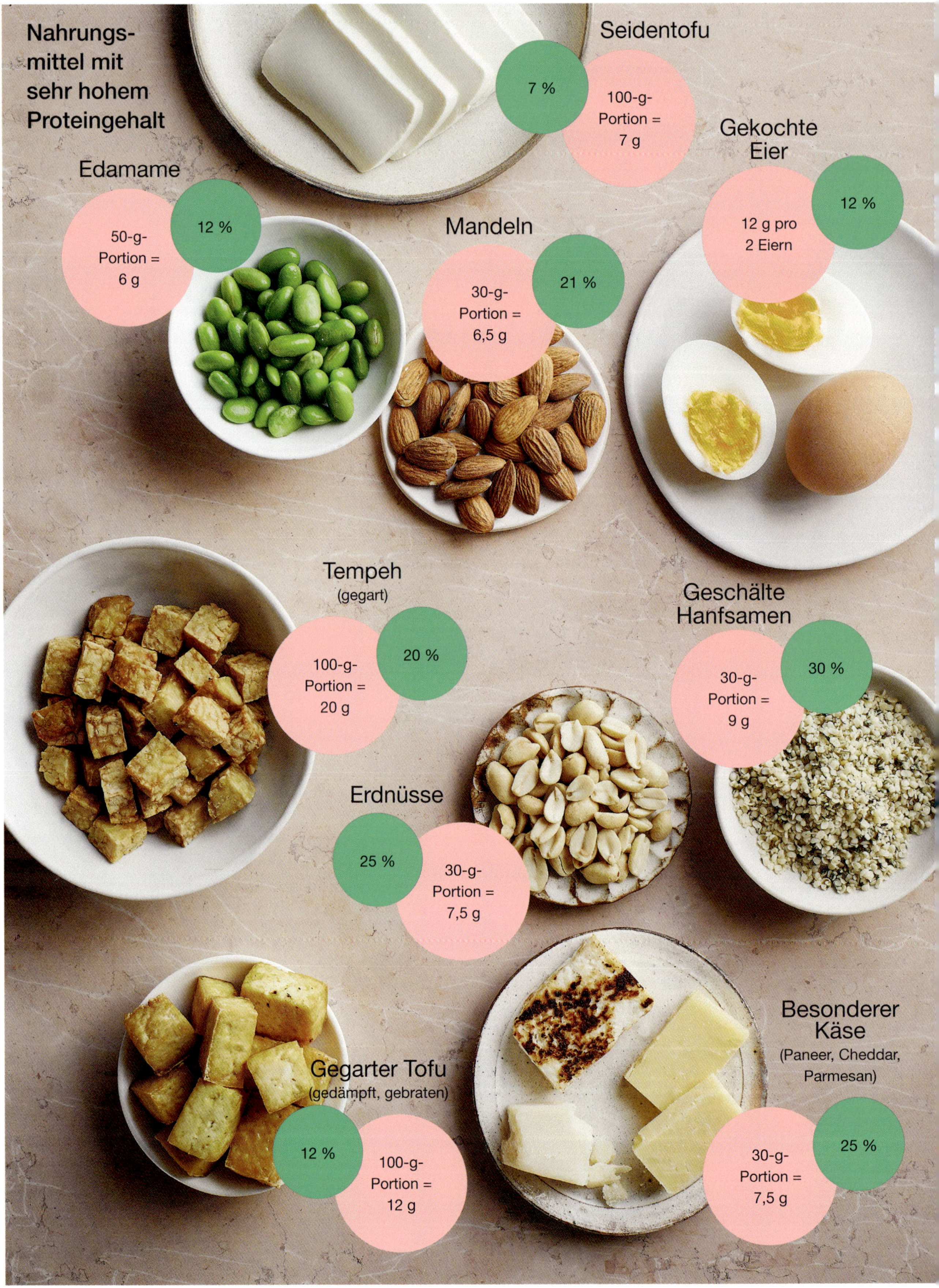
Nahrungsmittel mit sehr hohem Proteingehalt
Seidentofu
7 %
100-g-Portion = 7 g
Edamame
12 %
50-g-Portion = 6 g
Mandeln
21 %
30-g-Portion = 6,5 g
Gekochte Eier
12 %
12 g pro 2 Eiern
Tempeh (gegart)
20 %
100-g-Portion = 20 g
Geschälte Hanfsamen
30 %
30-g-Portion = 9 g
Erdnüsse
25 %
30-g-Portion = 7,5 g
Gegarter Tofu (gedämpft, gebraten)
12 %
100-g-Portion = 12 g
Besonderer Käse (Paneer, Cheddar, Parmesan)
25 %
30-g-Portion = 7,5 g

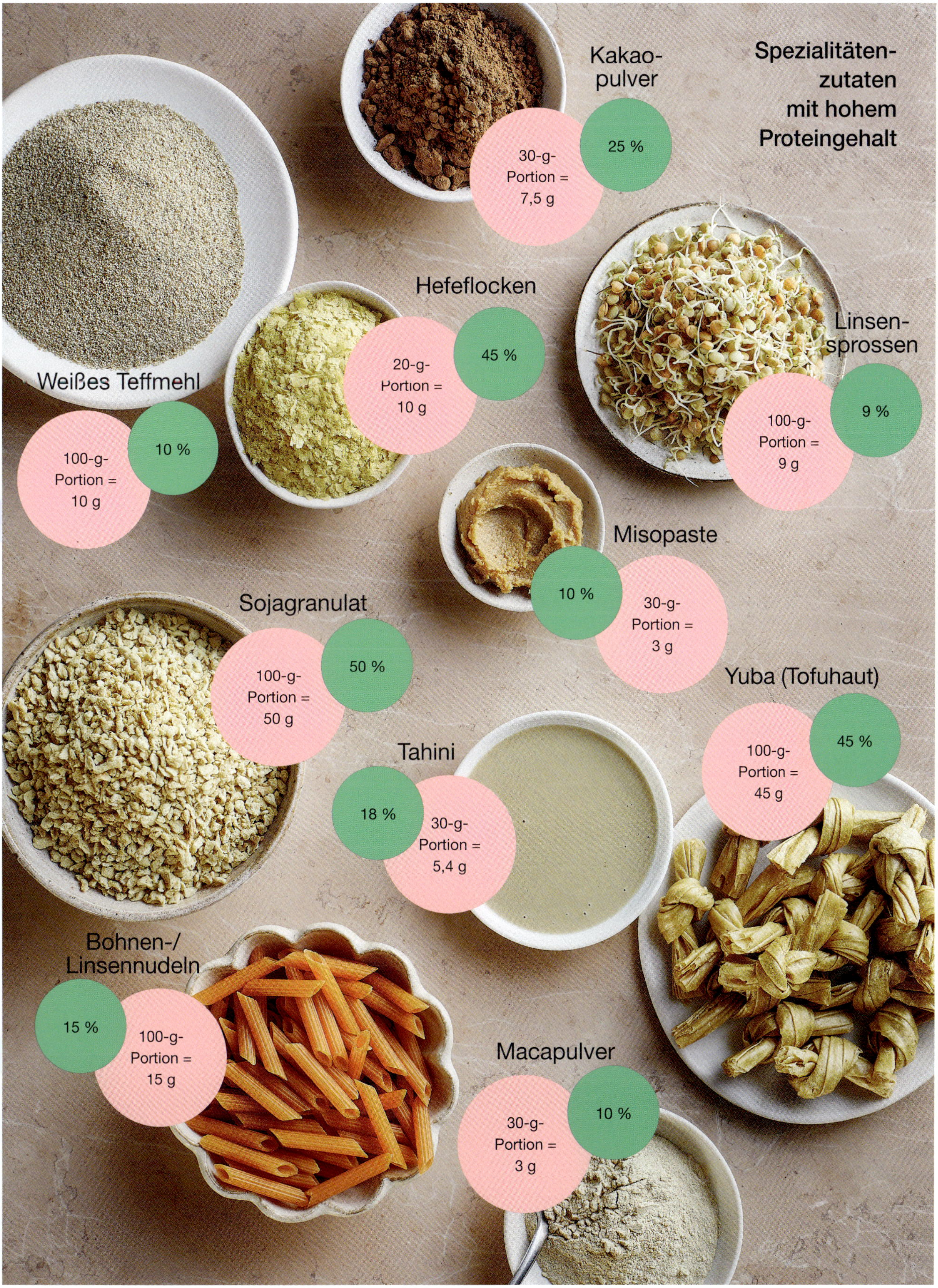

Spezialitäten-zutaten mit hohem Proteingehalt
Kakao-pulver
25 %
30-g-Portion = 7,5 g
Hefeflocken
45 %
20-g-Portion = 10 g
Linsen-sprossen
9 %
100-g-Portion = 9 g
Weißes Teffmehl
10 %
100-g-Portion = 10 g
Misopaste
10 %
30-g-Portion = 3 g
Sojagranulat
50 %
100-g-Portion = 50 g
Yuba (Tofuhaut)
45 %
100-g-Portion = 45 g
Tahini
18 %
30-g-Portion = 5,4 g
Bohnen-/Linsennudeln
15 %
100-g-Portion = 15 g
Macapulver
10 %
30-g-Portion = 3 g

Mehr aus der Pflanze herausholen

Aus Erfahrung muss ich sagen: Sie werden wahrscheinlich Mühe haben, Ihren Proteinbedarf zu decken, wenn Sie sich rein pflanzlich ernähren und Soja, also beispielsweise Edamame, Tofu oder Tempeh, nicht mögen. Sollten Sie an einer Sojaunverträglichkeit leiden, würde ich Ihnen sogar von einer strikt pflanzenbasierten Ernährung abraten, es sei denn, Sie könnten die riesigen Mengen an Bohnen und Getreide verzehren, die Sie dann bräuchten. Bitte überlegen Sie sich das gut.

Zwar habe ich Ihnen gerade Nahrungsmittel und Zutaten mitsamt ihrem jeweiligen Eiweißgehalt vorgestellt, doch möchte ich eigentlich nicht, dass Sie sich auf einzelne Lebensmittel oder Nährstoffe konzentrieren. Wir essen Nahrungsmittel als Teil einer sogenannten Lebensmittelmatrix. Das bedeutet, dass die Art und Weise, wie Nährstoffe in der komplexen Struktur unserer Lebensmittel sowie als Teil einer Mahlzeit mit anderen Lebensmitteln zusammenwirken, letztlich darüber bestimmt, wie unser Körper sie verarbeitet. Darüber hinaus haben die verschiedenen Lebensmittelkombinationen, die Verwendung von Kräutern und Gewürzen und die Zubereitungsmethoden alle einen Einfluss auf die Gesamtverdaulichkeit von Proteinen. Sie ergänzen sich gegenseitig und erhöhen so die Menge an Eiweiß, die wir aus den einzelnen Zutaten aufnehmen können.

Um sicherzustellen, dass Sie genug Eiweiß aus Pflanzen aufnehmen, müssen Sie eine größere Menge dieser Zutaten verzehren. Es gibt jedoch noch andere Strategien, wie Sie die Aufnahme pflanzlichen Eiweißes und den Nährwert der Pflanzen erhöhen können. Und die können Sie sogar bei sich zu Hause, in Ihrer eigenen Küche anwenden.

Ich betrachte traditionelle Zubereitungs- und Lebensmittelverarbeitungsmethoden, die jahrhundertelang von Familie zu Familie weitergegeben und weiterentwickelt wurden, häufig unter dem schlichten Aspekt, warum sie das wohl getan haben.

Warum hätten sich unsere Vorfahren derart mühsamer Methoden bedienen sollen, hätten sie nicht einen triftigen praktischen, überlebensnotwendigen oder ernährungsbedingten Grund dafür gehabt? In allen Kulturen rund um den Globus gibt es traditionell überlieferte Verarbeitungstechniken wie das Einweichen, das Keimenlassen und das Vergären oder Fermentieren. Darüber hinaus gibt es in vielen Küchen der Welt, die unterschiedlicher nicht sein könnten, auch Parallelen hinsichtlich der Kombination von Lebensmitteln und ihrer Zubereitungsmethoden.

Diese Techniken dienen dazu, dem Körper bestimmte Nährstoffe wie beispielsweise Eiweiß aus Getreide, Samen, Nüssen und Hülsenfrüchten zuzuführen; zudem machen sie die Lebensmittel auch haltbarer und mindern die Menge an schädlichen Pflanzenstoffen, die unsere Nährstoffverdauungsfähigkeit beeinträchtigen.

Zu diesen Techniken gehören die folgenden.

Einweichen

Weicht man Bohnen, Linsen, Nüsse und Samen über Nacht ein, reduziert dies die Bestandteile, die Blähungen verursachen können. Bei Hülsenfrüchten sind das beispielsweise Kohlenhydrate wie Verbascose, Raffinose und Stachyose, die nicht nur zu Darmbeschwerden führen, sondern auch der Eiweißverdauung in die Quere kommen. Deshalb erhöht das Einweichen die Proteinmenge, die der Körper aus den genannten Lebensmitteln aufnehmen kann.

Kombinieren

Die meisten Mahlzeiten bestehen nicht ausschließlich aus Eiweiß. Bestimmte Lebensmittelgruppen miteinander zu kombinieren ist in vielen Kulturen der Welt weitverbreitet. Bohnen mit Gerste, Linsen mit Reis, Tahini mit Kichererbsen – Rezepte aus früheren Zeiten koppeln häufig die Proteine von Getreide und Hülsenfrüchten, damit wir unseren Eiweißbedarf problemlos decken können. In der Kombination verzehren wir alle neun essenziellen Aminosäuren in ausreichender Menge. Schlau!

Fermentieren

Auf diese Weise verarbeitete Produkte wie etwa Tempeh – vergorene Sojabohnen – besitzen tatsächlich eine höhere Bioverfügbarkeit von Proteinen als die unverarbeitete Bohne; außerdem erhöht sich durch die Methode ihr natürlicher Nährstoffgehalt. Die Verwendung von Mikroben, die das Nahrungsmittel »vorverdauen«, reduziert nicht nur antinutritive Substanzen wie Oxalate, Tannine und Phytinsäure, die die Eiweißaufnahme ebenfalls behindern, sie erhöht auch die Verdaulichkeit von Proteinen aus Hülsenfrüchten, Samen und sogar Getreide. Zum Einsatz kommt das Fermentieren etwa bei traditionellen Herstellungsmethoden wie der Sauerteigzubereitung mit Weizenkörnern oder der Herstellung von Koji-Pilzkulturen mit Reis. Kleines Mittel, große Wirkung: Das Vergären boostet die Proteinverfügbarkeit enorm.

Keimen lassen

Sogenannte Antinährstoffe oder antinutritive Substanzen wie Phytinsäure und Lektine sind wesentliche Bestandteile pflanzlicher Nahrungsmittel. Weicht man Nahrungsmittel wie Linsen, Alfalfa (Luzerne), Brokkoli- und Kürbissamen ein oder lässt sie keimen, reduziert man den Antinährstoffgehalt auf natürliche Weise und erhöht so die Aufnahme von Nährstoffen wie Eiweiß, Vitaminen und Mineralien.

In diesen altbewährten Methoden stecken Jahrhunderte von Wissen, das Sie sich in den eigenen vier Wänden zunutze machen können und sollten. Die Bioverfügbarkeit von Aminosäuren durch bestimmte Verarbeitungs- und Zubereitungsmethoden zu optimieren ist eine Praxis, die in vielen Küchen der Welt angewendet wird und die wiederzuentdecken sich lohnt.

Dieses Wissen ist faszinierend, aber ich erwarte nun nicht von Ihnen, dass Sie sich Ihre Mahlzeiten mittels Eiweißkombinationen ab sofort so ausklügeln, dass Ihre Versorgung mit Aminosäuren auf jeden Fall sichergestellt ist. Denn mich gibt es ja auch noch. Die Rezepte in diesem Buch sind mit diesen Eiweißkombinationen im Hinterkopf entwickelt worden; sie liefern Ihnen nicht nur die volle Packung an Proteinen, sondern darüber hinaus auch zahlreiche darmfreundliche und entzündungshemmende Nährstoffe.

MEHR EIWEISS – AUF WISSENSCHAFTLICH ERWIESENEM WEG

Herzhaftes Frühstück
Ich frühstücke immer sehr abwechslungsreich und meist herzhaft. Häufig gönne ich mir zum Frühstück beispielsweise Reste vom letzten Abendessen!

Toppings
Proteinreiche und vollwertige Toppings wie Nüsse und Samen liefern nicht nur mehr Eiweiß, sondern auch hochwertige Fette sowie Mikronährstoffe.

Nicht die Bohne? Doch!
Mit pflanzlichen Proteinen aus Bohnen und Linsen gestalten Sie Ihre Mahlzeiten eiweißreicher und erhöhen zudem deren Ballaststoffgehalt.

Die Soja-Brüder
Tempeh, Tofu und Soja im Allgemeinen sind unsere Freunde. Zahlreichen Studien zufolge schützen sie mit ihren qualitativ hochwertigen Aminosäuren die Darm- und Herzgesundheit. Ich wähle wann immer möglich Bio-Produkte.

Probieren Sie es darüber hinaus mit eher ungewöhnlichen und relativ preiswerten tierischen Proteinen aus Schalentieren, Dorschbäckchen, Miesmuscheln und Fleischresten. Auch Fisch aus der Dose stellt eine großartige und simple Möglichkeit dar, die Mahlzeiten mit köstlichem Eiweiß anzureichern.

Auf einen Blick

Sie wissen jetzt, dass das Eiweiß, das wir über die Nahrung aufnehmen, bei Weitem nicht nur zum Muskelaufbau benötigt wird. Es ist entscheidend für jede einzelne Makro- und Mikrostruktur in unserem Körper.

- Ganz allgemein braucht der Mensch mit zunehmendem Alter mehr Eiweiß; das trifft insbesondere auf Frauen nach der Menopause zu.
- Solange Sie darauf achten, nicht zu viel gesättigte Fettsäuren, Cholesterin und Kalorien zu sich zu nehmen, können Sie ruhig viel Eiweiß verzehren, vorzugsweise aus pflanzlichen Quellen. Überschüssiges Eiweiß scheidet der Körper einfach über den Urin aus, es schadet also nicht.
- Proteine zum Frühstück sind deshalb empfehlenswert, weil sie das Energieniveau konstant halten und lange satt machen, was verhindert, dass wir zu viel essen.
- Wählen Sie wann immer möglich pflanzliche Proteine, da diese mit größeren gesundheitlichen Vorteilen verbunden sind, und stellen Sie sicher, dass Sie zu jeder Mahlzeit Eiweiß zu sich nehmen.
- Wichtig zu wissen ist auch, dass die Proteinaufnahme allein den Muskelabbau mit zunehmendem Alter nicht verlangsamt. Sie müssen darüber hinaus auch Sport treiben beziehungsweise sich bewegen, sonst nützt das beste Eiweiß nichts.

Wie sinnvoll sind Protein-Nahrungs-ergänzungsmittel?

Meiner Meinung nach können die meisten Menschen ihren Eiweißbedarf decken, wenn sie sich vollwertig ernähren, und tatsächlich gibt es wissenschaftliche Beweise dafür, dass eine Vollwertkost besser verwertbare Nährstoffe als jedes Pülverchen liefert. Ich gebe aber zu, dass ein Proteinshake manchmal eine praktische Alternative sein kann.

Für Veganer, die ihre Eiweißaufnahme maximieren möchten, stellen Proteinshakes auf Erbsen-, Soja- oder Reisbasis meist die beste Option dar, wenn es um Muskelaufbau und -kräftigung geht. Vom Körper am besten aufgenommen werden kann molke- und anderes milchbasiertes Proteinpulver, weshalb sich diese Proteinshakes auch am deutlichsten auf den Muskelaufbau auswirken. Geachtet werden sollte hierbei lediglich auf Füll- und Süßstoffe, auch bei pflanzlichen Varianten.

Produkte mit Stoffen wie Kollagen, Kasein und Molke sind mitunter hochverarbeitet, und die Qualität dieser Protein-Nahrungsergänzungsmittel schwankt erheblich. Wählen Sie deshalb ausschließlich Produkte, die frei von unnötigen Zusatzstoffen sind.

Die Aminosäuren Prolin und Glycin sind Grundsubstanzen für die Bildung von Kollagen und werden vom Körper exzellent aufgenommen. Wahrscheinlich ist das der Grund für die Verbesserungen der Haut- und Nagelstruktur sowie die Glättung von Falten, die hin und wieder beobachtet wurden, wenngleich die Studienlage gemischt ist. Vielleicht möchten Sie es damit probieren, doch denken Sie immer daran, dass die Ernährung immer noch der größte Hebel ist, den Sie in puncto Gesundheit ansetzen können, und dass sie deshalb immer Vorrang vor jeglicher Nahrungsergänzung haben sollte.

Sollten Sie sich für das Nahrungsergänzungsmittel Proteinshake entscheiden, beachten Sie bitte folgende Kriterien:

- Wählen Sie Proteine auf Erbsen-, Soja- oder Reisbasis oder Bio-Molkeprodukte.
- Die Produkte sollten keine Füll- oder Süßstoffe und auch keine anderen Zusätze enthalten.
- Greifen Sie möglichst zu nicht aromatisierten Produkten, sondern geben Sie selbst Ihr bevorzugtes Süßungsmittel zu, etwa Banane oder etwas Honig, Ahornsirup oder Zucker.

Zu den häufigen Nebenwirkungen von sowohl pflanzlichen als auch tierischen Proteinpulvern gehören Verdauungsbeschwerden.

Mein Rat: Lassen Sie es langsam angehen. Wann immer Sie ein neues Protein-Nahrungsergänzungsmittel zu sich nehmen wollen, sollten Sie die empfohlene Dosis halbieren und dann allmählich steigern. Und natürlich sollten Sie vollwertigen, unverarbeiteten Nahrungsmitteln immer Priorität einräumen. Den Studien zum Proteinverzehr und dessen Auswirkungen auf die Gesundheit liegen vollwertige Lebensmittel, keine Nahrungsergänzungsmittel zugrunde.

DIE ERNÄHRUNG IST DER WICHTIGSTE FAKTOR FÜR DIE GESUNDHEIT.

FÜR EINEN GESUNDEN DARM

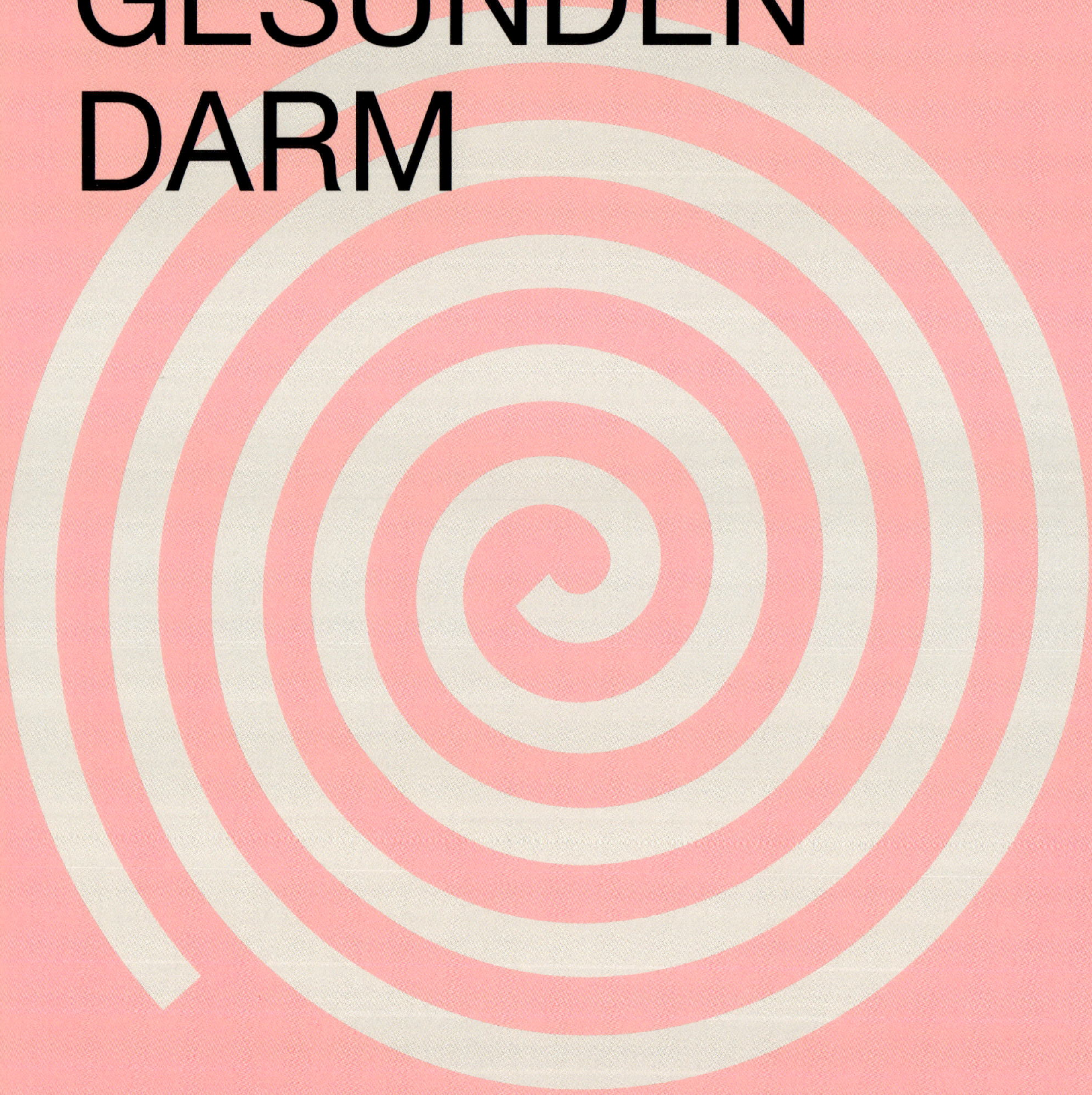

Als ich etwa neun Jahre alt war, stattete ich Herrn Patels an der Hauptstraße gelegenem Süßwarenladen, der praktischerweise gleichzeitig als Apotheke fungierte, wöchentliche Besuche ab.

Während ich die Regale voller kunterbunter Schokoriegel nach meiner samstäglichen Nascherei durchstöberte, konnte ich nicht umhin, die Gespräche zwischen Herrn Patel und seinen Kundinnen und Kunden an der Ladentheke mit anzuhören. Die Menschen baten ihn um Mittel für eine ganze Reihe von Krankheiten und Beschwerden: Atemwegsinfekte, Magenverstimmungen, Hautausschläge, Durchfälle, Herpesbläschen und vieles mehr.

Nachdem er ihnen aufmerksam zugehört hatte, bat Herr Patel seinerseits um einen Augenblick Geduld, drehte sich um und kramte in seinem gut bestückten Schrank, der sich außerhalb unserer Sichtweite befand. Manchmal kehrte er mit einer kleinen, braunen Flasche mit zähflüssigem Inhalt und handbeschriftetem Etikett zurück, ein anderes Mal mit einem Glasfläschchen voller klackernder Pillen und wieder andere Male mit einem Inhalator oder mit einer filigranen Öltropfpipette.

Zu dieser Zeit in meinem Leben keimte in mir das Interesse an der Medizin auf, ich wurde neugierig auf die Anwendung und den Nutzen all dieser wundersamen Mittelchen. Ich erfuhr, dass die Flüssigkeiten, Kapseln, Sprays und Salben, die in Herrn Patels Schränken hausten, die unglaubliche Kraft besaßen, all die Krankheiten seiner Kundinnen und Kunden zu behandeln. Die gereinigten Wirkstoffe, in Salben gemischt oder in kostbare Kapseln gepackt und so dankbar von seinen Patienten entgegengenommen, erwiesen sich als ausgesprochen potente Mittel für Beschwerden aller Art.

Es war in Herrn Patels kleinem Laden, dass mein Wunsch, Medizin zu praktizieren und mich der ehrwürdigen Profession, Menschen zu heilen, anzuschließen, erstmals aufflammte.

Im Medizinstudium erfüllte mich die Pharmakologie, die Wissenschaft der Arzneien und ihrer Wechselwirkungen mit Lebewesen, angesichts ihrer entscheidenden Rolle bei der Patientenversorgung mit Staunen. Ich war schlichtweg fasziniert von der Zusammensetzung der Pharmazeutika, ihrem Zusammenspiel mit dem menschlichen Ökosystem, ihrer Wirkung auf bestimmte Bestandteile des Körpers, etwa auf Enzyme oder Rezeptoren, und wie sie dadurch Symptome lindern oder Krankheiten heilen konnten.

Doch wie viele andere Ärzte weiß auch ich aus erster Hand, dass eben jene Pharmazeutika auch andere Körpersysteme beeinflussen und so zu unerwarteten Nebenwirkungen und Komplikationen führen können.

Wie fortgeschritten die Forschung und Entwicklung von Arzneimitteln auch sein mag, sie haben immer auch ihre Nachteile, und wir dürfen uns nicht blind auf sie verlassen. Aus diesem Grund halte ich die Ergänzung der Schulmedizin durch ganzheitliche Herangehensweisen, die die natürliche Fähigkeit des Körpers, sich gesund zu erhalten oder gar selbst zu heilen, fördern, für absolut unerlässlich.

Spulen wir nun 30 Jahre nach vorn: Heute erforsche ich die Darmmikrobiota mit derselben Neugier und demselben Staunen, mit denen der Neunjährige damals die Gespräche in einem Süßwarenladen mit angeschlossener Apotheke belauscht hat.

Und wie sich herausstellt, tragen wir alle einen ganzen Schrank voller Medikamente in uns.

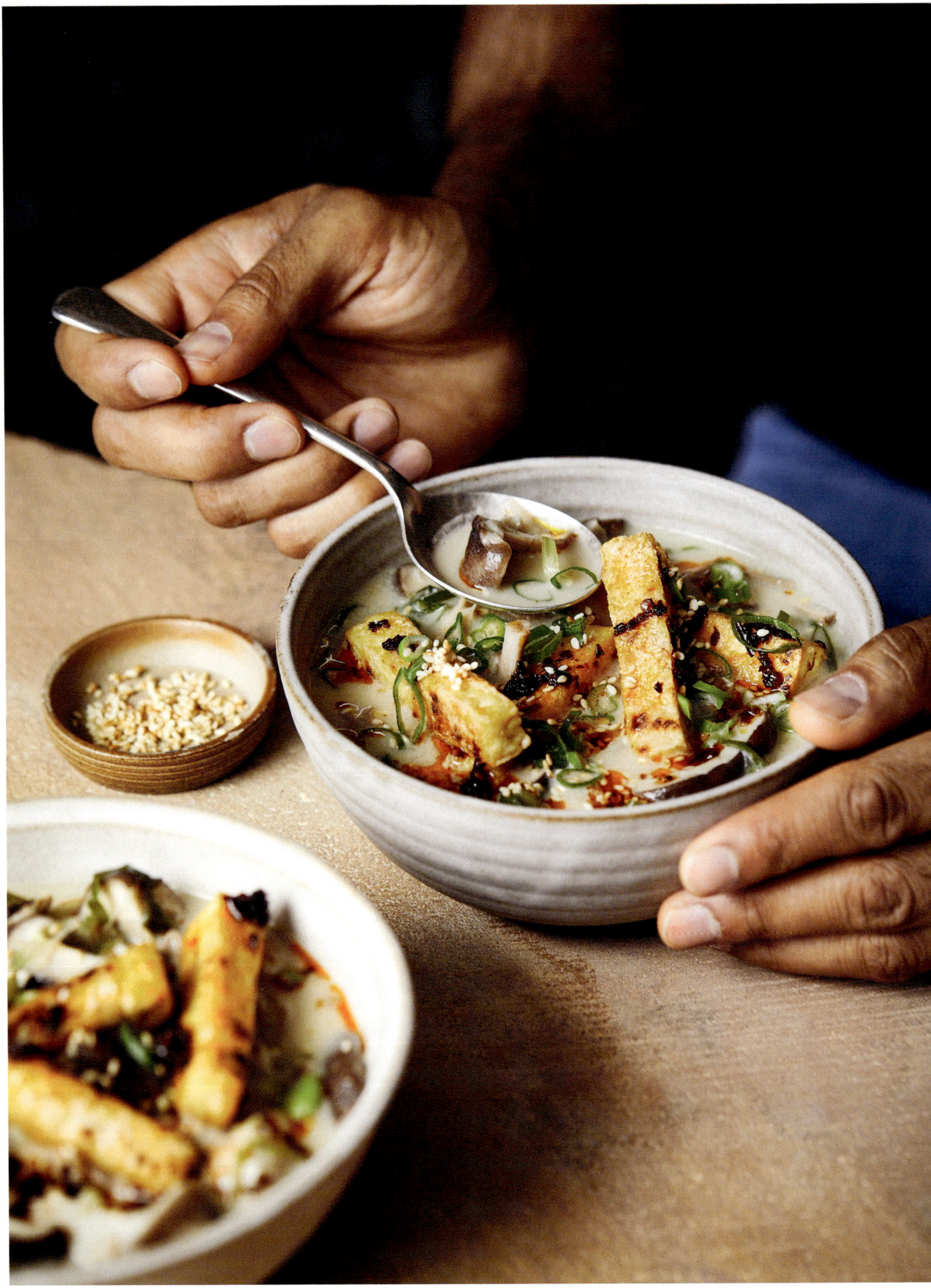

Es steckt bereits in uns

In unserem Körper stecken Billionen von Mikroben, die in erster Linie den großen Verdauungstrakt bevölkern. Ihr Spektrum reicht von Bakterien bis zu Pilzen und sogar Viren, und sie sind in der Lage, Stoffe mit arzneimittelähnlichen Wirkungen zu produzieren.

Eine gesunde Mikrobenbesiedelung kann Substanzen hervorbringen, die wie Antibiotika wirken und Krankheitserreger wie schädliche Bakterien abtöten. Die »guten« Mikroben in unserem Darm können auch Stoffe freisetzen, die das Immunsystem dazu veranlassen, bestimmte Eindringlinge zu bekämpfen und andere zu ignorieren.

Die Mikroben sind sogar an der Erhöhung unseres Dopaminspiegels beteiligt: Unsere Stimmung wird so zum Teil von ihnen beeinflusst. Sie bahnen und optimieren Pfade in unserem Gehirn, die uns dabei helfen, in den wunderbarsten Gefühlen von Glück, Lust, Freude und Geborgenheit zu schwelgen.

Allerdings handelt es sich bei den Mikroben in unserem Darm im Grunde genommen um Fremde. Sie haben eine ganz andere DNA als wir und zeigen sich, wie bereits erwähnt, in vielerlei Gestalten, von Bakterien über Viren bis zu Pilzen. Unsere Beziehung zu ihnen hat sich über Millionen Jahre hinweg entwickelt, in denen sich der Mensch an neue Ernährungsweisen und Umgebungen angepasst hat, bis er schließlich immer mehr auf die Verdauungsfunktion und die Fähigkeit der Nährstoffgewinnung seiner Darmmikrobiota (früher: Darmflora) angewiesen war.

Die Mikroben erfüllen wichtige Aufgaben. So verstoffwechseln sie Nährstoffe wie etwa Ballaststoffe, die der Körper allein nicht effizient verarbeiten kann. Auf diese Weise ziehen wir zusätzliche Energie, Vitamine und Mineralien aus der Nahrung.

Stellen Sie sich Ihren Körper wie ein riesiges Unternehmen mit Tausenden von Angestellten vor. Im Laufe der Zeit entschließt sich das Unternehmen vielleicht dazu, bestimmte Bereiche wie den Kundendienst, den Vertrieb und die Buchhaltung auszulagern. Es delegiert diese Aufgaben an externe Firmen, die sie effektiver und kosteneffizienter bewerkstelligen können. In der Folge büßt das Unternehmen jedoch allmählich die Fähigkeit, diese Aufgaben selbst zu erledigen, ein – weil es sich auf die spezialisierten externen Dienstleister verlässt.

Bei diesem Vergleich sind wir das Unternehmen und unsere Mikroben die spezialisierten externen Dienstleister, die die lebenswichtige, aber »schmutzige« Arbeit übernehmen, die für die Aufrechterhaltung unserer Grundgesundheit notwendig ist. Das ist teilweise der Grund dafür, warum unsere Gene Proteine nicht dazu kodieren, Ballaststoffe zu verdauen – denn dafür haben wir ja die Mikroben.

Diese Zusammenarbeit geht so weit, dass unsere Darmmikrobiota essenzielle Vitamine herstellt, Stoffwechselbahnen so beeinflusst, dass unser Blutzuckerspiegel relativ konstant bleibt, und Infektionen abwehrt. Zwischen uns und unseren Darmmikroben bestehen tiefe evolutionäre Bindungen, oder, anders ausgedrückt, wir tragen alle eine Herr-Patel-Apotheke in uns.

Die Mikroben stehen allzeit bereit, die notwendigen Tabletten und Tinkturen zu holen, die gegen eine ganze Reihe von Beschwerden helfen und sich neben Antidepressiva, Prokinetika, Antibiotika, Immunboostern, Adaptogenen und Entzündungshemmern in unserem Medizinschrank tummeln. Was auch immer Sie brauchen: Ihre Mikroben haben es. Kein Wunder also, dass sie sich auf so viele Funktionen auswirken, von der Appetitregulation über die Immungesundheit bis hin zum Zuckerstoffwechsel und vielem mehr.

Natürlich möchte ich damit nicht suggerieren, dass wir keinerlei Pharmazeutika bräuchten, ich möchte Sie lediglich darauf aufmerksam machen, wie viele Sie bereits besitzen – praktisch untergebracht im eigenen Verdauungstrakt. Das ist auch der Grund, warum ein gesundheitsförderndes Speiserezept eines ist, das über Eiweiß und andere Makronährstoffe hinausweist und unsere Mikroben bei ihrer entscheidenden Arbeit unterstützt.

Welche Vorteile hat ein gesunder Darm?

Für einen gesunden Körper ist es nicht nur wichtig, ausreichend Eiweiß zu sich zu nehmen; ebenso wichtig ist es, den Darm gesund zu erhalten. Ein gesunder Darm kann folgenden Bereiche positiv beeinflussen:

Hormone

Eine schlechte Darmgesundheit macht sich nicht nur in Symptomen wie Verdauungsbeschwerden bemerkbar, sie kann auch Hormonschwankungen im Körper verursachen oder verschlimmern und so zu Schilddrüsenerkrankungen, zur Verschlechterung von Symptomen des Polyzytischen Ovarsyndroms (PCOS), zu schmerzhaften Perioden, zum Prämenstruellen Syndrom (PMS) sowie zu Insulinresistenz führen. Es gibt mittlerweile Belege dafür, dass die Förderung der Darmgesundheit diese Erkrankungen und Beschwerden lindern kann. Das von den Darmmikroben produzierte Enzym Beta-Glucuronidase beispielsweise hilft beim Aufspalten von Hormonen wie Östrogen, die dann über den Stuhl ausgeschieden werden und sich nicht übermäßig im Körper ansammeln, was oben genannte Symptome und Beschwerden verschlimmern könnte.

Psychische Gesundheit

Unsere Darmmikrobiota kann Substanzen mit antidepressiver Wirkung erzeugen, die dem Gehirn Beruhigungssignale senden. Diese Substanzen entspannen die Darmwand und kommunizieren via Vagusnerv, der sich vom Darm über Zwerchfell und Herz bis ins Gehirn erstreckt. Auf diese Weise sorgen sie auch für geistige Entspannung.

Appetitregulierung

Die Mikroben in unserem Darm beeinflussen die Produktion von appetitregulierenden Hormonen wie Ghrelin (»Hungerhormon«) und Leptin (»Sättigungshormon«). Verdauen unsere Mikroben Ballaststoffe, entstehen unter anderem Stoffwechselzwischenprodukte wie kurzkettige Fettsäuren (»short-chain fatty acids«, SCFAs), die unserem Gehirn über die Darm-Hirn-Achse signalisieren, dass wir satt sind. Pflegen wir unsere Mikroben, nehmen wir diese Sättigungssignale besser wahr. So essen wir nicht mehr, als wir brauchen, und können das Gewicht halten, ohne Kalorien zählen oder anderen rigiden Diätpraktiken folgen zu müssen.

Herzgesundheit

Dieselben SCFAs, die an der Appetitregulierung beteiligt sind, könnten auch eine Rolle bei der Blutdruckregulierung spielen und uns so vor der Koronaren Herzkrankheit (KHK) schützen. Studien zufolge fördert eine schlechte Darmgesundheit Gefäßfunktionsstörungen, die zu Bluthochdruck führen können, sowie Entzündungsprozesse, die Arteriosklerose (Arterienverkalkung) begünstigen. Diese Darm-Herz-Achse könnte neue Sichtweisen bei der Prävention von Herzerkrankungen eröffnen; fürs Erste stellt eine gesunde Ernährung für einen gesunden Darm sicherlich eine gute Taktik dar.

Hautgesundheit

Auch weitverbreitete Hautbeschwerden wie Ekzeme, Akne und Psoriasis (Schuppenflechte) können von der Verbesserung der Darmgesundheit profitieren. Auf der »Darm-Haut-Achse« helfen die Mikroben in unserem Darm dabei, entzündliche Prozesse einzudämmen und die Immunantwort zu regulieren, was sich auf die Gesundheit unserer Haut auswirkt. Sogar Symptome wie trockene Haut, Falten und Pigmentflecken bekommt man besser in den Griff, wenn man auf eine Besiedelung des Darms mit »guten« Mikroben achtet.

WIR TRAGEN ALLE UNSERE EIGENE APOTHEKE IN UNS.

Menopause

Die Vielfalt der Darmmikrobiota nimmt während der Menopause meist ab, was eine ungewollte Gewichtszunahme, ein höheres Risiko für Stoffwechselerkrankungen wie Diabetes Typ 2 und Herzkrankheiten zur Folge haben kann. Da die Mikroben in unserem Darm derart mit verschiedenen Körpersystemen verwoben sind, spielen sie auch in der Menopause eine bedeutende Rolle. Ihr Einfluss auf das Östrogen kann indirekt auch die Knochendichte, die Stimmung, eine mögliche Insulinresistenz und die Stellen der Fettablagerungen im Körper beeinflussen. Eine mittels Ernährung gesündere Mikrobenbesiedelung kann eine Reihe von Symptomen lindern, die mit der Menopause in Zusammenhang stehen.

Sicherlich haben Sie inzwischen erkannt, dass eine optimale Gesundheit nicht allein damit erreicht werden kann, die Energiebalance zu halten, ausreichend Eiweiß zu sich zu nehmen und auch für äußerliche Fitness zu sorgen.

Es ist darüber hinaus ganz wesentlich, dass wir mit unserer Ernährung der entscheidenden Rolle gerecht werden, die die Mikroben in unserem Inneren spielen. Angesichts der enormen Arbeit, die sie leisten, um uns körperlich und psychisch gesund zu erhalten, ist es nur fair, dass wir sie im Gegenzug hegen und pflegen.

DIE DREI Ps – GEMEINSAM STARK FÜR UNSERE MIKROBEN

Über Strategien, mit denen man die Gesundheit des Darms verbessern kann, lässt sich ungeheuer viel sagen. Allerdings konzentrieren sich viele Menschen zu sehr auf einzelne Zutaten mit hohem Probiotikagehalt oder auf Gemüsesorten, die besonders viele Ballaststoffe enthalten, die Lieblingsnahrung unserer Mikroben.

Ich möchte es hingegen so einfach wie möglich halten.

Es gibt zahlreiche Zutaten, die die Darmgesundheit fördern. Wenn Sie diese Schlüsselzutaten konsequent in Ihre Mahlzeiten einbauen, tun Sie Ihren nützlichen Mikroben praktisch wie von selbst viel Gutes. Halten Sie sich an die folgenden drei Kernprinzipien der darmfreundlichen Ernährung, so garantiere ich Ihnen, dass Sie schon bald in den Genuss ihrer Vorzüge kommen werden. Auch die Rezepte in diesem Buch folgen diesen Kernprinzipien. Darf ich also vorstellen? Die drei Ps: Präbiotika, Polyphenole und Pflanzen.

1 Präbiotika

Präbiotika sind bestimmte Arten unverdaulicher Ballaststoffe mit einzigartigen Eigenschaften. Sie fördern die Mikrobenbesiedelung im Darm und haben bedeutende gesundheitliche Vorteile.

Selbst kleine Mengen von nur fünf Gramm täglich können sich positiv auf die Vermehrung spezieller Darmbakterien wie Bifido- oder Milchsäurebakterien und die Produktion gesundheitsfördernder kurzkettiger Fettsäuren (SCFAs, siehe S. 36) auswirken.

Wenn Sie es nicht gewohnt sind, diese Nahrungsmittel zu sich zu nehmen, rate ich immer dazu, die Sache wirklich langsam anzugehen. Fangen Sie mit sehr kleinen Mengen an und steigern Sie sie über Wochen und Monate, nicht Tage hinweg. Ihre Mikroben müssen erst die Fähigkeit entwickeln, diese Nahrungsmittel aufzuspalten.

Stellen Sie sich vor, Sie hätten im Fitnessstudio noch nie ein Gewicht in die Hand genommen – dann würden Sie auch nicht versuchen, eine Hantelstange zu stemmen, die so schwer ist wie Sie selbst. Auch hier wäre die vernünftige Herangehensweise, langsam anzufangen und die Intensität allmählich zu steigern.

Gehen Sie so auch bei den Ballaststoffen vor: Nehmen Sie anfangs geringe Mengen zu sich und immer nur so viel, wie Ihre Mikroben tolerieren können. Sie sind wie Kinder – geben wir ihnen Zeit, trauen sie sich immer mehr zu und schaffen auch immer mehr.

In der nachfolgenden Tabelle sind Nahrungsmittel mit einem hohen Gehalt präbiotischer Ballaststoffe aufgelistet, die den nützlichen Bakterien in Ihrem Darm geben, was sie brauchen. Natürlich ist diese Liste nicht erschöpfend. (Weitere Nährwertaufschlüsselungen gemäß den neuesten Daten finden Sie im Anhang, S. 276–279.)

Nahrungsmittel	Präbiotika (pro 100 g)
Topinambur	21 g
Knoblauch	19 g
Gartenbohnen	15 g
Lauch	12 g
Zwiebeln	10 g

Zu den weiteren Nahrungsmitteln mit einem hohen Gehalt an Präbiotika gehören:

- **Hülsenfrüchte:** Schwarzaugenbohnen, Kidneybohnen, Linsen, Limabohnen, Kichererbsen
- **Weiteres Obst und Gemüse:** Spargel, Löwenzahn, grünes Blattgemüse, Äpfel, Bananen
- **Vollkorn:** Gerste, Roggen, Weizenkleie, Hafer
- **Nüsse und Samen:** Mandeln, Leinsamen, Chiasamen
- **Außerdem:** Kakao, Algen, Yambohne (aus Mexiko)

Und bitte vergessen Sie nicht: Es kommt auch auf die Vielfalt an! Jedes Nahrungsmittel hat ein anderes präbiotisches Profil, und Sie kommen schon mit kleinen Mengen in den Genuss großer Vorteile. Um die empfohlenen fünf Gramm Inulin-Präbiotika pro Tag zu sich zu nehmen, müssen Sie beispielsweise nur eine halbe kleine Zwiebel verzehren.

Der exakte Ballaststoffgehalt hängt zudem vom Reifegrad des jeweiligen Nahrungsmittels ab. Da macht es tatsächlich einen großen Unterschied, ob die Banane reif ist oder unreif gegessen wird, wobei die unreife Banane wesentlich mehr resistente Stärke (siehe S. 41) enthält.

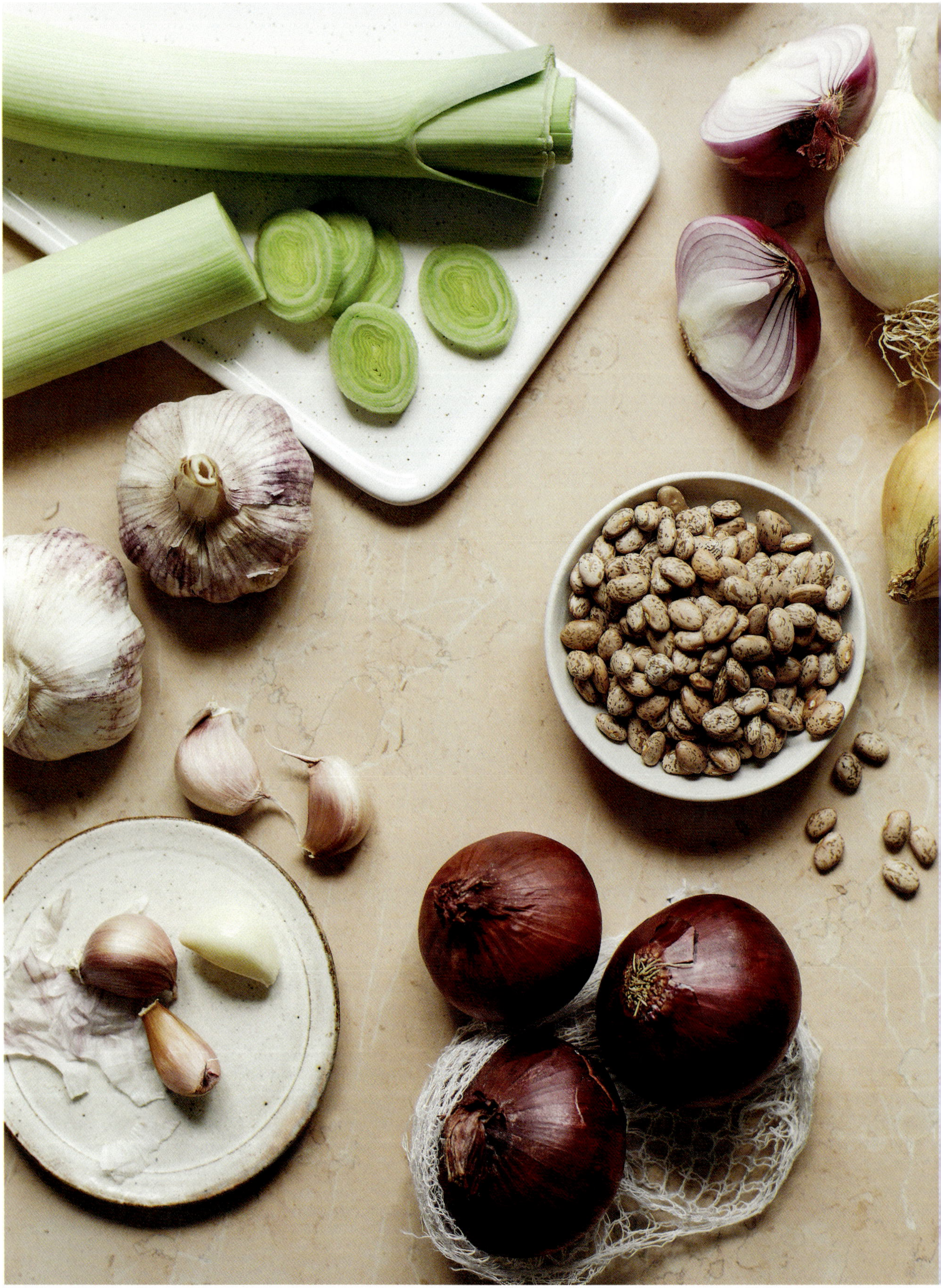

Auf die Zubereitung kommt es an

Die Zubereitungsmethode kann sich erheblich auf den Präbiotikagehalt eines Nahrungsmittels auswirken, hauptsächlich aufgrund der Hitzezufuhr, der individuellen Verarbeitung und der physikalischen Aufspaltung der jeweiligen Nahrungsmittelstruktur.

Das Kochen beispielsweise kann den Gehalt an resistenter Stärke – einem unverdaulichen Ballaststoff, der sich positiv auf die Darmgesundheit auswirkt – in Nahrungsmitteln wie Kartoffeln und Bananen reduzieren und die Stärke so zwar verdaulicher machen. Lässt man die Nahrungsmittel nach dem Kochen jedoch abkühlen, kann sich der Gehalt an resistenter Stärke sogar über das Ausgangsniveau hinaus erhöhen; diesen Vorgang nennt man Stärke-Retrogradation. Auch andere stärkehaltige Lebensmittel profitieren von diesem Prozess, etwa Nudeln (für Salate), Sushireis und Mais. Das bedeutet: Kalte Nudeln, Maiskörner und Kartoffeln, am Tag nach dem Kochen in einem Salat verzehrt, geben unseren Freunden im Darm einen größeren Schub, als würde man sie frisch gegart zu sich nehmen.

Die bewährte Technik des Trocknens in der Sonne, deren sich Küchen rund um den Globus bedienen, kann den Ballaststoffgehalt eines Nahrungsmittels potenziell besser bewahren als das Kochen. Trocknet man Obst wie Beeren und Gemüse wie Rote Bete auf diese Weise, bleiben die Ballaststoffe im Großen und Ganzen erhalten. Das gilt auch für das Einfrieren, wenngleich beim Auftauen meist einige wasserlösliche Bestandteile verloren gehen. Die Lösung hier: Das Auftauwasser nicht entsorgen, sondern mit verwerten!

Das Fermentieren oder Vergären, eine weitere Konservierungsmethode, die in der Geschichte der Menschheit schon lange bekannt ist, kann den Präbiotikagehalt von Nahrungsmitteln ebenfalls erhöhen. Die verwendeten Bakterien, Pilze oder Hefen – je nach Fermentierungsart – zerlegen das Nahrungsmittel in seine Bestandteile und verwandeln diese häufig in potentere Präbiotika. Sauerkraut, Kimchi und Kefir sind gute Beispiele dafür, wie das Vergären präbiotische Ballaststoffe verwertbarer machen kann und dem Körper nebenbei auch noch Probiotika (siehe S. 52) zuführt.

Ein Großteil der Ballaststoffe ist meist in der Schale enthalten. Ob Zucchini, Gurke, Kürbis oder Rübe: Verwenden Sie die Schale nach Möglichkeit immer mit. Schrubben Sie das Gemüse vorher nur gründlich ab, insbesondere wenn es kein Bio-Gemüse ist.

Wenn Sie möglichst viele Nahrungsmittel mit hohem Präbiotikagehalt in Ihren Speiseplan einbauen, tragen Sie zu einer funktionstüchtigen Darmmikrobiota bei und tun damit Ihrer allgemeinen Darmgesundheit einen großen Gefallen. Und wie gesagt: Sie finden diese Nahrungsmittel in vielen Rezepten in diesem Buch.

2 Polyphenole

Polyphenole sind sekundäre Pflanzenstoffe, die in Obst und Gemüse sowie in Nüssen und Samen vorkommen und über die 22 Vitamine und Mineralien hinausgehen, mit denen man den Nährwert eines Lebensmittels im Allgemeinen charakterisiert. Sie werden nicht als essenziell klassifiziert, doch bestätigen Forschungen die entscheidende Rolle, die sie für unsere Gesundheit spielen.

Polyphenole finden sich überwiegend in farbenprächtigen Lebensmitteln, aber auch in weißlicher oder beigefarbener Nahrung wie Getreide, Zwiebeln, Pilzen und Kohl.

Die sekundären Pflanzenstoffe kommen in einem ganzen Spektrum an Nahrungsmitteln vor; am konzentriertesten sind sie in Kräutern und Gewürzen wie Oregano, Nelken und Sternanis sowie in Nüssen und Samen zu finden. Sie besitzen ausgeprägte antioxidative und entzündungshemmende Eigenschaften, mit denen sie unsere Zellgesundheit schützen. Da sie den Dickdarm erreichen, helfen sie unseren Darmmikroben dabei zu gedeihen.

Darüber hinaus können Polyphenole schädliche Bakterien eindämmen und das Wachstum nützlicher Bakterien, die die Darmwand gesund erhalten, unterstützen. Dies führt zu weniger entzündlichen Prozessen im Darm und zu einem allgemein stabileren Verdauungstrakt.

In den nachfolgenden Tabellen sind Nahrungsmittel mit einem hohen Polyphenolgehalt aufgelistet. Die Angaben sind gerundet; die exakten Zahlen finden Sie im Anhang auf den Seiten 278 und 279.

Gemüse	Polyphenolgehalt (mg/100 g)
Rote Mangoldblätter	>1300
Artischocke, Kopf	>1100
Stielmangoldblätter	830
Rotkohl	>450
Spinat	250
Rote Paprikaschote	230
Rosenkohl	220
Brokkoli	200
Pak Choi	190
Grüne Paprikaschote	180
Grünkohl	180
Rote Bete	160

Allerdings sollte eine Gemüsesorte nicht nur anhand eines Merkmals beurteilt werden. Das eine oder andere Gemüse weist vielleicht einen geringen Polyphenolgehalt auf, enthält dafür aber andere pflanzliche Substanzen, die gut für unsere Gesundheit sind.

Rosenkohl und Brokkoli beispielsweise sind nicht besonders reich an Polyphenolen, verfügen aber über einzigartige schwefelhaltige Pflanzenstoffe – die sogenannten Senfölglykoside –, die ihnen ihren charakteristisch bitteren Geschmack sowie wertvolle Eigenschaften verleihen, auf die wir im Entzündungskapitel noch näher eingehen werden.

Einige Früchte und Beeren zeichnen sich durch einen hohen Polyphenolgehalt aus und sind in unserer Ernährung unverzichtbar. Ich bereite kaum eine meiner Bowls (siehe S. 142–167) ohne sie zu.

Obst	Polyphenolgehalt (mg/100 g)
Trockenpflaumen	>1100
Schwarze Himbeeren	980
Feigen, getrocknet	960
Schwarze Johannisbeeren	820
Brombeeren	>560
Pflaumen	>400
Erdbeeren	>280
Orange	280
Pfirsich	>270

Gewürze, Kräuter und Öle	Polyphenolgehalt (mg/100 g)
Nelke	>16000
Ceylon-Zimt	9700
Kapern	3600
Oregano, getrocknet (wilder Majoran)	>3100
Salbei, getrocknet	>2900
Rosmarin, getrocknet	>2500
Thymian, getrocknet	>1800
Sternanis	>1800
Rohkakaopulver	>2000
Kaffee	>200
Olivenöl extra vergine	>50

Einen ebenfalls erwähnenswerten Polyphenolgehalt weisen die folgenden Nüsse und Samen sowie anderen Nahrungsmittel auf:

Nüsse und Samen	Polyphenolgehalt (mg/100 g)
Kastanien	>2700
Walnüsse	>1500
Leinsamen, gemahlen	>1500
Pistazien	>1400
Sonnenblumenkerne	1400
Pekannüsse	>1200
Haselnüsse	670
Erdnüsse	400
Mandeln	>280
Paranüsse	240
Cashewkerne	230
Kürbiskerne	140

Abgesehen davon, dass Polyphenole auch zur Aromenvielfalt der Lebensmittel beitragen, weshalb Letztere so köstlich sind, haben sie über die Förderung unserer Darmbakterien hinaus weitere gesundheitliche Vorzüge.

Sie schützen unsere Nerven, verlangsamen den Alterungsprozess und haben sogar eine antidiabetische Wirkung: Sie beeinflussen die Ausschüttung von Insulin sowie die Art und Weise, wie der Körper den Zucker im Blut verarbeitet. Vielfältige Polyphenole zu sich zu nehmen kann zudem den Cholesterinspiegel senken und das Herz vor Arteriosklerose schützen – bei dieser Erkrankung vernarben und verengen sich die Arterien rund um das Herz. Also: Greifen Sie zu!

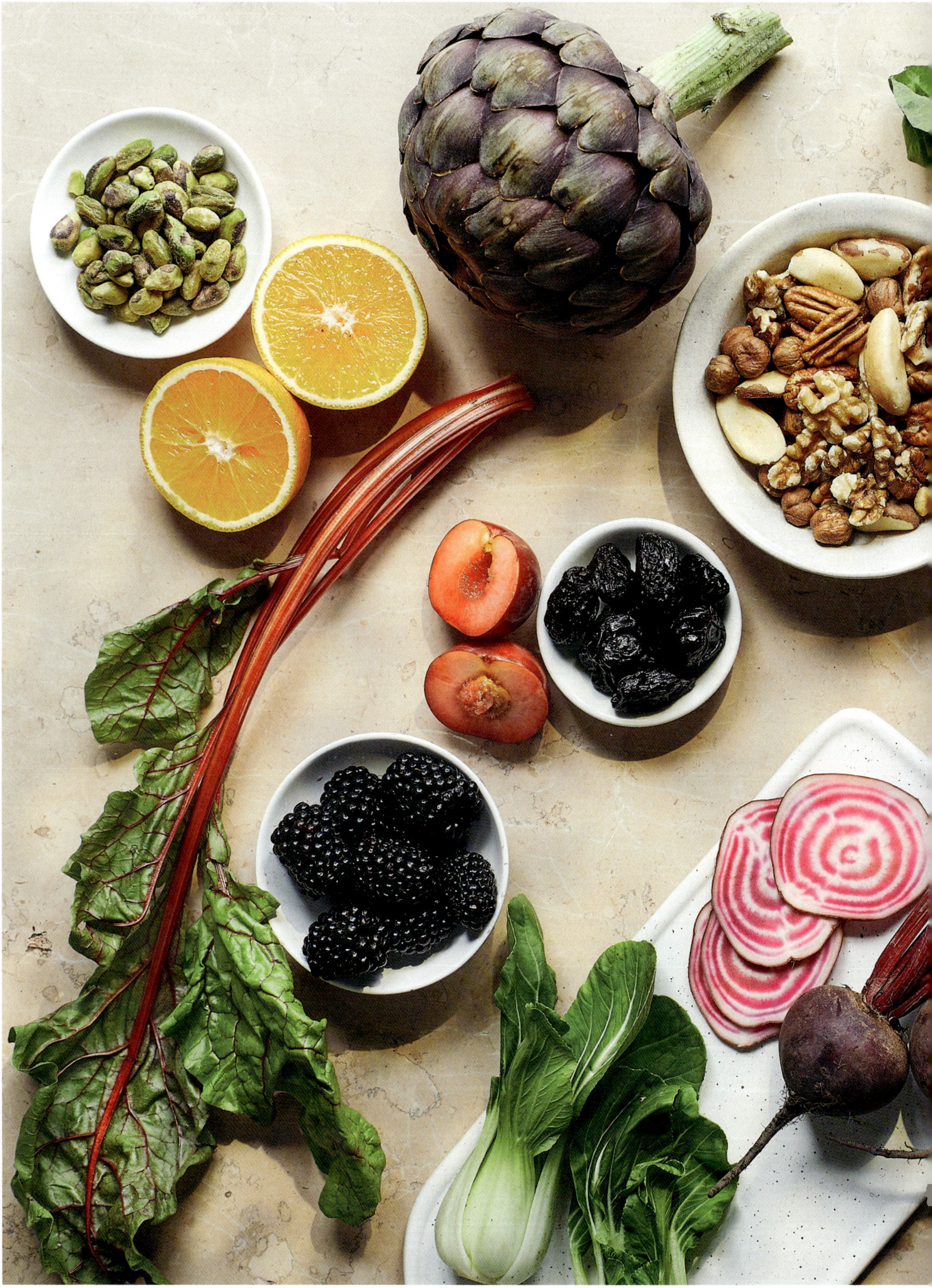

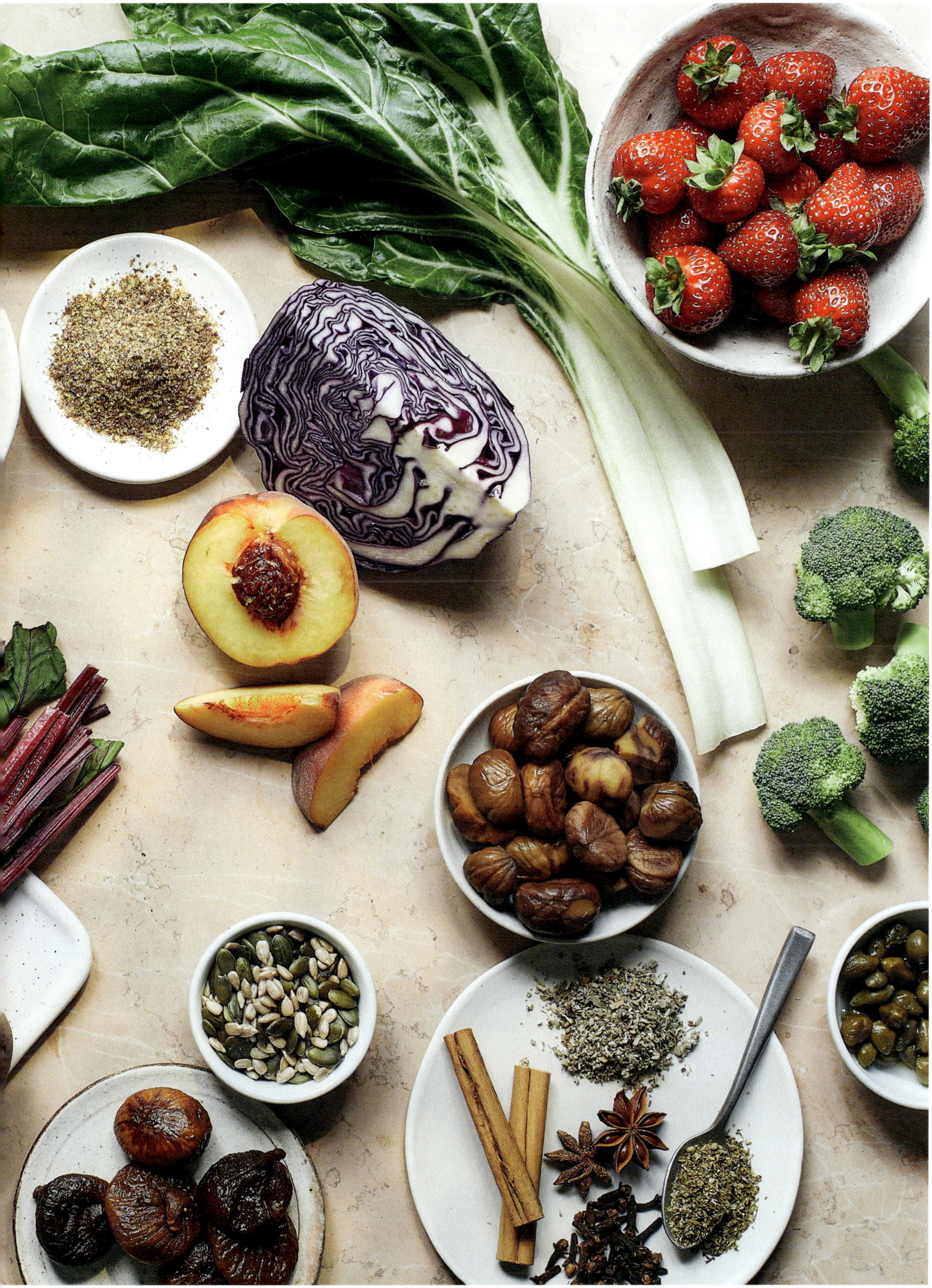

3 Pflanzen

Eine vorwiegend pflanzliche Ernährung stellt Ihre Darmmikroben in den Mittelpunkt. Denn Pflanzen sind das, was Mikroben wollen, und eine Vielfalt polyphenolreicher Nahrungsmittel gibt ihnen, was sie wollen.

Eine abwechslungsreiche pflanzliche Kost, wie Vollwertkost oder die Mittelmeerküche, wirkt sich aufgrund der synergistischen Effekte der Nährstoffe, die in Früchten, Gemüse, Getreide, Nüssen und Samen enthalten sind, positiv auf die Darmgesundheit aus. Diese Ernährungsweisen werden mit einer gesünderen Darmmikrobiota, weniger Entzündungsprozessen im Darm und einer besseren Allgemeingesundheit in Verbindung gebracht. Und genau deswegen bin ich so ein Fan der pflanzenbasierten Ernährung.

Natürlich müssen wir unserer Begeisterung für eine pflanzenzentrierte Kost eine vernünftige Proteinaufnahme gegenüberstellen, doch das sollte Ihren Enthusiasmus, die Pflanze zum Star auf Ihrem Teller zu machen, nicht dämpfen.

Steigern wir unseren täglichen Pflanzenverzehr, fördert dies das Wachstum nützlicher Bakterien. Studien haben gezeigt, dass sich dadurch sowohl die Vielfalt als auch die Funktion der Darmmikrobiota erhöht. Nahrungsmittel wie Nüsse und Samen sind reich an bioaktiven Bestandteilen; kombiniert man sie mit anderen ballast- sowie nährstoffdichten Lebensmitteln, etwa Bohnen, grünem Gemüse und Beeren, verleiht dies der Funktion unserer Darmmikroben noch einmal einen Extraschub.

Studien belegen, dass ein höherer Pflanzenkonsum mit einer besseren Gesundheit korreliert. Hier kommt die sogenannte Dosis-Wirkungs-Kurve zum Tragen: Je mehr solcher Lebensmittel wir zu uns nehmen, desto größer sind die gesundheitlichen Vorteile.

Die Besiedelung des Darms mit »guten« Mikroben findet sogar sehr schnell statt, wenn wir anfangen, uns mehr Pflanzen auf den Teller zu packen. Innerhalb von nur 48 Stunden nach dem Beginn mit einer mediterranen Kost, so fanden Forscher heraus, kommt es zu signifikanten Veränderungen in der Darmmikrobiota, die sogar zu einer Senkung des Cholesterins im Blut führen können.

Weiterhin legen Studien nahe, dass der Verzehr von bis zu 800 Gramm Obst und Gemüse pro Tag – das entspricht etwa zehn Portionen – unsere Gesundheit optimal schützt. Aus diesem Grund versuche ich, mindestens drei Portionen Gemüse pro Mahlzeit zu mir zu nehmen. In meinen Rezepten erfahren Sie, wie das geht.

Zusätzlich zur Pflanzenmenge ist auch die Pflanzenvielfalt wichtig. Das belegen Studien ebenfalls: Wer mehr als 30 verschiedene Pflanzen pro Woche auf dem Teller hat, fördert die Diversität seiner Darmmikrobiota derart, dass sich dadurch sein allgemeines Krankheitsrisiko signifikant verringert. Dafür sind Pflanzenpunkte ein praktischer Maßstab: Jeder Punkt steht für eine einzelne Pflanzenart, Ziel ist es, pro Mahlzeit so viele Pflanzenpunkte wie möglich zusammenzubekommen. Bei jedem Rezept in diesem Buch sind neben den Nährwerten auch die jeweiligen Pflanzenpunkte angegeben.

Zwar sind die Rezepte überwiegend pflanzenbasiert, doch vernachlässigen sie auch die Aspekte Proteingehalt und Entzündungshemmung nicht, womit sie der Gesundheit förderliche Mahlzeiten ergeben.

Ich bin immer noch der Meinung, dass die ideale Kost für den Menschen auch tierische Produkte umfasst – allerdings eher als gelegentlicher Luxus denn als tägliches Muss. Deshalb finden Sie in diesem Buch neben vegetarischen Rezepten einige, in denen qualitativ hochwertiger Fisch und qualitativ hochwertiges Geflügel als Zutaten auftauchen.

PFLANZEN SIND DAS, WAS MIKRO-BEN WOLLEN.

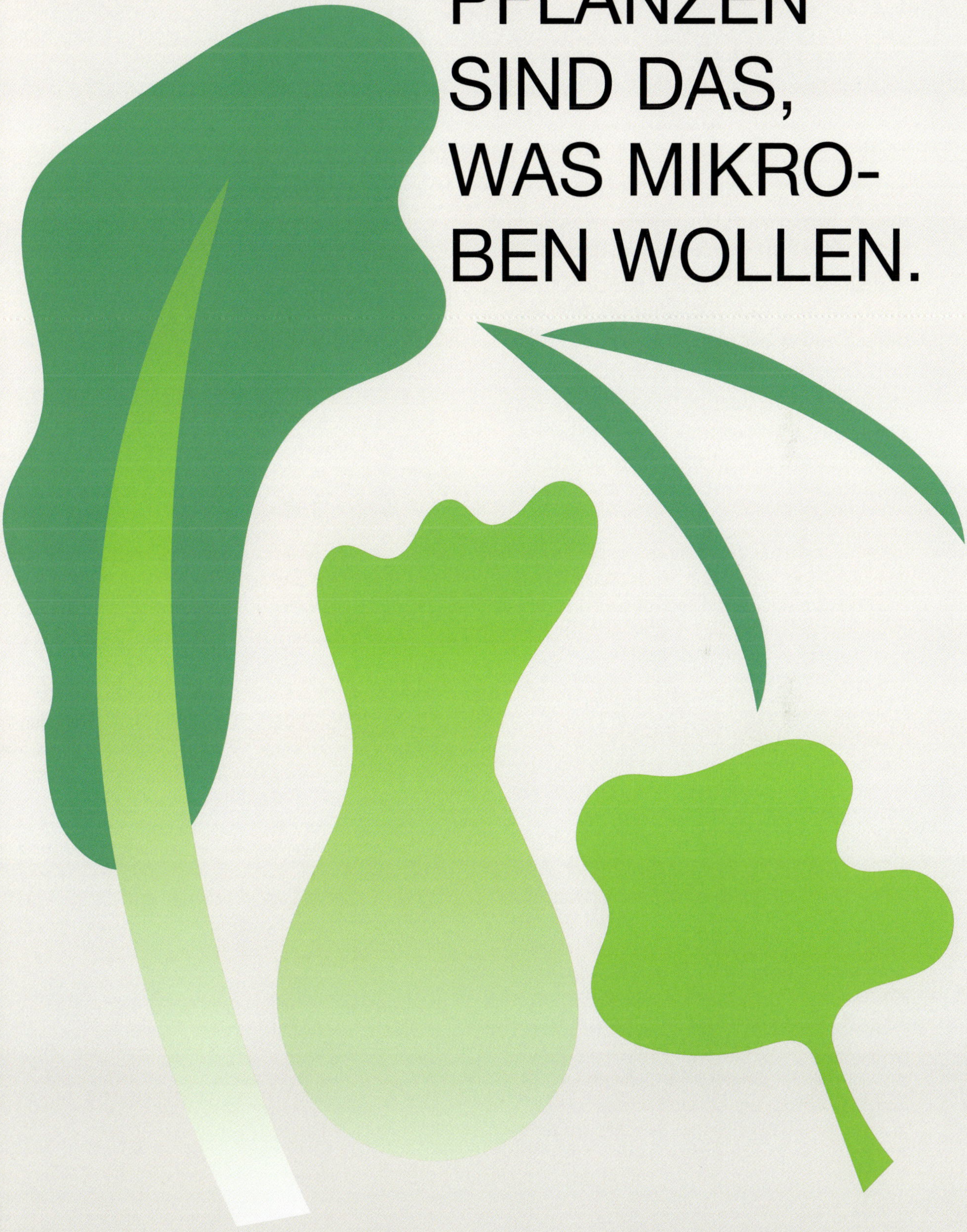

Das Leaky-Gut-Syndrom

Jedes Mal, wenn wir etwas essen, setzt dies den Verdauungsprozess in Gang. Ab dem Moment, in dem wir die Nahrung mit den Zähnen zerkleinern, bieten wir den Enzymen in Mund und Magen mehr Oberfläche, auf der sie ihre Arbeit verrichten können: das Aufspalten in kleinere Bestandteile, die im Darm aufgenommen werden können.

Hat der Nahrungsbrei den Magen passiert und ist im Darm angelangt, wird er mit verschiedenen Salzen und Emulgatoren aus der Gallenblase vermischt und an die Mikroben im Verdauungstrakt übergeben. Diese zersetzen ihn in die Grundbausteine der Zucker, Fette und Eiweiße sowie die vielen anderen Nebenprodukte der Mikrobenverstoffwechslung.

Diese Grundbausteine müssen anschließend durch die Darmschleimhaut hindurch in den Körper aufgenommen werden. Haben sie die Darmschleimhaut passiert, werden sie über das Blut an die Stellen im Körper transportiert, wo sie gebraucht werden.

Technisch gesehen geht die Nahrung dabei erstmals von außerhalb des Körpers (im Verdauungstrakt) ins Innere des Körpers (im Blutkreislauf) über. Sie wird vom Körper im Grunde genommen als »Fremder« registriert und deshalb mit größtem Misstrauen behandelt.

Ebenso wie die Hautbarriere auf Schnitte und opportunistische Krankheitserreger vorbereitet sein muss, die versuchen, in den Körper einzudringen, muss auch die Darmbarriere – bestehend aus Schleim, Immunabwehr und einer dünnen Schicht Darmzellen – auf Eindringlinge, freundliche Mikroben und Verdauungsprodukte vorbereitet sein, die dort nicht hingehören.

Die Nährstoffe aus dem Essen werden in die engen Zwischenräume zwischen den Darmzellen in der Darmbarriere gequetscht und in den Blutkreislauf aufgenommen, um andernorts im Körper verwertet zu werden. Unser Darm *sollte* im Grunde genommen also »leaky«, durchlässig, sein oder zumindest Nährstoffe durchlassen – aber auch wiederum nicht so »leaky«, dass es dadurch zu Problemen kommt.

Auf der einen Seite ist eine gewisse Durchlässigkeit erwünscht, auf der anderen Seite sollte die Darmschleimhaut aber so fest sein, dass Mikroben und größere Partikel den Verdauungstrakt nicht verlassen und in den Blutkreislauf übergehen können.

Dieser Prozess – Nährstoffe ja, Darmbakterien nein – läuft stets unter den wachsamen Augen unseres Immunsystems ab. Es hält sich bereit, um eingreifen zu können, wenn irgendetwas die Darmschleimhaut durchdringt, das im Blut nichts zu suchen hat.

Ist die Durchlässigkeit der Darmschleimhaut erhöht, in der Fachliteratur klangvoll als intestinale Hyperpermeabilität oder eben als Leaky-Gut-Syndrom bezeichnet, reagieren die Immunzellen sofort darauf. Sie beordern mehr Immunzellen in die Bereiche der erhöhten Durchlässigkeit, was zu entzündlichen Prozessen führt, die außer Kontrolle geraten und dem Verdauungstrakt schaden können.

Durchdringen Mikroben oder ihre Bestandteile die Darmschleimhaut, kann die Reaktion des Immunsystems auch größer ausfallen. Ein üblicher Verdächtiger hier ist das Lipopolysaccharid (LPS), ein Bestandteil von Bakterienwänden; LPS bringt das Immunsystem gewissermaßen so richtig in Rage und kann recht verheerende Schäden anrichten.

Die Symptome des Leaky Gut

Zahlreiche Studien bringen größere Mengen von LPS im Blutkreislauf mit chronischen Entzündungen in Verbindung, die sich in einer Reihe von diffusen Symptomen bemerkbar machen können, darunter Brain Fog, Bauchschmerzen, aber auch Autoimmunerkrankungen, Dickdarmentzündungen und Hautausschläge.

Unsere Darmbarriere stellt eine mächtige Abwehrkraft dar. Sie kann ein ganzes Arsenal an Bekämpfungsmitteln freisetzen, etwa antibiotikaähnliche Substanzen, entzündungsfördernde Proteine oder chemische Botenstoffe, die die Darmbeweglichkeit erhöhen, sodass die unerwünschten Produkte möglichst schnell ausgeschieden werden.

Aber warum ist eine solche gewaltige Immunantwort im Darm überhaupt notwendig?

Nun, denken Sie einmal an eine Zeit in Ihrem Leben zurück, als Sie die Sauberkeit eines Restaurants falsch eingeschätzt und etwas bestellt haben, das gegessen zu haben Sie später bereuten.

Da ist Ihr Darm für Sie in die Bresche gesprungen. Er versuchte, das infektiöse Potenzial des Essens möglichst gering zu halten, indem er es mit allen antimikrobiellen Substanzen besprühte, um die Bakterien unschädlich zu machen. Dann übergossen die Immunzellen es mit ätzenden entzündungsfördernden Stoffen, um den Bakterien endgültig den Garaus zu machen und sie zur Ausscheidung wieder an den Darm übergeben zu können.

Wenn Sie das nächste Mal eine Magenverstimmung oder – was ich natürlich nicht hoffe – eine Lebensmittelvergiftung haben, versuchen Sie, sich von den Blähungen, Schmerzen und anderen Verdauungsbeschwerden abzulenken, indem Sie der Evolution für dieses Meisterwerk namens Darm danken, das Sie vor der feindlichen Außenwelt schützt.

Ist Ihre Darmschleimhaut übermäßig durchlässig, kann sich dies in vielen diffusen Symptomen äußern, von Blähungen, Krämpfen, Müdigkeit und Niedergeschlagenheit über Hautprobleme bis hin zu Überempfindlichkeiten gegenüber bestimmten Nahrungsmitteln und Kopfschmerzen.

Noch besorgniserregender jedoch ist, dass die intestinale Hyperpermeabilität darüber hinaus mit Herzkrankheiten, Krebs und Autoimmunerkrankungen assoziiert wird. Ob die erhöhte Durchlässigkeit die Beschwerden verursacht oder »nur« verschlimmert, weiß man noch nicht – beunruhigend ist es allemal.

Das Leaky-Gut-Syndrom zu diagnostizieren ist nicht leicht, eben weil die Symptome so diffus sind; zudem gibt es noch keine validierten klinischen Diagnoseuntersuchungen.

Außerdem kommt es nicht selten vor, dass Menschen die genannten Symptome an sich bemerken und in der Folge das Leaky-Gut-Syndrom bei sich selbst diagnostizieren. Und schon zücken sie das Handy und konsultieren Doktor Google …

Und damit beginnt die Reise der irregeleiteten Selbstheilung, die unweigerlich zur Vermeidung bestimmter Nahrungsmittel und zu einer Vielzahl an Nahrungsmittelunverträglichkeitstests führt.

Das wiederum führt zu permanenten Einschränkungen, zu einer Angst vor Nahrungsmitteln sowie letztlich zu einer mehr oder weniger ausgeprägten Mangelernährung, an der nun wirklich keine Mikrobe mehr Spaß hat.

Lassen Sie sich vor diesem Irrweg eindrücklich von mir warnen.

Präventions- und Behandlungs-möglichkeiten

Zunächst einmal möchte ich an dieser Stelle wiederholen, dass Ihr Darm ausgesprochen widerstandsfähig ist. Das resiliente Organ ist beständig Mikroben, entzündungsfördernden Proteinen, Abfallprodukten, Giften und anderen schädlichen Substanzen ausgesetzt – es ist also eher mit einem gut gewarteten Fischerboot mit erfahrenem Skipper vergleichbar. Der Darm ist sogar mit Stammzellen ausgekleidet, die sich in viele verschiedene Arten von Zellen verwandeln und beschädigte, reparaturbedürftige Zellen rasch ersetzen können.

Zudem ist es wichtig zu wissen, dass man mit der Ernährung zwar einer übermäßigen Durchlässigkeit und Schleimhautschäden entgegenwirken kann, es aber noch nicht definitiv erwiesen ist, dass man dadurch auch die damit einhergehenden Krankheiten und Beschwerden beheben könnte, etwa chronisch-entzündliche Darmerkrankungen wie Morbus Crohn und Colitis ulcerosa, das Reizdarmsyndrom, Nahrungsmittelunverträglichkeiten sowie andere funktionelle Darmstörungen.

Eine pragmatische Herangehensweise wäre, sich zumindest gut um die Darmgesundheit zu kümmern: durch eine Ernährung, die die Darmbarriere schützt und die Wahrscheinlichkeit übermäßiger Durchlässigkeit reduziert.

Die im Folgenden aufgelisteten Dinge könnten die Durchlässigkeit der Darmschleimhaut im Gegenteil noch erhöhen.

Hochverarbeitete Nahrungsmittel

Inhaltsstoffe wie Polysorbat 80, Emulgatoren und Gummi, die häufig in hochverarbeiteten Nahrungsmitteln zu finden sind, können die Balance der Darmbarriere empfindlich stören. Das kann zu einer erhöhten Permeabilität, einer gesteigerten Immunantwort und in der Folge zu Entzündungsprozessen führen. Verzichten Sie wann immer möglich auf diese Stoffe beziehungsweise Lebensmittel.

Fettreiche Ernährung

Eine fettreiche Ernährung, besonders eine mit vielen gesättigten Fettsäuren und Transfetten aus fettem Fleisch, Frittiertem und hochverarbeitetem Fleisch, wird mit einer erhöhten Durchlässigkeit in Verbindung gebracht, weil sie Entzündungen der Darmschleimhaut fördert.

Alkohol

Leider schadet Alkohol auch in kleinen Mengen der Gesundheit unseres Darms.

Zucker

Ein erhöhter Blutzuckerspiegel kann die Funktionstüchtigkeit der Darmbarriere ebenfalls beeinträchtigen. Nimmt man zu viel Zucker zu sich, kann dies das Leaky-Gut-Syndrom verschlimmern, was sogar wissenschaftlich erwiesen ist – allerdings noch nicht beim Menschen. Auf der sicheren Seite sind Sie, wenn Sie Ihren Zuckerkonsum so weit wie möglich einschränken.

Zu wenig Ballaststoffe

Unsere Darmmikroben lieben Ballaststoffe: Sie fördern die Schleimbildung und polstern so gewissermaßen die von Natur aus dünne Darmschleimhaut auf. Nehmen wir zu wenig Ballaststoffe zu uns, erhöht dies ebenfalls die Durchlässigkeit.

Allerdings ist es nicht nur die Ernährung, die beim Leaky-Gut-Syndrom eine Rolle spielt. Auch genetische Faktoren und Krankheiten sind hierbei in Betracht zu ziehen, darunter etwa chronisch-entzündliche Darmerkrankungen, Nahrungsmittelunverträglichkeiten beispielsweise gegenüber Gluten und sogar übermäßiger Sport. Und auch die folgenden Aspekte können beteiligt sein:

Schlafstörungen

Studien an Mäusen haben ergeben, dass Störungen im zirkadianen Rhythmus – dem 24-Stunden-Schlaf-Wach-Zyklus, dem alle lebenden Zellen unterworfen sind – zu Störungen im Darm führen können, die die Durchlässigkeit der Darmschleimhaut erhöhen.

Stress

Im Rahmen einer kleinen Studie, bei der den Probandinnen und Probanden angedroht wurde, öffentlich sprechen zu müssen oder Elektroschocks zu bekommen, führte der Anstieg von Stresshormonen wie Kortisol zu einer erhöhten intestinalen Permeabilität.

Medikamente

Die häufige Einnahme von Medikamenten wie nichtsteroidalen Antirheumatika (etwa Ibuprofen) kann der Darmschleimhaut ebenfalls schaden. Sie führt zu verschiedenen Symptomen bis hin zu Magenblutungen.

Einen Ernährungsexperten konsultieren

Abgesehen von dem, was Sie selbst für Ihre Darmgesundheit tun können – Sie erinnern sich, die drei Ps: Präbiotika, Polyphenole und Pflanzen –, empfehle ich zur Behandlung von Leaky-Gut-Symptomen immer auch das Gespräch mit einem Ernährungsexperten.

Der Experte oder die Expertin kann Ihnen professionelle Empfehlungen geben; vielleicht ist es hilfreich, Buch über Ihre Symptome zu führen, behutsam einzelne Nahrungsmittel wegzulassen, sich die Symptome erneut anzusehen, den Darm mit bestimmten Nahrungsmitteln oder manchmal auch speziellen Probiotika zu »impfen« und die Nahrungsmittel dann wieder vorsichtig einzuführen. Letzteres ist sehr wichtig, und der Experte oder die Expertin kann Ihnen dabei helfen zu entscheiden, mit welchen Mengen Sie die Verträglichkeit am besten testen.

Im Meer des Ernährungswissens kann man schon mal unterzugehen drohen, weshalb ich Ihnen ans Herz legen möchte, sich diesbezüglich an einen professionellen »Schwimmlehrer« zu wenden. Wenn Sie den Unterschied zwischen Lebensmitteln mit Mannit, Fruktan und Sorbit nicht kennen, sollten Sie auf keinen Fall allein loskraulen. Hier lohnt sich die Einzelberatung bei einem Experten unbedingt.

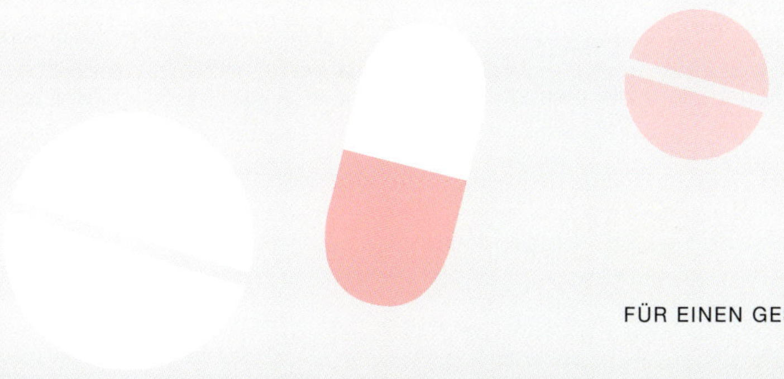

Fermente und Probiotika

Mit dem zunehmenden Interesse an der Darmgesundheit wurden Nahrungsergänzungsmittel immer beliebter. Die Sehnsucht nach schneller Reparatur hat sich zu einer Milliarden Dollar schweren Probiotikaindustrie aufgebläht, die auf einer sehr schlechten Datenlage beruht.

Ich denke auch, dass der Verzehr des richtigen Mikrobenstamms in angemessenen Mengen die Mikrobenbesiedelung in unserem Darm verbessern kann. Dazu gibt es allerdings nur Tierstudien und einige Versuche an Menschen, die obendrein nur belegen, dass Nutrazeutika und probiotische Nahrungsergänzungsmittel bei der Behandlung von Darmbeschwerden oder zumindest zur Förderung der Darmgesundheit wenig wirksam sind. Trotzdem glauben viele, ihren Darm mittels Probiotika wieder ins Gleichgewicht gebracht zu haben.

Natürlich ist die Aussicht, mit der Einnahme eines täglichen Probiotikums die Billionen von Mikroben in unserem Verdauungstrakt verjüngen zu können, verlockend. Doch sind die meisten Mikroben, die unseren Darm besiedeln, auch die, mit denen wir aufgewachsen sind – sie waren also schon immer da, werden dableiben und sind nur schwer zu ersetzen. Wie unsere Freunde aus der Schul- und Unizeit.

Und nun stellen Sie sich vor, dass jemand unbedingt Ihrem ohnehin schon pickepackevollen Freundeskreis angehören will: die Probiotika. Sie sehen selbst, dass das nicht funktionieren wird, es sei denn, »die Neuen« sind wirklich super beharrlich.

In meinen Augen stehen die Dinge bei fermentierten Nahrungsmitteln jedoch anders. Diese Neuen bringen leckere Snacks zu unseren Partys mit. Diese Neuen mögen wir.

Fermentierte Nahrungsmittel wie Sauerkraut, Kimchi und anderes eingelegtes Gemüse liefern nicht nur diverse Mikrobenstämme, die unsere bestehende Darmbesiedelung gut ergänzen, sie liefern auch Ballaststoffe – ein »Lunchpaket« für die Reise der Mikroben durch unseren Verdauungstrakt, wenn Sie so wollen.

Bevor es Verfahren wie die Pasteurisierung und die Sterilisation gab, hatten wir keine Mühe, nähere Bekanntschaft mit Mikroben zu machen. Zu dieser Zeit wimmelte es in den meisten unserer Nahrungsmittel noch von Bakterien, guten wie schlechten.

Zu den bei uns weniger bekannten probiotischen Nahrungsmitteln gehören Tempeh aus Indonesien, Tepache aus Mexiko, Marula aus Südafrika, Khalpi aus Nepal und Gari aus Westafrika. Tatsächlich haben alle indigenen Kulturen der Welt irgendeine Vergärungsmethode zur Haltbarmachung von Lebensmitteln entwickelt und damit unbeabsichtigterweise auch ihre Darmgesundheit verbessert.

Stärken Sie Ihren Darm mit den fermentierten Lebensmitteln, die ich Ihnen auf den Seiten 238 und 239 vorstelle; sie lassen sich leicht zubereiten und sind viel preiswerter als ihre gekauften Verwandten.

GEFAKTE FERMENTE?

Jüngeren Studien zufolge wirken sich fermentierte Nahrungsmittel positiv auf den Darm aus: Sie hemmen Entzündungen und steigern die Mikrobenvielfalt. Allerdings kann die Werbung viel behaupten: Wie können Sie »echte« Produkte von gefakten unterscheiden?

- Fermentierte Nahrungsmittel finden sich ausschließlich im Kühlregal, nicht an ungekühlten Stellen im Supermarkt.
- Bei den meisten fermentierten Nahrungsmitteln steht »mit lebenden und aktiven Kulturen« auf der Zutatenliste.
- In Salzlake oder Essig Eingelegtes ist kein fermentiertes Nahrungsmittel. Steht also Essig oder Essigsäure auf der Zutatenliste, wurden die lebenden Mikroben wahrscheinlich von der Säure neutralisiert.

Geht es nur um Ernährung?

Mit immer mehr zur Verfügung stehenden Untersuchungen und Selbsttests häufen sich auch die Fragen, wie wir unser Darmmikrobiom verändern und verbessern können. Die offensichtliche Antwort lautet: mit dem, was wir essen; weniger offensichtlich ist jedoch, dass wir nicht nur durch das, was in unserem Magen landet, Einfluss auf unsere Mikroben nehmen können.

Es wäre zu simpel zu behaupten, bei der Darmgesundheit ginge es allein um die Ernährung. In Wirklichkeit wirken sich schlechter Schlaf, zu wenig Sonnenlicht, Fernreisen, zu wenig Bewegung und zu viel Stress alle negativ auf unsere Darmmikroben aus. Ich habe viele Patientinnen und Patienten, die sich geradezu beispielhaft ernähren, deren Darmmikroben-Untersuchungsergebnisse dies jedoch nicht im Geringsten widerspiegeln.

Das tägliche Bauchgefühl

Zu einer guten Strategie zur Förderung der Darmgesundheit gehören alle Elemente, die die Grundlage für eine funktionstüchtige Darmbesiedelung bilden. Am meisten zu knabbern haben viele Menschen wohl an seelisch-geistigem Stress. Wir können uns dazu motivieren, ins Fitnessstudio zu gehen, früher zu schlafen und gesund zu essen – aber der richtige Umgang mit unserer Psyche ist und bleibt schwierig. Ich empfehle immer, den »Bauchgefühlcheck« durchzuführen. Nehmen Sie sich täglich 60 Sekunden Zeit und stellen Sie sich folgende Fragen:

Was will mein Darm mir sagen?

Wie geht es meiner Psyche?

Wofür bin ich dankbar?

Nehmen Sie sich darüber hinaus täglich so oft Sie können einen Augenblick Zeit, um tief durchzuatmen. Sie werden die Zeit dafür finden, versprochen, egal, wie voll Ihr Terminkalender auch sein mag. Selbst ich hatte Zeit dafür, als ich noch als Arzt in der Notaufnahme eines Krankenhauses tätig war. Immer wenn ich mir zwischen zwei Patienten die Hände wusch, konzentrierte ich mich darauf, tief durch die Nase einzuatmen, das Zwerchfell bewusst nach unten zu drücken, den Bauch herauszustrecken und gleichzeitig langsam durch den Mund auszuatmen. Praktizieren Sie dies regelmäßig, Ihr Darm und seine Mikroben werden es Ihnen danken.

Unten finden Sie meine super vereinfachte Ernährungscheckliste zur Verbesserung der Darmgesundheit. Probieren Sie sie 30 Tage lang aus und prüfen Sie dann, wie Sie sich fühlen. Die angegebenen Mengen entsprechen den in der Fachliteratur empfohlenen. Es ist mehr als wahrscheinlich, dass die aufgelisteten Nahrungsmittel deshalb so gesund für unseren Körper sind, weil sie unseren Darmmikroben so guttun.

Mit Ernährung zum gesunden Darm – auf wissenschaftlich erwiesenem Weg

Noch leichter merken Sie sich die gesunden Nahrungsmittel mit der Abkürzung **BBGS**. Versuchen Sie, täglich zumindest eine Portion der folgenden Dinge zu sich zu nehmen:

- ☐ **Bohnen**
  80 Gramm Tofu, schwarze Bohnen, Kichererbsen, Linsen etc. (aus der Dose oder dem Glas ist in Ordnung)
- ☐ **Beeren**
  80 Gramm Brombeeren, Heidelbeeren etc. (tiefgefroren ist in Ordnung)
- ☐ **Grünzeug**
  80 Gramm Mangold, Grünkohl, Spinat, Löwenzahn etc. (tiefgefroren ist in Ordnung)
- ☐ **Samen und Nüsse**
  30 Gramm Sesamsamen, Walnüsse, Pistazien etc. (nur eine Handvoll)

ENTZÜNDUNGEN EINDÄMMEN

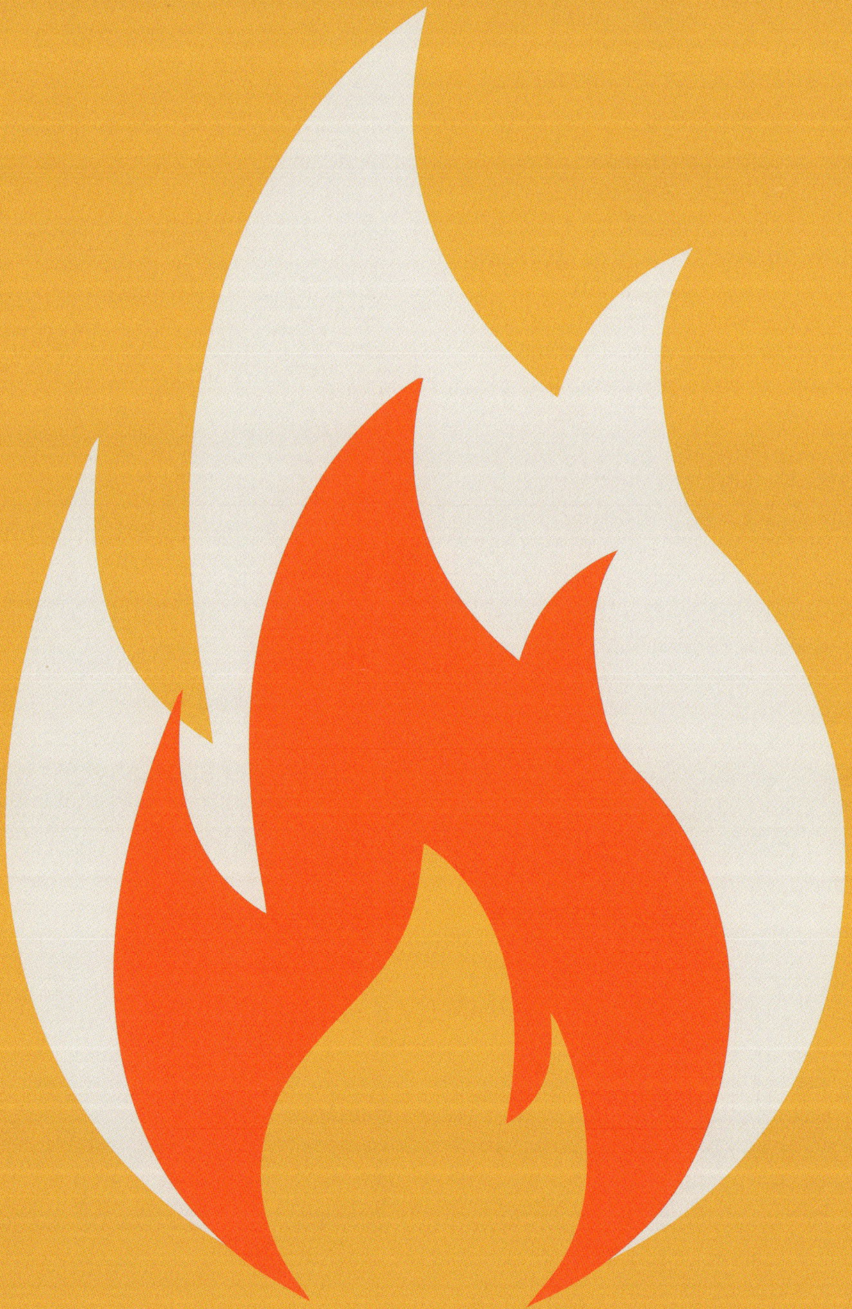

Stellen Sie sich vor, Sie machen mit einer großen Gruppe Freunden und Ihrer Familie einen Ausflug in den Wald. Es ist Frühling, die Luft am frühen Abend ist noch kühl. Sie haben ein schönes offenes Plätzchen im Wald entdeckt, wo Sie übernachten können. Also schlagen Sie Ihre Zelte auf und suchen alles für das zusammen, was jeder ordentliche Campingausflug braucht: ein tolles Lagerfeuer.

Ein Lagerfeuer spendet Wärme unter dem kühlen Blätterdach der Nacht, es taucht die Lagerstelle in sanftes Licht, es ermöglicht das Kochen und schreckt sogar potenzielle Fressfeinde ab. Darüber hinaus birgt es aber auch ein Risiko.

Behält man das Feuer nicht im Auge, kann es leicht außer Kontrolle geraten. Man kann sich daran verbrennen, es kann so viel Rauch entwickeln, dass man nichts mehr sehen und nicht mehr atmen kann, und wenn man gar nicht aufpasst, setzt es das Zelt in Brand und vielleicht sogar den ganzen Wald.

EINE ENTZÜNDUNG IST WIE EIN LAGERFEUER IN UNSEREM KÖRPER.

Auf der einen Seite ist eine kontrollierte Entzündung ein Geschenk des Himmels. Mit diesem Werkzeug schützt Ihr Immunsystem Sie vor eindringenden Krankheitserregern. Ihre Immunzellen können Krebszellen, die täglich in unserem Körper zirkulieren, identifizieren und unschädlich machen, weil der Körper Entzündungsprozesse sowohl als Signal als auch als Verteidigungswaffe nutzen kann. Wie das Lagerfeuer schenken Entzündungen uns Sicherheit und beschützen uns.

Entzündungen sind bemerkenswert und eine der wichtigsten Errungenschaften der Evolution, die es uns ermöglicht hat, als Spezies zu überleben. Doch die Maschinerie, die uns unsere Existenz in einer feindlichen Umgebung erleichtert hat, kann in der modernen Welt auch zum Hindernis werden.

Die vielen kleinen Stressoren in unserer schönen neuen Welt können sich zu einem schwelenden Hexenkessel der Entzündung anhäufen. Zu diesen Stressoren gehört nicht nur Stress selbst, sie umfassen auch Umweltgifte, chronische Infektionen, Übergewicht, Einsamkeit sowie die übermäßige Einnahme von Medikamenten.

Unkontrollierte, anhaltende, niedriggradige Entzündungen, sogenannte stille Entzündungen, können sich in Symptomen wie Niedergeschlagenheit, Müdigkeit, diffuse Schmerzen und Brain Fog äußern. Diese Art chronischer Entzündung, die im Hintergrund vor sich hin »simmert«, wird teilweise auch mit Fettleibigkeit, Herzerkrankungen, Krebs und Demenz sowie mit psychiatrischen und Autoimmunerkrankungen in Verbindung gebracht.

Unsere Nahrung kann Entzündungen fördern oder auch eindämmen. Um im Bild zu bleiben, ist sie sowohl Brandbeschleuniger als auch Feuerlöscher. Wir können dieses Werkzeug nutzen, um die Kontrolle über chronische Entzündungen wiederzuerlangen und diesen mächtigen und notwendigen Prozess wieder ins Gleichgewicht zu bringen.

Aber was sind Entzündungen eigentlich?

Entzündungen sind die Sprache unseres Immunsystems.

Bei diesem natürlichen Vorgang werden spezielle Proteine freigesetzt, die die Immunzellen anweisen, auf Schäden zu reagieren und bei der Reparatur zu helfen; andere, spezifisch entzündungsfördernde Proteine können Mikroben und Zellen praktisch »tätlich« angreifen. Wir messen Entzündungen im Körper anhand bestimmter Marker im Blut.

Normalerweise sind Entzündungen eine temporäre Schutzreaktion, die bei der Koordinierung eines komplexen Netzwerks an Signalen und Organen hilft – dieses Netzwerk ist auch bekannt als unser Immunsystem. Die Entzündungsreaktion sollte ein kurzzeitiger Vorgang sein und sich binnen Stunden, Tagen oder schlimmstenfalls Wochen wieder legen.

Bei Zivilisationskrankheiten macht sich jedoch ein anhaltendes entzündungsförderndes Signal bemerkbar.

Die Entzündungsreaktion kann offensichtlich sein – etwa ein geschwollener und schmerzender Arm nach einem Mückenstich, der eine ernsthafte, sich ausbreitende Infektion verursacht hat. Sie kann aber auch auf der Zellebene stattfinden, ohne irgendwelche wahrnehmbaren körperlichen Anzeichen.

Zirkulieren übermäßig viele entzündungsfördernde Proteine im Blut, kann dies Arterienwände beschädigen, die sich in der Folge allmählich verdicken und weniger Blut durchlassen, was schließlich zu einem Herzinfarkt oder einer Herzerkrankung führen kann. Übermäßige Entzündungsprozesse im Blut können auch die Funktion bestimmter Hormone beeinträchtigen, beispielsweise die von Insulin; dies wiederum wirkt sich darauf aus, wie effizient der Zucker im Blut zur Speicherung in die Muskel- und Leberzellen transportiert werden kann. Sinkt die Effizienz, erhöht sich das Risiko, an Diabetes Typ 2 zu erkranken.

Zu den genannten Krankheiten tragen zwar auch andere Faktoren bei, doch spielen bei Herzerkrankungen, Krebs, Stoffwechselerkrankungen wie Diabetes Typ 2 und sogar psychischen Erkrankungen wie Depressionen immer auch aus dem Gleichgewicht geratene Entzündungsprozesse eine Rolle. Wir können diese Entzündungsprozesse durchaus als treibende Kraft hinter vielen Krankheiten betrachten, die durch unseren modernen Lebensstil verursacht werden. Dass sie sich außerdem mit zunehmendem Alter ausweiten, könnte zumindest teilweise das vermehrte Auftreten von Herzerkrankungen, Krebs und Demenz in diesem Lebensabschnitt erklären. So könnten Entzündungsprozesse auch als Hauptregulator des Alterns gelten: Je heftiger die Entzündungen, desto schneller altern wir.

Doch vergessen Sie nicht: Entzündungsprozesse sind lebensnotwendig. Ohne sie stünden unserem Immunsystem nicht die Mittel zur Verfügung, die es braucht, um Infektionen zu bekämpfen, Krebszellen abzutöten und den Körper vor Giftstoffen zu schützen. Wir wollen Entzündungsprozesse also nicht vollständig loswerden, sondern lediglich das Gleichgewicht zwischen Entzündungsförderung und Entzündungseindämmung wahren. Zum Glück können wir etwas tun, um übermäßige Entzündungen im Körper zu vermeiden.

VERGESSEN SIE NICHT: ENTZÜNDUNGSPROZESSE SIND LEBENSNOTWENDIG.

NAHRUNGSMITTEL, DIE ENTZÜNDUNGEN BEKÄMPFEN

In meiner App *The Doctor's Kitchen* finden Sie den sogenannten *Dietary Inflammation Index* (DII, Entzündungsindex der Ernährung), ein wissenschaftliches Instrument, mit dem man das Entzündungspotenzial einer bestimmten Ernährungsweise messen kann.

Jedes vollwertige Nahrungsmittel verfügt über das Potenzial, entzündungsfördernd oder entzündungshemmend zu sein, und der DII teilt die einzelnen Nahrungsmittel danach ein, wie sie sich potenziell auf entzündungsfördernde Proteine wie Interleukine, den Tumornekrosefaktor-alpha und das C-reaktive Protein auswirken, die im Blut gemessen werden können.

Durch dieses System konnten bestimmte Ernährungsweisen mit von Entzündungsprozessen beeinflussten Krankheiten in Verbindung gebracht werden. Je höher die Punktzahl, desto heftiger die Entzündung und desto höher das Risiko einer Erkrankung. Umgekehrt werden Nahrungsmittel mit niedriger Punktzahl und Ernährungsweisen wie die Mittelmeerküche, die insgesamt entzündungshemmend wirken, mit dem Schutz vor Erkrankungen assoziiert.

Je mehr entzündungshemmende Nahrungsmittel auf Ihrem Speiseplan stehen, desto besser sind Sie vor Herzerkrankungen, Schlaganfällen, Demenz, psychischen Erkrankungen, Krebs und weiteren altersbedingten Krankheiten geschützt.

Als Faustregel gilt: Alle vollwertigen pflanzenbasierten Lebensmittel neigen dazu, entzündungshemmend zu sein. Ob Karotte, Erbse oder Bohne: Sie alle scheinen Entzündungen im Körper einzudämmen.

Zu den Lebensmitteln, die Entzündungen fördern, gehören fettes rotes Fleisch und Geflügel, verarbeitetes Fleisch wie Salami, übermäßige Mengen raffinierten Zuckers und übermäßig viele andere Kohlenhydrate, hochverarbeitete Nahrungsmittel wie beispielsweise auch pflanzenbasierte Fleischimitate und Frittiertes.

Trotz des Entzündungspotenzials einzelner Nahrungsmittel gibt es mittlerweile aber auch Belege dafür, dass die Kombination von Lebensmitteln, die Entzündungen fördern – etwa Rindfleisch –, mit entzündungshemmenden Lebensmitteln wie Gemüse, Kräutern und Gewürzen das Entzündungsgeschehen wieder ins Gleichgewicht bringen kann. Wir sollten die einzelnen Nahrungsmittel also nicht nach ihren spezifisch entzündungshemmenden Eigenschaften bewerten, sondern unseren Teller immer als Ganzes sehen.

Behalten Sie dies im Hinterkopf, wenn ich Ihnen im Folgenden einige Nahrungsmittel vorstelle, die Sie als Entzündungshemmer bevorzugt in Ihren Speiseplan einbauen sollten.

Beeren

Schwarze Johannisbeeren, Heidelbeeren, Erdbeeren, Himbeeren und Brombeeren – sie alle enthalten Vitamine, Ballaststoffe und entzündungshemmende Substanzen wie Anthocyane und Flavanole. Letztere gehören zu den Polyphenolen, über die wir bereits ausführlich gesprochen haben; sie verleihen den genannten Nahrungsmitteln ihre charakteristische rote, blaue oder dunkelviolette Farbe.

Polyphenole, so haben Wissenschaftler herausgefunden, sind in der Lage, die Blut-Hirn-Schranke zu überwinden, potenzielle Entzündungen im Gehirn einzudämmen und so unsere kognitiven Fähigkeiten zu fördern. Beeren gehören zu den ergiebigsten Quellen dieser farbenprächtigen Pflanzenstoffe und sind deshalb auch ausgesprochen wirkungsvolle Antioxidanzien.

Was die entzündungshemmende Aktivität betrifft, so sind bei Brombeeren, Schwarzen Johannisbeeren und Cranberrys die höchsten Werte gemessen worden.

Verzehren Sie die Beeren frisch oder als TK-Ware, nicht in Marmeladen oder Säften; in Letzteren fehlen wichtige Bestandteile, sie haben einen geringeren Ballaststoffgehalt, strotzen dafür aber vor Zucker. Schon eine Handvoll Beeren pro Tag reduziert das Risiko, an Demenz oder einer Herzkrankheit zu erkranken, und verbessert sogar das Gedächtnis, weil Beeren die Gesundheit unserer Gehirnzellen fördern.

Interessanterweise enthalten Beeren auch Anti-Aging-Substanzen, sogenannte Senolytika, etwa Fisetin, das als Nutrazeutikum ausgiebig erforscht ist. Ob es sinnvoll ist, einzelne Bestandteile wie Fisetin, Resveratrol oder Anthocyane als Nahrungsergänzungsmittel zu sich zu nehmen, steht noch nicht fest; auf der sicheren Seite sind Sie deshalb, wenn Sie stattdessen die Beeren essen – das schmeckt auch wesentlich besser.

Grünes Gemüse

Grünkohl, Mangold, Brokkoli, Rucola, Brunnenkresse und Rosenkohl sind alle reich an Mikronährstoffen sowie Ballaststoffen. Die Substanzen, die sie enthalten, sind darüber hinaus wirkungsvolle Entzündungshemmer, was erklären könnte, warum man mit nur einer täglichen Portion dieser Nahrungsmittel den Abbau der Gehirnfunktionen erheblich verlangsamen kann.

Flavonoide wie Quercetin, das sich in Grünkohl und Spinat findet, wirken gleichzeitig entzündungshemmend und antioxidativ. Die Senfölglykoside in Kreuzblütlern spalten sich in biologisch aktive Bestandteile auf, die neben entzündungshemmenden auch entgiftende Eigenschaften aufweisen.

In dunklerem Gemüse kommen diese Substanzen in höherer Dichte vor – greifen Sie also zu Schwarzkohl und Sprossen wie Brokkolisprossen, die besonders reich an Senfölglykosiden sind.

Versuchen Sie, täglich mindestens eine Portion grünes Gemüse zu sich zu nehmen; ich gönne mir eine grüne Beilage meist sowohl zum Mittag- als auch zum Abendessen. Ausgesprochen vielversprechende Eigenschaften haben auch bei uns weniger bekannte Sorten wie Moringa, Juteblätter, Bittergemüse, Löwenzahn und Brennnessel. Bauen wir sie häufiger in unseren Speiseplan ein, erhöhen wir die Vielfalt entzündungshemmender Pflanzenstoffe erheblich.

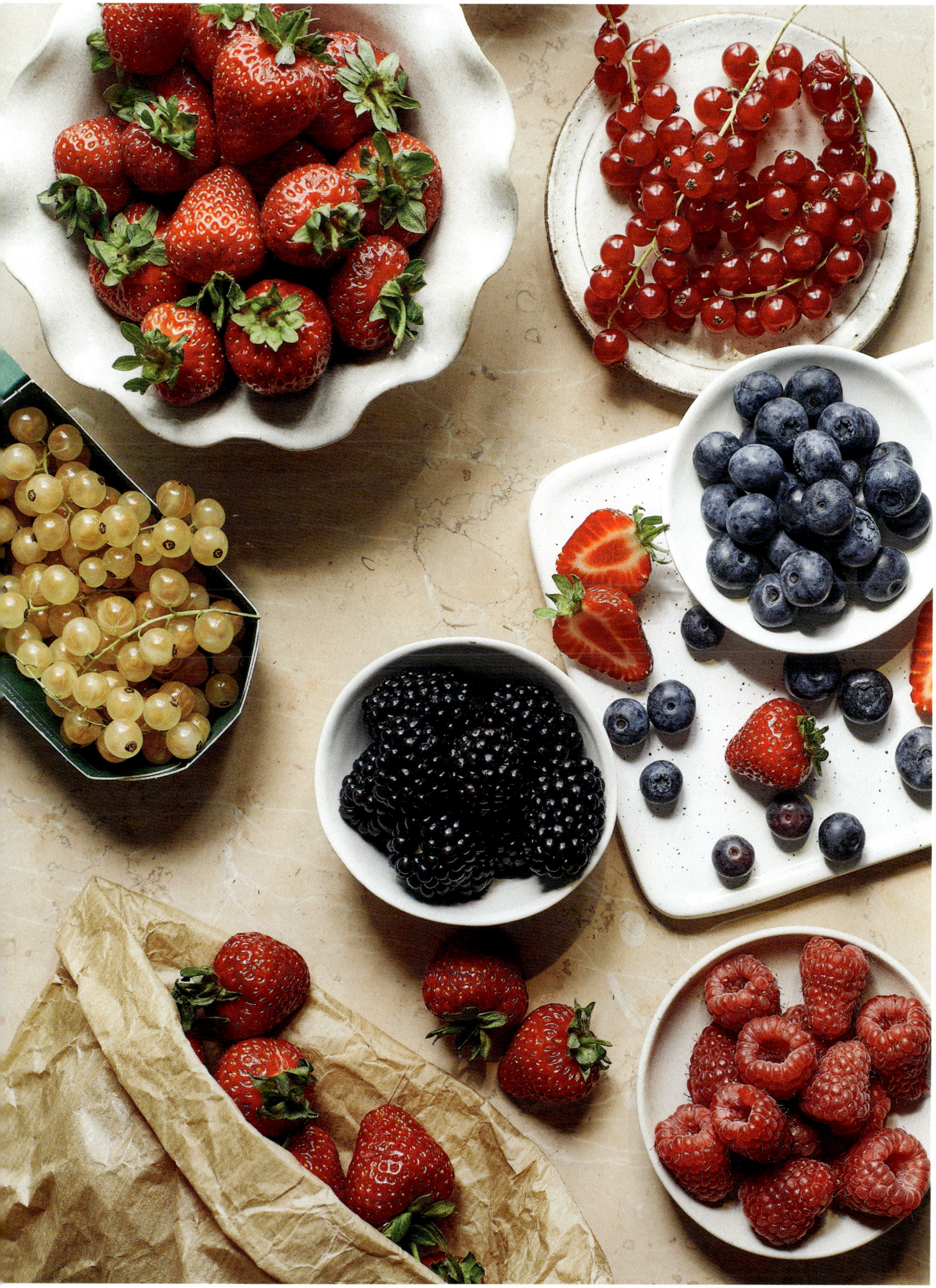

Nüsse und Samen

Walnüsse, Pinienkerne, Mandeln, Sonnenblumenkerne und andere sind eine wahre Fundgrube an entzündungshemmenden und gesundheitsfördernden Nährstoffen.

Einige von ihnen sind reich an Omega-3-Fettsäuren und Alpha-Linolensäure (ALA), die besonders konzentriert in Walnüssen, Chiasamen, Hanfsamen, Leinsamen und Kürbiskernen vorkommen. Sie wirken zwar nicht so entzündungshemmend wie die langkettigen Omega-3-Fettsäuren in Fisch und Algen, schützen aber dennoch Herz und kognitive Fähigkeiten, indem sie die Blutgefäße gesund erhalten und die Bildung von Gehirnzellen fördern.

Als Quelle von Omega-3-Fettsäuren helfen sie auch bei der Produktion einer bestimmten Art fettabgeleiteter Moleküle, der sogenannten Lipoxine. Diese reduzieren die Entzündungsreaktion nach einer Verletzung oder Infektion, damit eine rasche Heilung stattfinden kann.

Darüber hinaus sind Nüsse und Samen reich an Flavonoiden. Walnüsse etwa enthalten Ellagitannine, die Entzündungen bekämpfen, und Phytosterine, die den Cholesterinspiegel senken. Außerdem enthalten sie viel Vitamin E, den entzündungshemmenden Mikronährstoff überhaupt. Mit nur einer Handvoll, also etwa 30 Gramm, Sonnenblumenkerne oder Mandeln können 50 Prozent des Vitamin-E-Tagesbedarfs gedeckt werden.

Zudem sind Nüsse und Samen eine natürliche Argininquelle. Die Aminosäure mindert Entzündungen; besonders reich enthalten ist sie in Walnüssen, Kürbiskernen, Hanfsamen und Sesamsamen. Der Körper wandelt Arginin in Stickstoffmonoxid um, das den Blutfluss verbessert und das Herz schützt.

Mittlerweile gibt es auch Belege dafür, dass Nüsse und Samen uns beim gesunden Altern helfen, den Stoffwechsel fördern und das Energieniveau konstant halten, indem sie die Produktion von Nicotinamidadenindinukleotid (NAD+) ankurbeln. NAD+ spielt eine entscheidende Rolle für unsere Mitochondrien, die Kraftwerke der Zellen. Erdnüsse, Hanfsamen, Chiasamen und Sesamsamen sind besonders reich an Niacin (früher als Vitamin B3 bekannt), einer Vorstufe von NAD+, was die potenziellen Wirkungen als Anti-Aging-Mittel erklären könnte.

Das Maximum an Vorteilen bekommen Sie, wenn Sie Nüsse und Samen einweichen und keimen lassen; so setzen sie mehr Proteine und Phytonährstoffe frei. Zudem werden dadurch bestimmte Antinährstoffe reduziert, was sie bekömmlicher macht. Mehr dazu erfahren Sie auf Seite 29.

Kräuter und Gewürze

Kurkuma, Nelke, Zimt und Ingwer sind anhand verschiedener Bewertungssysteme, darunter die Oxygen Radical Absorbance Capacity (ORAC, Fähigkeit zum Abfangen von Sauerstoffradikalen), die vier Gewürze mit dem größten entzündungshemmenden Potenzial. Sie scheinen auch den größten Einfluss auf entzündungsfördernde Proteine wie Zytokine zu haben und die Aktivität entzündungsfördernder Enzyme reduzieren zu können.

Einige bei uns sehr bekannte Kräuter sind ebenso wirkungsvoll, was erklärt, warum sie schon von den alten Griechen und Römern so geschätzt wurden. Oregano, Rosmarin, Salbei und Thymian rangieren in der ORAC alle weit oben und schlagen sich gegenüber Kurkuma ganz ausgezeichnet. Rosmarin beispielsweise enthält die einzigartigen bioaktiven Bestandteile Rosmarin- und Carnosolsäure; nimmt man sie als Nahrungsergänzungsmittel zu sich, die aus vollwertigen Lebensmitteln hergestellt wurden, so zeigen Studien an Menschen, reduzieren sich die Entzündungsmarker im Blut.

Viele Menschen nehmen fälschlicherweise an, frisch sei immer besser als getrocknet, aber das ist nicht unbedingt der Fall. Interessant am Ingwer ist beispielsweise, dass er als getrocknetes und frisches Produkt unterschiedliche Mengen derselben Bestandteile enthält. Die Hauptbestandteile frischen Ingwers sind Gingerole, während getrockneter Ingwer überwiegend Shogaole enthält – Gingerole, denen die Feuchtigkeit entzogen wurde. Um eine möglichst große Vielfalt verschiedener nützlicher Pflanzenstoffe zu bekommen, ist es wahrscheinlich keine schlechte Strategie, getrocknete und frische Gewürze und Kräuter gemischt zu verwenden.

Investieren lohnt sich

Noch ein Rat: Seien Sie nicht knausrig, wenn Sie Kräuter und Gewürze kaufen. Die meisten supermarkteigenen Marken sind von schlechter Qualität; ich kaufe meine Kräuter und Gewürze deshalb gern online von unabhängigen Händlern, die wissen, woher ihre Produkte kommen, und sie weder strahlen- noch hitzebehandeln. Ich kaufe auch gern ganze Samen, etwa Koriander oder Fenchel, und mahle sie selbst. Auf diese Weise maximiere ich nicht nur ihre herrlichen Aromen, sondern erhalte auch ihre wertvollen Inhaltsstoffe. Auf meinem YouTube-Kanal finden Sie einen Gewürzekurs mit einem Experten, der Ihnen verrät, wie Sie anhand des Geschmacks der Gewürze deren Qualität bestimmen können.

Fetter Fisch

Sardine, Makrele, Hering, Sardelle und Lachs sind reich an bestimmten antientzündlichen Fetten, den langkettigen Omega-3-Fettsäuren. Sie enthalten vor allem Eicosapentaensäure (EPA) und Docosahexaensäure (DHA).

EPA und DHA sind Vorstufen einer ganz speziellen Gruppe fettabgeleiteter Moleküle, der sogenannten SPMs (»Specialized Pro-Resolving Mediators«), von denen manche Resolvine, Protektine und Maresine enthalten. Diese Stoffe spielen eine wichtige Rolle dabei, Entzündungen aufzulösen und aufzuräumen, nachdem das Immunsystem aktiv geworden ist.

Stellen Sie sich Ihren Körper wie eine große europäische Stadt vor und Ihr Immunsystem wie den Rettungsdienst. Nach einem Unfall auf der Autobahn kommt der Krankenwagen, damit Verletzte behandelt werden können, die Polizei, um die Ordnung wiederherzustellen und die Unfallstelle zu sichern, und die Feuerwehr, um falls nötig Unfallopfer aus dem Auto zu befreien – Ihr Immunsystem in Aktion!

Nachdem aber der Rettungsdienst die Unfallstelle verlassen hat, herrscht dort noch immer ein wenig Chaos. Putzkräfte müssen Glasscherben und Schrottteile entfernen, gegebenenfalls müssen Verkehrsschilder oder Leitplanken repariert werden. Das alles sind sehr spezielle Aufgaben, die jedoch erledigt werden müssen, damit der Verkehr anschließend wieder reibungslos läuft.

Die SPMs in Ihrem Körper kümmern sich um die unvermeidlichen Nachwirkungen einer Entzündung und der Aktivität Ihres Immunsystems. Sie stellen sicher, dass das zerstörerische Potenzial der Entzündung nicht unnötig lange bestehen bleibt, damit sich keine stillen Entzündungen mit den beschriebenen gesundheitlichen Folgen entwickeln. Der Verzehr von ausreichend EPA und DHA aus Nahrungsmitteln oder Nahrungsergänzungsmitteln wie Fischöl oder Algenöl ist wichtig, um die Funktion dieser entscheidenden körpereigenen »Putzkräfte« aufrechtzuerhalten.

Olivenöl

Ein weiteres phänomenales Produkt, das ich sehr großzügig beim Kochen und für Dressings verwende, ist ein qualitativ hochwertiges, polyphenolreiches natives Olivenöl. Bei niedriger bis mittlerer Temperatur kann man absolut sicher damit kochen, und gute Produzenten vermerken das Ernte- oder Herstelldatum auf der Flasche; zudem sollte es aus einer Region stammen und nicht aus Ölen verschiedener Länder gemischt werden.

Gutes Olivenöl schmeckt nach Gras und Pfeffer und sollte beim Verzehr ganz leicht im Hals kitzeln. Je nach Herkunftsort kann man auch alle möglichen anderen herrlichen Aromen wahrnehmen, von blumigen bis zu fruchtigen.

Polyphenole wie Oleocanthal und Oleuropein, einfach ungesättigte Fettsäuren wie Ölsäure und der hohe Vitamin-E-Gehalt – sie alle tragen zur antientzündlichen Wirkung nativen Olivenöls bei. Es ist wissenschaftlich belegt, dass es die Aktivität entzündungsfördernder Enzyme wie Cyclooxygenase (COX) hemmt, vergleichbar mit entzündungshemmenden Medikamenten wie Ibuprofen. Es regelt an Entzündungen beteiligte Gene herunter und verbessert sogar die Funktion arterieller Gefäße, indem es die Produktion von Stickstoffmonoxid erhöht, das ebenfalls Entzündungen eindämmt. Kein Wunder also, dass Olivenöl mit einer besseren Herzgesundheit und Langlebigkeit in Verbindung gebracht wird; der Verzehr größerer Mengen könnte sogar mit einem geringeren Sterberisiko im Zusammenhang mit Demenz assoziiert sein.

Ich investiere gern in gutes Olivenöl – das ist zwar teuer, aber die Ausgabe mehr als wert. Ein Olivenöl mit gesundheitlichen Vorteilen für Herz und Gehirn sollte im Labor getestet worden sein und mehr als 250 Milligramm Polyphenole pro Liter Öl aufweisen. Sie finden diese Information entweder auf der Flasche oder auf der Website des Herstellers.

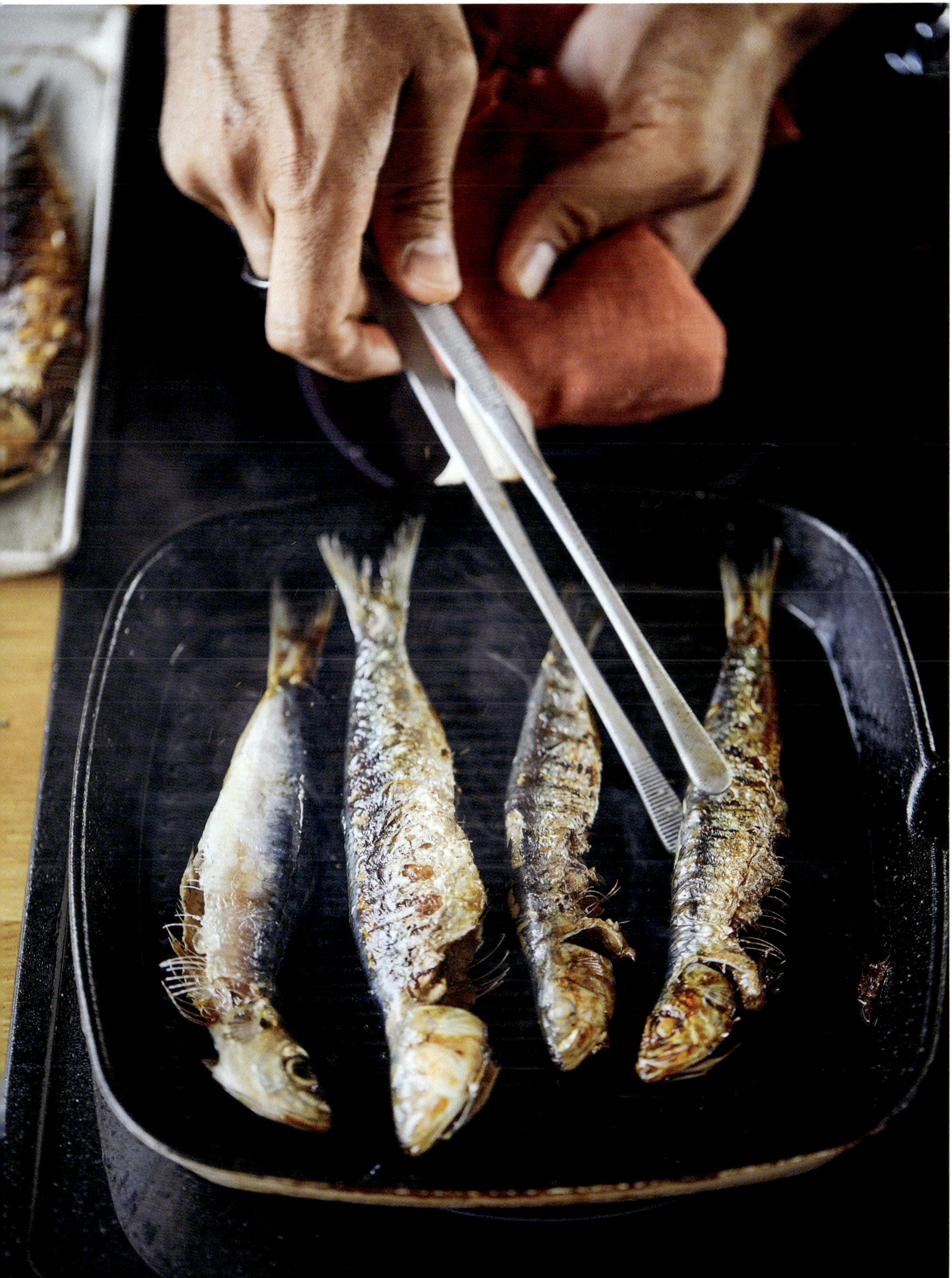

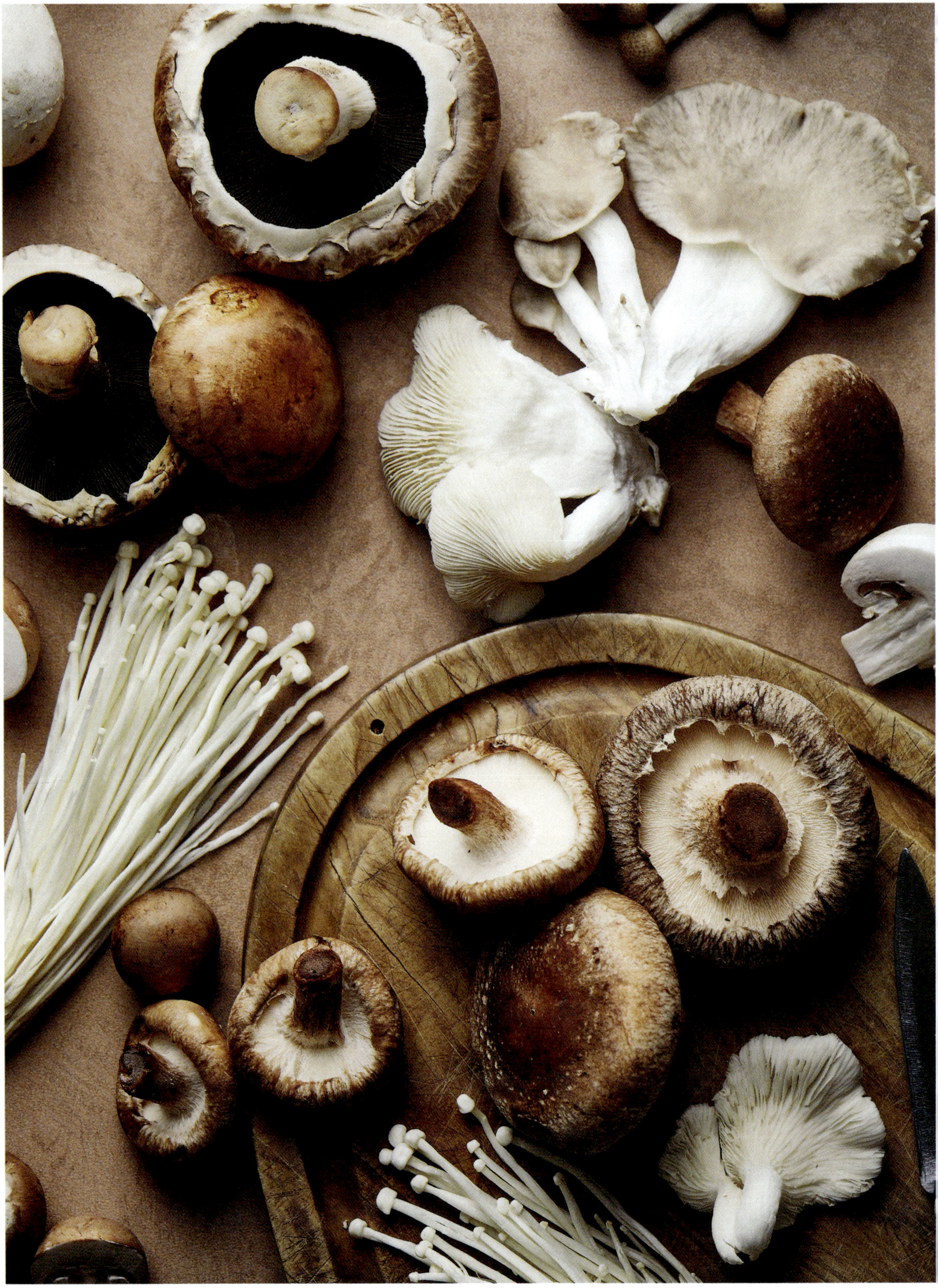

Lobeshymne auf die Pilze

Speisepilze wie Shiitake, Zuchtchampignons, Wiesenchampignons, Portobello-, Enoki- und Austernpilze sind ganz wunderbare Zutaten, die einzigartige entzündungshemmende Antioxidanzien und Ballaststoffe enthalten.

Pilze sind reich an Polysacchariden wie Beta-Glucanen, die präbiotisch wirken und deshalb zu den Lieblingsspeisen unserer Darmmikroben gehören. Zudem enthalten sie Phenole, Pflanzenstoffe, die sich stark antioxidativ betätigen. Darüber hinaus halten die für Pilze charakteristischen Triterpene entzündungsfördernde Enzyme wie Cyclooxygenase (COX) und Lipoxygenase (LOX) in Schach.

Gleichzeitig können Pilze die Effektivität des Immunsystems erhöhen, indem sie Zellen wie natürliche Killerzellen und Makrophagen unterstützen, während sie entzündungsfördernde Proteine reduzieren. Diese vermeintlich paradoxe Doppelwirkung scheint zu einer ausgewogeneren Immunantwort zu führen – wahrscheinlich der Grund dafür, warum medizinische (Vital-)Pilze (Reishi, Chaga, Truthahnschwanz und Löwenmähne) in der traditionellen chinesischen Medizin schon so lange zum Einsatz kommen. In jüngerer Zeit sind sie ergänzend zu konventionellen Therapien auch zur Krebsbekämpfung eingesetzt worden, da sie das Immunsystem dazu anregen, Krebszellen zu erkennen und anzugreifen. Wie effektiv dies wirklich ist, muss sich jedoch erst noch durch weitere Studien herausstellen.

Ein Wort der Warnung

Allerdings muss ich die Begeisterung nun gleich auch ein wenig dämpfen. Ich möchte ausdrücklich davor warnen, medizinische Pilze in Getränken und vor allem Pilzmischungen in Produkten wie Energy Balls, Proteinshakes, Keksen und dergleichen mehr zu sich zu nehmen, auch wenn diese Produkte in der Wellnessszene mittlerweile weitverbreitet sind. Informieren Sie sich über den spezifischen Gebrauch dieser Pilze sowie darüber, ob sie Ihren Bedürfnissen auch wirklich entsprechen, bevor Sie sie regelmäßig verzehren. Sie würden ja auch nicht alle möglichen Pharmazeutika in ein Getränk werfen und das jeden Morgen zu Ihrem Müsli trinken. Ähnlich undifferenziert sollten Sie auch nicht mit medizinischen Pilzen umgehen.

Geht es bei Entzündungen nur um Ernährung?

Entzündungen können sich in vielerlei Gestalt zeigen, je nach Lebensstil, Umwelteinflüssen und sogar Gedanken. Mit den folgenden Strategien können Sie die Entzündungsreaktionen Ihres Körpers wieder ins Gleichgewicht bringen und Ihre Gesundheit fördern.

Stressreduzierung

Auch psychischer Stress kann sich als Entzündung im Körper zeigen, an der Hormone und Immunsystem beteiligt sind. Ob es sich dabei nun um die Gefahr einer potenziell lebensbedrohlichen Situation, Ihren nervigen Arbeitskollegen oder etwas in den Sozialen Medien handelt, das Sie in Rage bringt – Ihrem Körper ist das egal, er wirft die Stressmaschinerie an.

Diese ganz verschiedenen Szenarien führen zur Freisetzung der gleichen Stresshormone aus Hypothalamus, Hypophyse und Nebennieren. Der Körper unterscheidet nicht zwischen den unterschiedlichen Stressoren. Versuchen Sie, sich das nächste Mal daran zu erinnern, wenn etwas Kleines im großen Gesamtzusammenhang des Lebens Sie ärgert.

Während der Stressreaktion kommt es zum Duoauftritt zweier Schlüsselhormone.

Kortisol, das Hauptstresshormon, wird, wenn es nur kurzzeitig freigesetzt wird, tatsächlich antientzündlich tätig. Es unterdrückt das Immunsystem, was die Produktion entzündungsfördernder Moleküle hemmt. Ein durch Stress anhaltend hoher Kortisolspiegel allerdings kann es mit seiner Tätigkeit übertreiben und die Zellen kortisol»resistent« machen, was die antientzündliche Wirkung wiederum verringert.

Dehydroepiandrosteron, kurz: DHEA, bildet die Vorstufe der Geschlechtshormone Östrogen und Testosteron. Es wirkt dem Kortisol entgegen und spielt ebenfalls eine entzündungshemmende Rolle. Bei anhaltend hohem Kortisolspiegel wird der DHEA-Spiegel wiederum gesenkt, was zu niedrigeren Östrogen- und Testosteronspiegeln führt. Die Folge sind übermäßige Entzündungsprozesse sowie ein schlecht funktionierendes Immunsystem.

Für die Eindämmung entzündlicher Prozesse im Körper ist es entscheidend, Strategien zur Reduzierung des Alltagsstresses an der Hand zu haben. Probieren Sie es mit Reframing, Meditation oder Nachrichtenverzicht am Morgen; eine tägliche Dosis Stressbewältigung ist ein ausgezeichnetes »Gegengift« zum modernen Leben. Finden Sie zunächst heraus, was Sie stresst, und versuchen Sie, diese Stressauslöser konsequent zu meiden – um Ihrer Gesundheit willen.

DIE GRÖSSTE DOSIS ANTIENTZÜNDLICHER MEDIZIN BEKOMMEN SIE MIT TÄGLICHER BEWEGUNG.

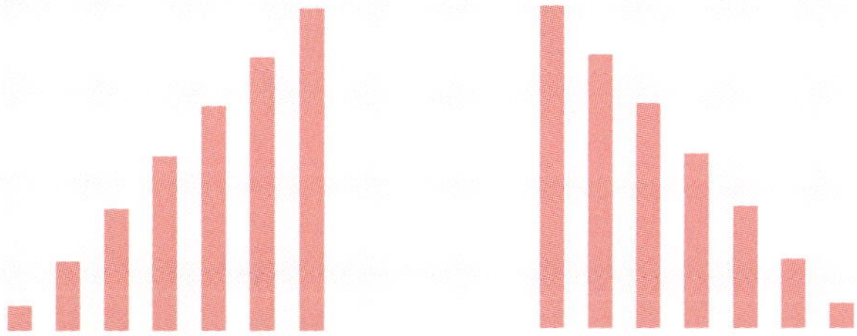

Bewegung

Die größte Dosis antientzündlicher Medizin bekommen Sie mit täglicher Bewegung.

Das überrascht Sie jetzt vielleicht, weil sich beim Sport Ihr Kortisolspiegel erhöht, Ihr Blutdruck steigt und es in den Muskeln zu Mikrorissen kommen kann, die unter dem Mikroskop ein deutliches Entzündungsgeschehen zeigen.

Ja, Sport an sich ist entzündungsfördernd, regelmäßig betrieben macht er den Körper jedoch widerstandsfähiger, weshalb sich Bewegung letztlich antientzündlich auswirkt.

Bewegung steigert die Gesundheit unserer Gehirnzellen, verbessert die Funktion der Blutgefäße, erhöht Resilienz und Kraft der Muskeln und stärkt die Mitochondrien, was uns einen ordentlichen Energieschub verleiht. Darüber hinaus senkt sie auf lange Sicht den Kortisolspiegel und führt zur Ausschüttung von Endocannabinoiden, die für gute Stimmung sorgen.

Bei sportlicher Betätigung werden zudem Myokine in den Muskelzellen ausgeschüttet. Diese Schlüsselproteine gelangen ins Blut und »trainieren« Immunzellen wie Makrophagen darauf, sich zu beruhigen und zu entspannen, was letztlich Entzündungen reduziert. Außerdem wird beim Sport überschüssiges Fett verbrannt, das Entzündungsproteine produziert – auch so werden die Entzündungsprozesse im Körper wieder ins Gleichgewicht gebracht.

Abgesehen davon, dass Sie Tanzen, Walking, Radfahren, Krafttraining, hochintensives Intervalltraining (HIIT) oder einen anderen Sport, der Ihnen Spaß macht, in Ihren Alltag einbauen, sollten Sie auch darauf achten, nicht übermäßig lang am Tag zu sitzen. Unsere Muskeln verkümmern, wenn wir sie nicht regelmäßig gebrauchen, und langes Stillhalten (außer im Schlaf) kann Entzündungsprozesse im Körper fördern. Kleine Dehnübungen zwischendurch, Meetings im Gehen und Stehpulte – damit steigere ich meine tägliche Dosis Bewegung.

Fasten

Jeder Mensch fastet, ob bewusst oder nicht. Denn Fasten ist nichts anderes als die Zeit, in der wir nicht essen. Der eine isst noch spät am Abend und braucht morgens als Erstes sein Frühstück; in diesem Fall ist das »Fastenfenster« recht klein. Wer hingegen früh zu Abend isst und das Frühstück auf den späteren Vormittag verschiebt oder gar ganz darauf verzichtet, hält täglich eine längere Fastenzeit ein.

Diese Strategie verfolge ich, weil eine längere Zeit der Nahrungskarenz mit der Eindämmung von Entzündungen verbunden scheint. Fasten kann Inflammasome unterdrücken, Bestandteile unseres Immunsystems, die eine wahre Kaskade an Entzündungsreaktionen auslösen können. Außerdem regt Fasten Fettzellen dazu an, Adiponectine freizusetzen, die Entzündungen in den Herzgefäßwänden reduzieren.

Allerdings ist es schwierig, die individuellen biologischen Auswirkungen des Fastens zu messen, weshalb ich Ihnen auch nicht sagen kann, ob für Sie nun zehn oder 18 Stunden Fasten am Tag am besten sind. Als Faustregel gilt, dass wohl jeder von einem Zwölf-Stunden-Fastenfenster profitieren kann. Dann hätten Sie Ihr Abendessen um 19 Uhr beendet und würden erst morgens um sieben Ihr Frühstück zu sich nehmen.

Außerdem müssen Sie nicht unbedingt fasten, um in den Genuss entzündungshemmender Vorteile zu kommen. Sie könnten auch einfach weniger essen, hin und wieder eine Mahlzeit auslassen oder der 5:2-Regel folgen: an fünf Tagen in der Woche normal essen und an zwei Tagen sehr kalorienarm. Machen Sie es so, wie es für Sie am besten passt.

Mit Ernährung Entzündungen eindämmen – auf wissenschaftlich erwiesenem Weg

Mit den folgenden Maßnahmen, die Sie ganz einfach in Ihre Ernährung einbauen können, gelingt es Ihnen mit Sicherheit, die Entzündungen in Ihrem Körper einzudämmen. Haken Sie eine nach der anderen ab, bis Ihnen alle vier zur Gewohnheit geworden sind.

Gewürze

Geben Sie zu jeder Mahlzeit ein Gewürz oder Kraut Ihrer Wahl.

Olivenöl

Verwenden Sie täglich ein hochwertiges natives Olivenöl zum Kochen oder zur Zubereitung von Dressings.

Entzündungshemmende Getränke

Trinken Sie diese täglich. Rezepte dazu finden Sie auf den Seiten 270 und 271.

Essenszeitraum

Ihr Zeitfenster zum Essen sollte täglich maximal zwölf Stunden betragen.

Eine auf Gesundheit ausgerichtete Ernährung sollte eiweißreich, gut für den Darm und antientzündlich sein. Zum Glück ist es nicht schwer, diesen drei Kernsäulen der Ernährung gerecht zu werden. Das werden Ihnen die folgenden Rezepte zeigen, bei denen Sie auch Ideen für köstliche Snacks und einfache, leckere Beilagen finden.

In Ihrer persönlichen »Küchenapotheke« beginnt die genussreiche Reise in Richtung Gesundheit. Lassen Sie uns gemeinsam kochen!

Bei jedem Rezept sind Eiweiß- sowie Ballaststoffgehalt und Pflanzenpunkte **pro Portion** angegeben.

Protein in Gramm

Ballaststoffe in Gramm

Anzahl der Pflanzen-punkte

Zudem steht bei jedem Rezept, wie Sie der Mahlzeit noch einen **ordentlichen Proteinschub** verpassen können.

Protein-Boost

Findet sich ein QR-Code beim Rezept, können Sie diesen scannen und haben damit Zugang zu meiner *Doctor's Kitchen* mit vielen weiteren Rezepten.

FRÜHSTÜCK

&
BRUNCH

Des Doktors täglich Brot

PISTAZIEN-JOHANNISBEER-LEINSAMEN-BROT

Vorbereitung: 10 Minuten + Einweichzeit
Zubereitung: 1 Stunde 15 Minuten

Für 12 Scheiben

- 3 EL Olivenöl + etwas mehr zum Einfetten (dazu können Sie auch Butter oder Kokosöl verwenden)
- 20 g ganze Chiasamen
- 35 g gemahlene Flohsamenschalen
- 150 g kernige Haferflocken
- 50 g braune Leinsamen
- 50 g Rote Johannisbeeren
- 100 g Pistazien
- 100 g Kürbiskerne
- 1½ TL Salz

Dieses Rezept ähnelt meinem »Lebensverändernden Brot«, das Sie online abrufen können. Ich backe das Brot regelmäßig für meine Frau, die eine Glutenunverträglichkeit hat; es ist reich an Protein sowie Ballaststoffen. Ich serviere es gern herzhaft, geröstet, mit Ricotta, Zitrone, schwarzem Pfeffer und etwas Öl, oder als süßen Snack, wiederum geröstet, mit Nussbutter, frischen Beeren und etwas Rohhonig beträufelt.

1 Eine Kastenform mit 900 Milliliter Fassungsvermögen einfetten.

2 Alle Zutaten bis auf das Olivenöl in eine Schüssel geben und verrühren. Nun das Olivenöl sowie 400 Milliliter Wasser angießen. Alles gründlich mischen, dabei falls nötig noch einen Spritzer Wasser zugeben. Der Teig sollte dick und etwas klebrig sein.

3 Den Teig in die Kastenform füllen und dabei mit der Rückseite des Löffels oder mit der Hand auch in die Ecken pressen. Er sollte nicht an den Händen kleben bleiben. Den Teig in der Form etwa 30 Minuten ruhen lassen. Er kann auch über Nacht in den Kühlschrank gestellt werden.

4 Den Backofen auf 170 °C Umluft vorheizen.

5 Das Brot etwa 1 Stunde im Ofen backen, bis es fest ist und zu bräunen beginnt. Die Form aus dem Ofen nehmen, das Brot auf ein Holzbrett stürzen und von dort direkt wieder auf den Ofenrost legen. In weiteren 15 Minuten fertig backen. Es sollte eine schöne goldfarbene Kruste entstehen.

6 Das Brot vollständig abkühlen lassen, in Scheiben schneiden und in einem luftdicht verschlossenen Behälter im Kühlschrank oder Tiefkühlfach aufbewahren. Ich röste das Brot immer vor dem Servieren.

Tipp

Wenn Sie das Brot lieber ohne Johannisbeeren mögen, ersetzen Sie diese durch zusätzliche 50 Gramm Leinsamen oder Kürbiskerne. Manche kleiden die Form mit Backpapier aus, statt sie einzufetten, damit sich das Brot leichter herausnehmen lässt. Ich fette sie lieber großzügig ein.

Protein 8,6 g

Ballaststoffe 8,3 g

Pflanzenpunkte 6,5

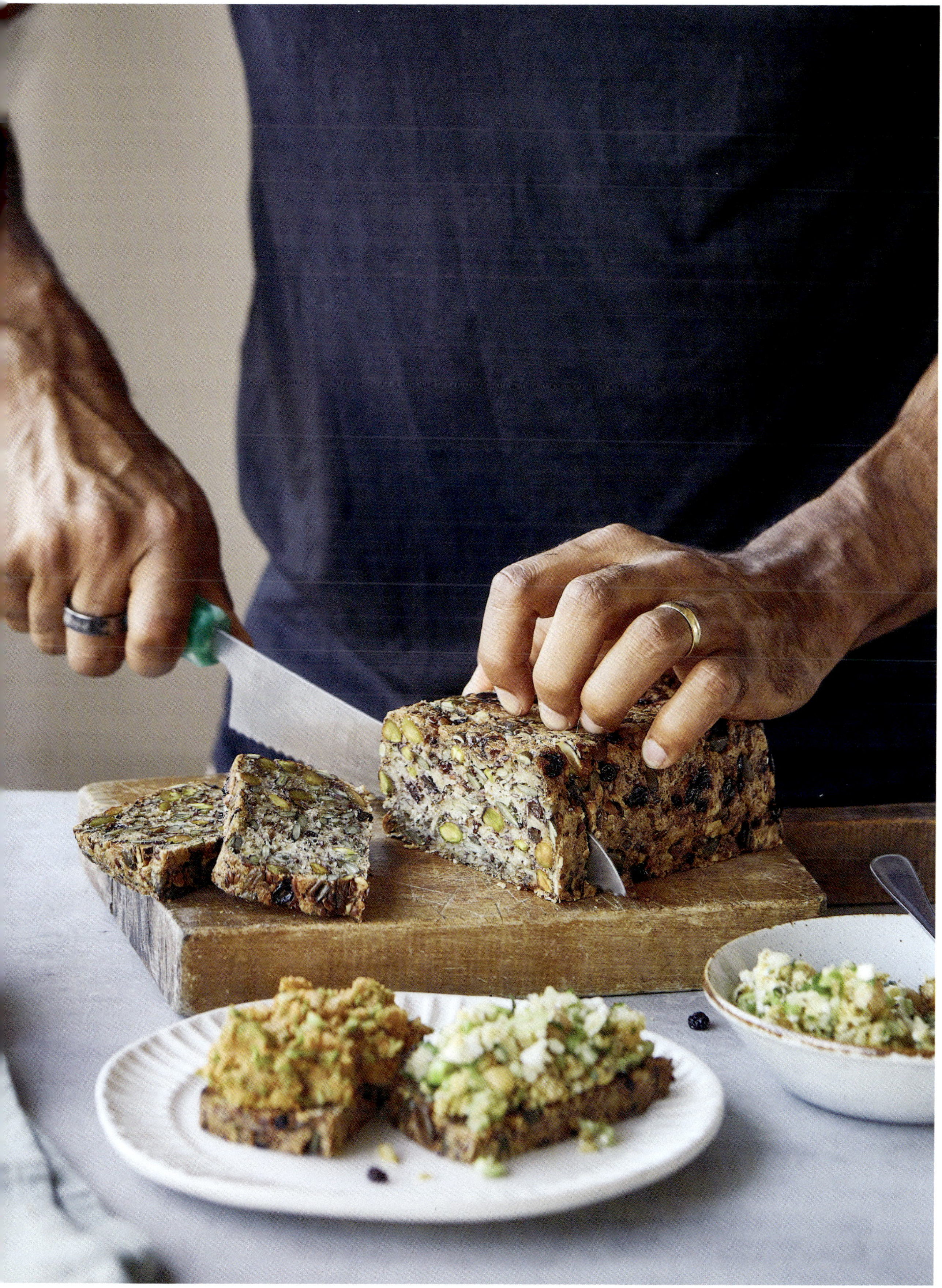

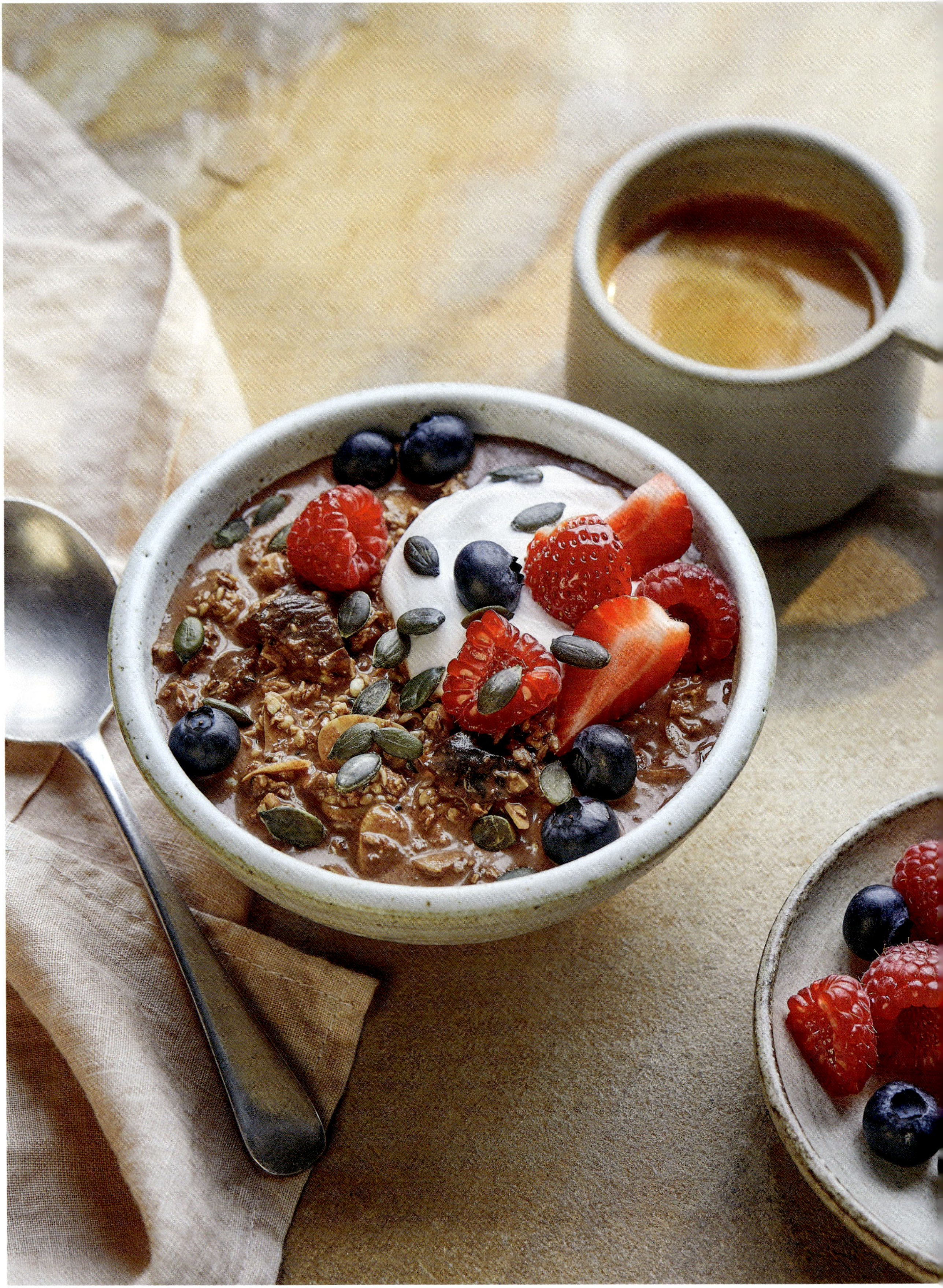

Overnight-Protein-Porridge mit Zimt, Kurkuma und Kakao

Vorbereitung: 5 Minuten + Einweichen über Nacht

Für 1 Portion

30 g geschälte Hanfsamen
20 g kernige Haferflocken
20 g Kakaopulver
½ TL Zimtpulver
¼ TL gemahlene Kurkuma
15 g gehobelte Mandeln
15 g Walnüsse, grob gehackt
10 g Kokosraspel
100 ml Milch oder Pflanzendrink
2 Trockenpflaumen, grob gehackt

Außerdem

80 g gemischte Beeren
1 EL Naturjoghurt
20 g Kürbiskerne oder Nussbutter nach Wahl

Ich gebe meinen Overnight Oats immer zwei antientzündliche Gewürze zu: Zimt und Kurkuma. Das Einweichen macht die Haferflocken bekömmlicher, Kakaopulver sowie Hanfsamen liefern eine hübsche Dosis Eiweiß. Für einen zusätzlichen Proteinschub können Sie ein nicht aromatisiertes Proteinpulver oder auch Kollagen verwenden, allerdings bevorzuge ich gesunde Kürbiskerne oder stückige Erdnussbutter. Genießen Sie diesen Porridge. Sie können gleich größere Mengen zubereiten und sie in Gläsern im Kühlschrank aufbewahren, dann haben Sie immer ein ballaststoff- und proteinreiches Frühstück zur Hand. Ein Klecks Naturjoghurt oder Kefir ergänzt das »Schokoladige« des Porridges perfekt.

1 Alle trockenen Zutaten in ein großes Glas mit Schraubverschluss geben. Das Glas verschließen und kräftig schütteln, bis alles gut gemischt ist.

2 Das Glas öffnen und Milch, 50 Milliliter Wasser sowie Trockenpflaumen zur Mischung geben. Alles gut verrühren, das Glas wieder verschließen und über Nacht in den Kühlschrank stellen.

3 Am nächsten Morgen noch einen Spritzer Milch zugeben falls nötig und mit Beeren, Joghurt und Kürbiskernen garniert servieren.

Protein-Boost

Mehr Kakaopulver und/oder Nussbutter zufügen oder ein nicht aromatisiertes Proteinpulver verwenden.

Protein 36 g

Ballaststoffe 13,1 g

Pflanzenpunkte 9,5

Linsenwaffeln mit Avocado, Räucherlachs und Kimchi

Vorbereitung: 5 Minuten
Zubereitung: 5 Minuten

Für 2 Portionen

2 EL Sesamsamen
4 Linsenwaffeln; Mais- oder Reiswaffeln sowie große Vollkorn-Weizencracker funktionieren hier auch gut
1 Avocado, halbiert, entkernt, geschält und in dünne Scheiben geschnitten
100 g Kimchi
150 g Räucherlachs
80 g Linsensprossen
1 EL geröstetes Sesamöl

Ich habe früher beim Gedanken an Mais- oder Reiswaffeln immer die Augen verdreht – sie haben mich einfach zu sehr an die alten Abnehmrezepte meiner Mutter erinnert. Aber für ein schnelles und trotzdem gesundes Frühstück unter der Woche eignen sie sich tatsächlich fantastisch, vor allem seit es auch eine Version mit Linsen gibt. Ersetzen Sie das Kimchi durch ein milderes vergorenes Lebensmittel wie Sauerkraut oder Gewürzgurke, wenn Sie es morgens nicht so scharf mögen. Allerdings passt Kimchi einfach hervorragend zu Räucherlachs! Mit diesem Gericht bekommen Sie gleich drei Portionen Gemüse auf einmal und zusätzlich noch mehr als 20 Gramm Protein pro Person. Besser könnte der Start in den Tag gar nicht sein.

1 Die Sesamsamen ohne Fett in eine Pfanne geben und etwa 1 Minute bei mittlerer Temperatur rösten, bis sie zu duften beginnen.

2 Die Linsenwaffeln mit Avocadoscheiben, Kimchi, Räucherlachs und Linsensprossen belegen.

3 Mit geröstetem Sesamöl beträufeln und mit den gerösteten Sesamsamen bestreut servieren.

Protein-Boost

Mehr Lachs oder Linsensprossen zugeben. Es gibt auch Linsenwaffeln mit einem höheren Proteingehalt.

Protein 26,9 g

Ballaststoffe 8,1 g

Pflanzenpunkte 5,25

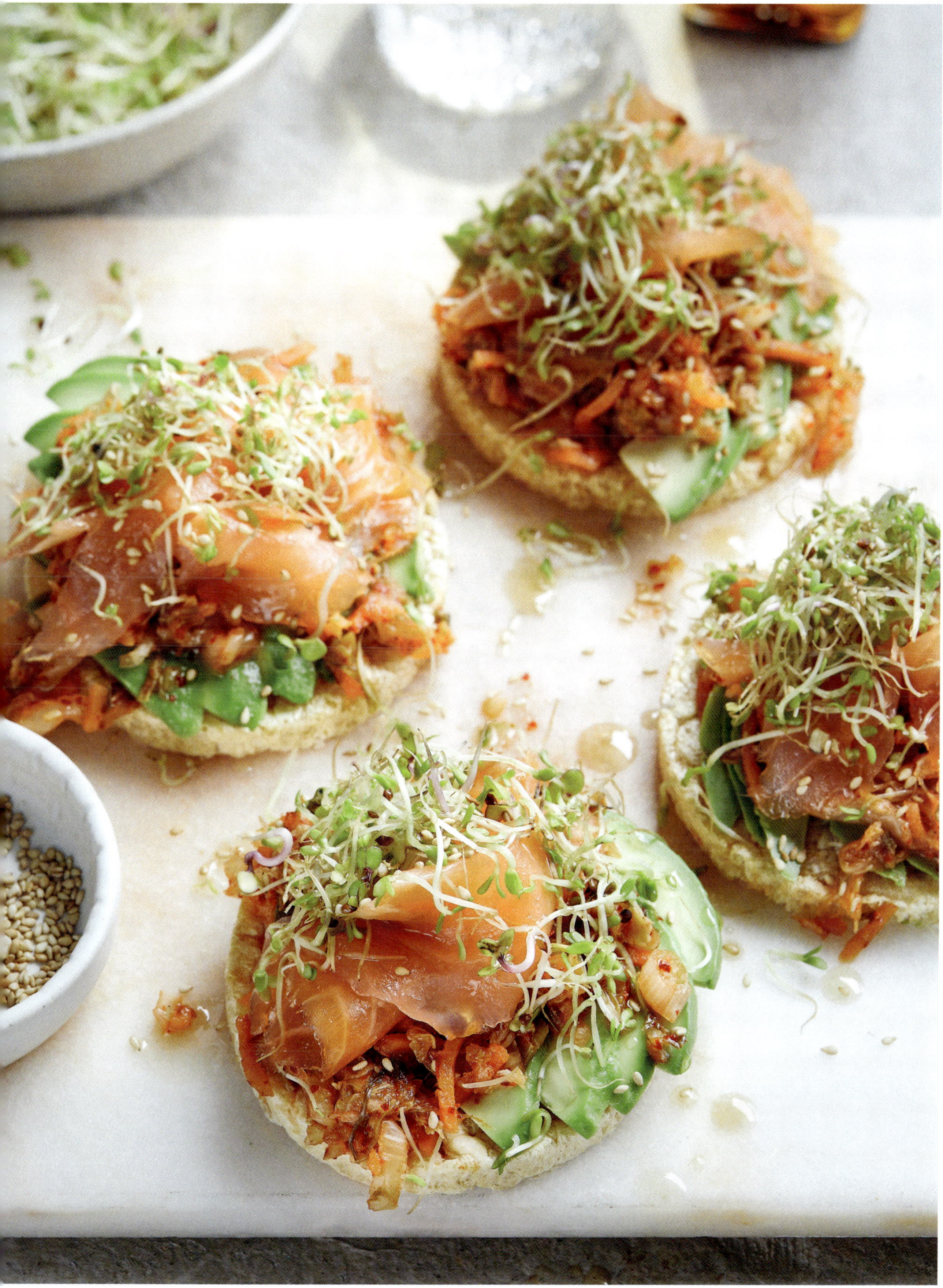

Knusprige Kichererbsen auf grünem Toast

Vorbereitung: 5 Minuten
Zubereitung: 25 Minuten

Für 2 Portionen

400 g Kichererbsen aus der Dose, abgegossen und abgespült
1 EL Zatar + etwas mehr zum Bestreuen
1 EL Olivenöl
Salz
Pfeffer
150 g Erbsen, frisch oder TK und aufgetaut
4 EL Tahini
2 EL Hefeflocken
abgeriebene Schale und Saft von 1 Bio-Zitrone
4 Scheiben Dinkel-Sauerteigbrot oder ein anderes Sauerteigbrot, geröstet
10 g Petersilie, fein gehackt
20 g Erbensprossen, grob gehackt (optional)

Mit diesem einfachen Frühstücksrezept bekommen Sie gleich eine doppelte Portion Hülsenfrüchte ab und müssen sich für den Rest des Tages über Bohnen, grünes Gemüse und Samen keine Gedanken mehr machen. Tahini ist reich an Kalzium und Eiweiß, zudem macht die Sesampaste lange satt. Die Kichererbsen stellen eine großartige Alternative zu Bohnen auf Toast dar. Statt Petersilie können Sie auch andere Kräuter verwenden, und das Zatar verleiht den Kichererbsen den genau richtigen pikanten Kick.

1 Den Backofen auf 200 °C Umluft vorheizen und ein Backblech mit Backpapier belegen.

2 Die Kichererbsen auf dem Backblech ausbreiten und mit Küchenpapier gründlich trocken tupfen. Zatar, Olivenöl sowie Salz und Pfeffer darübergeben, alles mit den Händen vermischen und wieder gleichmäßig verteilen. Die Kichererbsen in 20 Minuten im Ofen knusprig backen.

3 In der Zwischenzeit Erbsen, 2 Esslöffel Tahini, Hefeflocken, Zitronensaft, 1 Prise Salz und 1 Spritzer heißes Wasser in den Mixer geben und zu einer glatten grünen Paste verarbeiten. Falls nötig etwas mehr Wasser zugeben.

4 Die gerösteten Brotscheiben mit der Paste bestreichen und mit den knusprigen Kichererbsen belegen. Das restliche Tahini darübergeben, mit etwas Zatar und der Zitronenschale bestreuen und mit gehackter Petersilie sowie gehackten Erbsensprossen garniert servieren.

Protein-Boost

Mehr Hefeflocken, Tahini oder Kichererbsen zugeben.

Protein 35,2 g

Ballaststoffe 19,1 g

Pflanzenpunkte 5,5

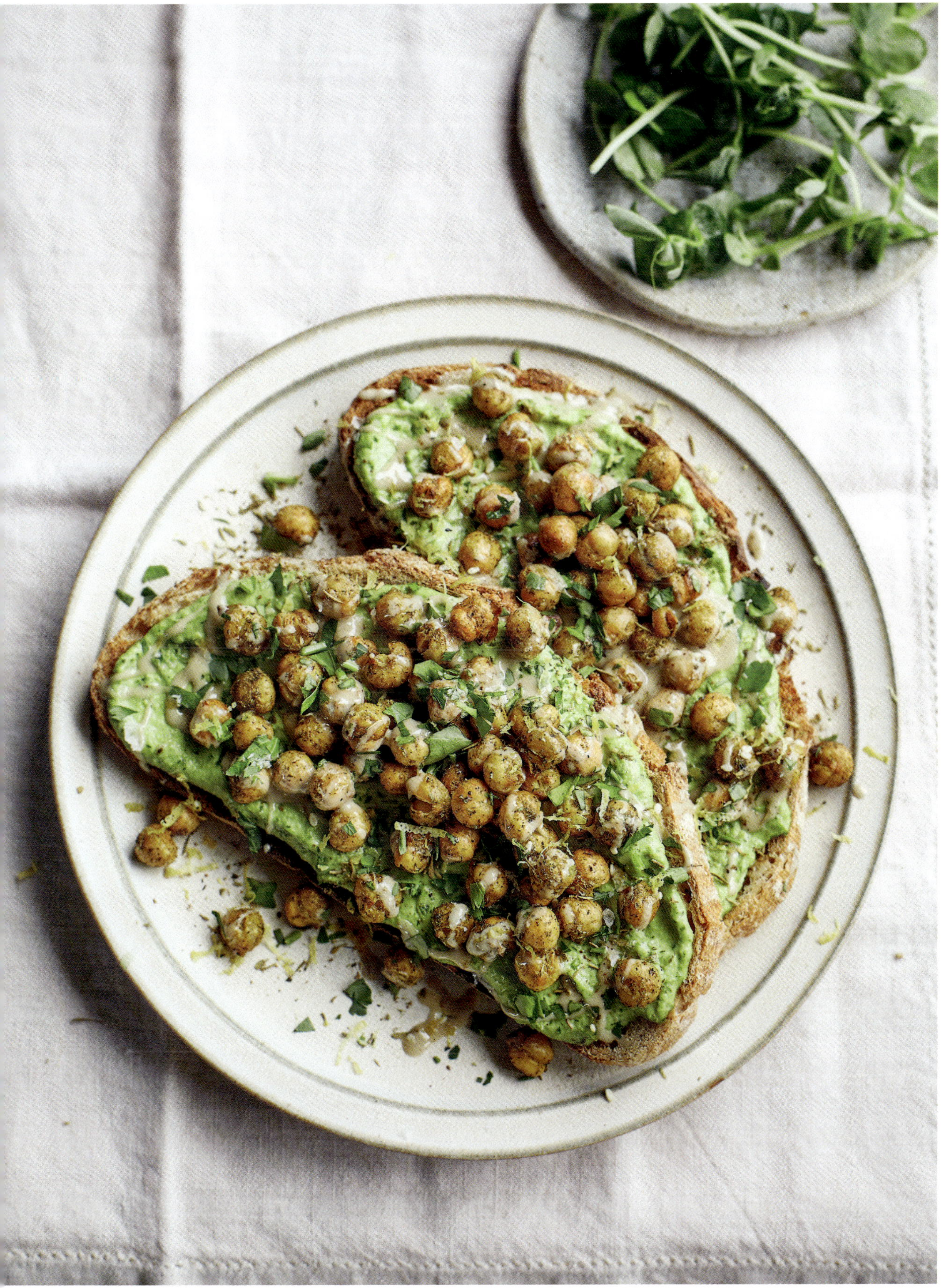

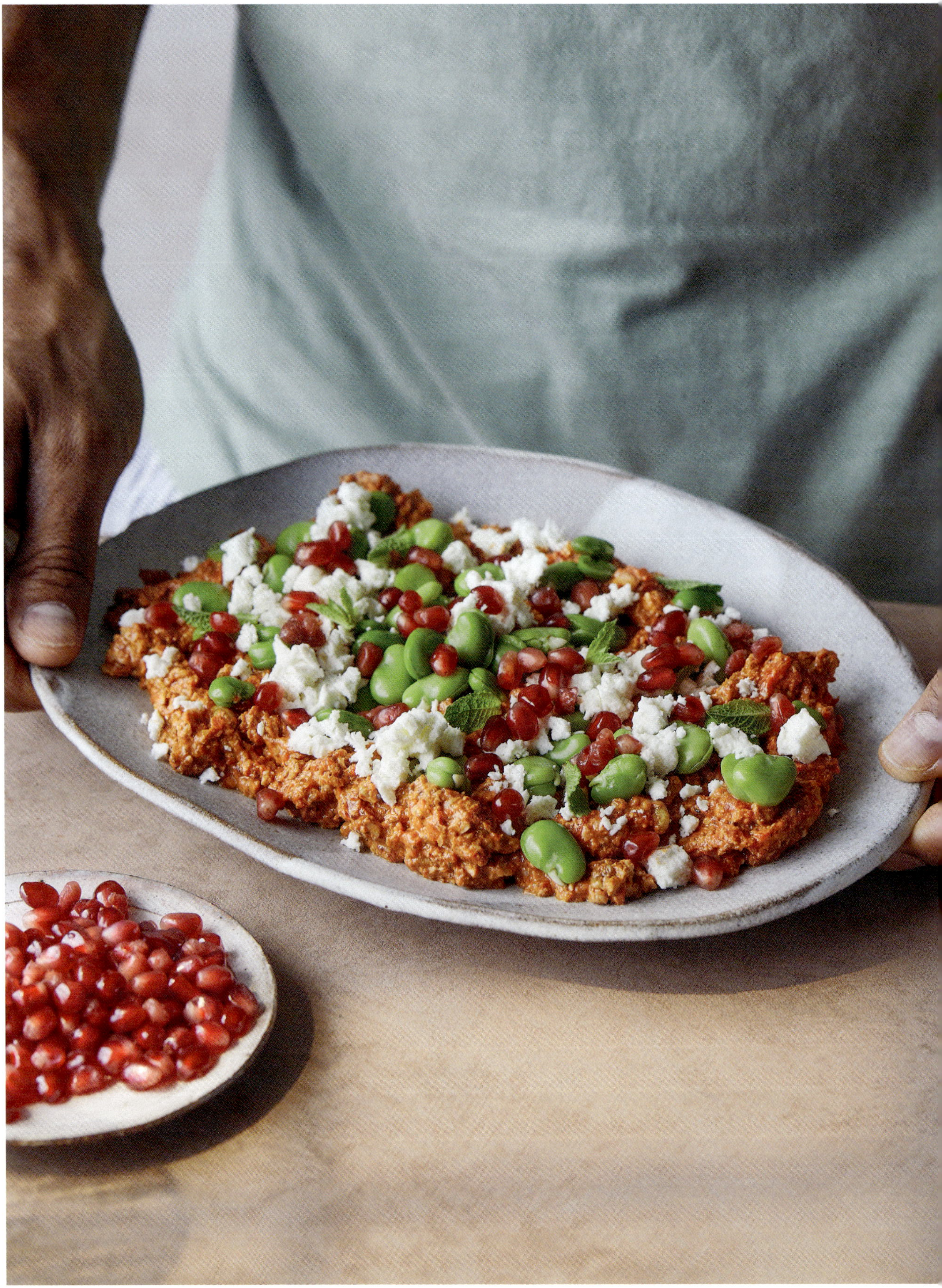

Feta mit roter Paprika und Granatapfelkernen

Vorbereitung: 5 Minuten
Zubereitung: 10 Minuten

Für 2 Portionen

- 100 g Walnüsse, grob gehackt
- 200 g rote Paprikaschote aus dem Glas, abgegossen
- 2 TL Kreuzkümmelsamen, leicht geröstet und zerdrückt
- 2 EL Olivenöl + etwas mehr zum Beträufeln
- ½ TL Meersalz
- 1 TL Sumach
- Saft von 1 Zitrone
- 1 Knoblauchzehe, abgezogen und gerieben
- 150 g Favabohnen, gekocht
- 100 g Feta
- 2 Stiele Minze, Blätter abgezupft und gehackt
- 2 EL Granatapfelsirup (optional)
- 30 g Granatapfelkerne

Die lose auf Muhammara basierende Paste harmoniert mit ihrem nussigen, süß-säuerlichen Geschmack exzellent mit dem salzigen Feta, den ballaststoffreichen Bohnen und der erfrischenden Minze. Die Walnüsse enthalten neben den entzündungshemmenden Phytonährstoffen, durch die sich viele Nüsse auszeichnen, überraschend viel Eiweiß, außerdem sorgen sie im Kontrast zu den glatten Favabohnen für einen herrlichen Crunch. Das Gericht eignet sich hervorragend für den etwas anderen Brunch am Wochenende, kann im Voraus aber auch gut für unter der Woche zubereitet werden.

1 Walnüsse, Paprika, Kreuzkümmelsamen, Olivenöl, 25 Milliliter siedendes Wasser, Salz, Sumach, Zitronensaft und Knoblauch im Hochleistungsmixer zu einer groben roten Paste verarbeiten. Falls die Mischung zu fest wird, etwas mehr heißes Wasser dazugeben. Zwischendurch die Paste immer wieder vom Rand des Behälters schaben und mit dem Rest der Mischung vermengen.

2 Falls Favabohnen aus der Dose verwendet werden, die Bohnen abgießen und in einem kleinen Topf bei mittlerer Temperatur sanft erwärmen.

3 Die rote Paste auf einer Servierplatte verteilen und Feta, Minze, Granatapfelsirup, Favabohnen sowie Granatapfelkerne darübergeben. Mit etwas Olivenöl beträufelt servieren.

Protein-Boost

Mehr Feta, Favabohnen oder Walnüsse zugeben. Wer mag, verwendet statt Favabohnen gegarte Kichererbsen.

Protein 24 g

Ballaststoffe 8,7 g

Pflanzenpunkte 5,5

Miso-Bohnen auf geröstetem Roggenbrot

Vorbereitung: 5 Minuten
Zubereitung: 10 Minuten

Für 2 Portionen

400 g weiße Bohnen aus der Dose
160 g Edamame
1 EL helle Misopaste
1 TL geräuchertes Paprikapulver
2–3 Scheiben Roggenbrot, geröstet
2 EL Olivenöl
schwarzer Pfeffer, frisch gemahlen

Als ich neulich in meinem Kühlschrank sowie in meinen Vorratsschränken herumstöberte, kam mir die Idee für diese etwas ungewöhnliche Kombination aus weißen Bohnen, Edamame (Sojabohnen) und Misopaste. Der Umamigeschmack der Kombi passt ausgezeichnet zu Roggenbrot, ein Hauch geräuchertes Paprikapulver rundet die süßlichen Edamame ebenfalls herrlich ab. Das Gericht versorgt Sie mit viel Eiweiß und Ballaststoffen, während die Sojabohnen gesunde antientzündliche Nährstoffe beisteuern.

1 Die weißen Bohnen mitsamt der Flüssigkeit in einen kleinen Topf mit Deckel geben und bei mittlerer Temperatur sanft zum Köcheln bringen. Edamame, Misopaste sowie geräuchertes Paprikapulver dazugeben und vorsichtig unter die weißen Bohnen rühren. Alles zugedeckt 5 Minuten köcheln lassen.

2 Das geröstete Brot mit Olivenöl beträufeln. Die Bohnenmischung darauf verteilen und mit schwarzem Pfeffer bestreut servieren.

Protein-Boost

Zerkrümelter, kurz angebratener Tempeh passt ebenfalls ausgezeichnet hierzu, genau wie ein hart oder weich gekochtes Ei obendrauf.

Protein 20,8 g

Ballaststoffe 15,2 g

Pflanzenpunkte 4,5

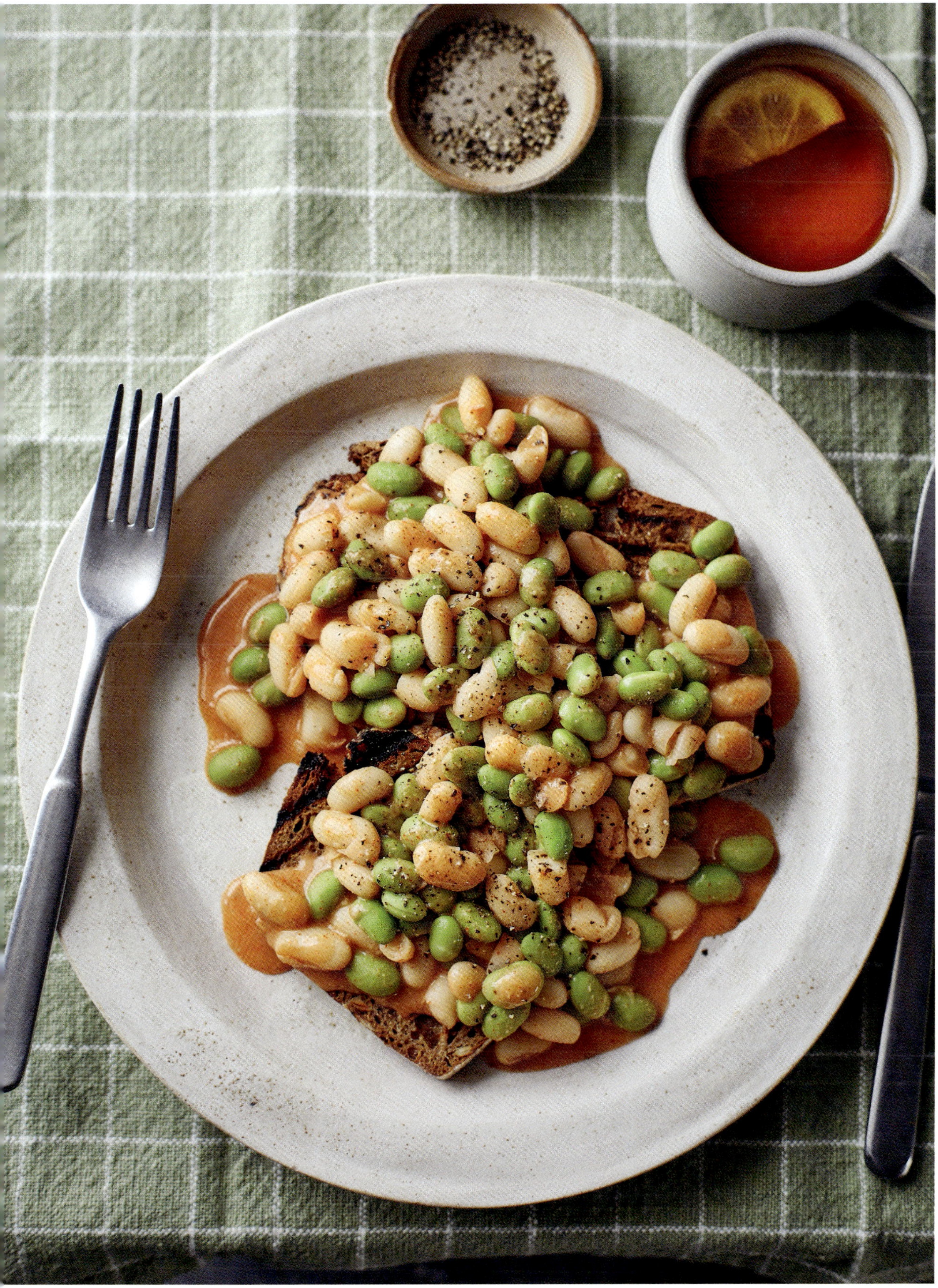

SCHNELLE FRÜHSTÜCKS-IDEEN

Wenn Sie morgens in Eile sind und trotzdem schnell noch etwas frühstücken wollen, sollten Sie ein paar Basics parat haben. Die folgenden Gerichte sind wie die weißen T-Shirts und schwarzen Socken in Ihrem Kleiderschrank – unverzichtbar. Sie werden jedoch staunen, wie vielseitig Sie sie abwandeln können.

Aus einer Pfanne

Nehmen Sie eine Pfanne zur Hand, werfen Sie die Zutaten hinein und erhitzen Sie sie bei mittlerer Temperatur – fertig ist das Frühstück. Ich bediene mich dieser Strategie immer dann, wenn es morgens einmal schnell gehen muss, ich aber dennoch nicht auf ein eiweißreiches Frühstück verzichten will.

Für 1 Portion

PFEFFER-KURKUMA-TOFU MIT SAUERKRAUT UND ROGGENBROT

Vorbereitung: 5 Minuten
Zubereitung: 10 Minuten

- 100 g fester Tofu, zerkrümelt
- 1 EL Olivenöl + etwas mehr zum Beträufeln
- ½ TL gemahlener Kreuzkümmel
- ¼ TL gemahlene Kurkuma
- ½ TL schwarzer Pfeffer, frisch gemahlen
- 1 EL Tomatenmark
- 100 g Fenchel, in Würfel geschnitten
- 50 g Sauerkraut
- 50 g Mini-Rispentomaten, halbiert
- 1 Scheibe Roggenbrot, geröstet

1 Tofu, Olivenöl, Kreuzkümmel, Kurkuma, Pfeffer und Tomatenmark in einer Schüssel verrühren.

2 Die Mischung in eine kleine Pfanne geben und bei mittlerer Temperatur 4 bis 5 Minuten braten. Anschließend auf eine Pfannenseite schieben, den Fenchel auf der anderen Seite in die Pfanne geben und mit etwas Olivenöl beträufeln.

3 Alles in getrennten Hälften weitere 5 Minuten braten, bis der Fenchel leicht Farbe genommen hat und der Tofu etwas bräunt.

4 In eine Schale füllen und Sauerkraut, halbierte Mini-Rispentomaten sowie geröstetes und mit weiterem Olivenöl beträufeltes Brot dazugeben.

Protein 18,4 g

Ballaststoffe 8,7 g

Pflanzenpunkte 6,25

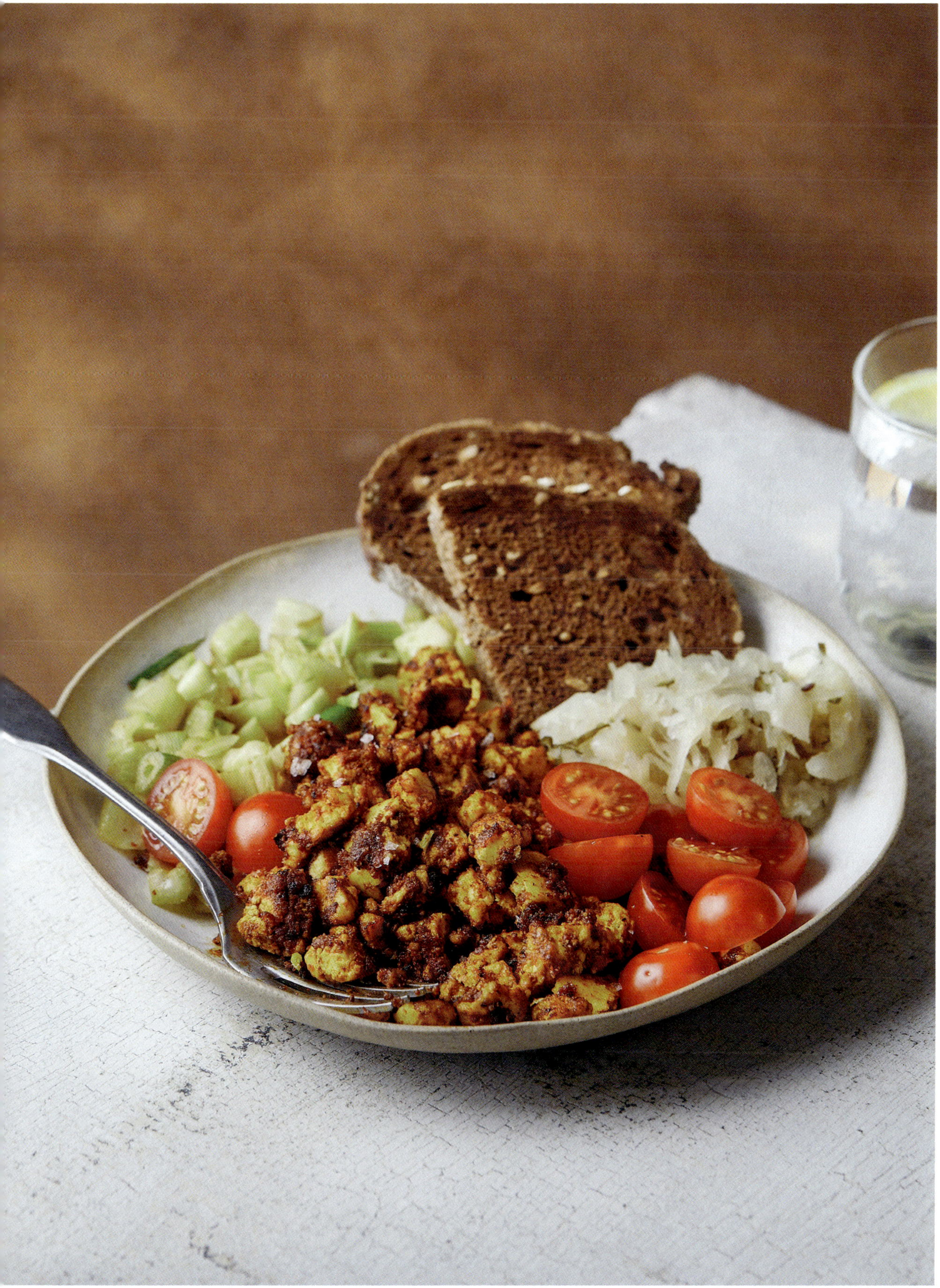

Für
1 Portion

BOHNEN MIT GRÜNEM PESTO, EIERN UND HASELNÜSSEN

Vorbereitung: 5 Minuten
Zubereitung: 10 Minuten

1 EL grünes Pesto
½ Dose weiße Bohnen (200 g), abgegossen und abgespült
1 EL Olivenöl + etwas mehr zum Braten
100 g Shiitakepilze
1 TL getrockneter Oregano
Salz
Pfeffer
1–2 Eier, verquirlt
50 g Rucola
20 g Haselnüsse, gehackt

Tipp

Verwenden Sie die andere Hälfte der Pesto-Bohnen für ein anderes Gericht. Ich variiere bei den Pilzen, nehme auch einmal andere Bohnen, etwa schwarze Bohnen, oder Kichererbsen und verwende statt grünem Pesto Harissa, rotes Pesto oder eine Paste aus sonnengetrockneten Tomaten.

1 Pesto und weiße Bohnen in einer Schüssel mischen und beiseitestellen.

2 Olivenöl sowie Shiitakepilze in eine kleine Pfanne geben und bei mittlerer Temperatur in 6 bis 8 Minuten goldbraun braten. Dabei nicht viel rühren. Mit Oregano sowie Salz und Pfeffer würzen.

3 Die Pilzmischung auf eine Pfannenseite schieben. In die andere Hälfte noch etwas Olivenöl geben und die Eier dazugeben. Mit einer Gabel verrühren und etwa 1 Minute braten.

4 Die Pfanne vom Herd nehmen, die Rühreier beiseiteschieben und an die freie Stelle die Hälfte der Pesto-Bohnen sowie den Rucola geben. Alles mit gehackten Haselnüssen bestreut servieren.

Protein 29,1 g | Ballaststoffe 13,9 g | Pflanzenpunkte 4,75

Für
1 Portion

LINSEN, EIER UND KIMCHI

Vorbereitung: 5 Minuten
Zubereitung: 10 Minuten

1 EL Olivenöl + etwas mehr zum Braten
80 g Spargel oder Brokkoli, grob gehackt
60 g Beluga-Linsen, gegart
1 TL Paste aus sonnengetrockneten Tomaten
2 Eier, verquirlt

Außerdem

50 g Kimchi
1 EL Kürbiskerne
Fenchel-Oregano-Cracker mit Chiasamen und Kürbiskernen (Rezept siehe S. 262) oder Sauerteigbrot

1 Olivenöl in eine Pfanne mit Deckel geben und bei mittlerer Temperatur erhitzen. Den Spargel hineingeben und 1 Minute unter Rühren braten.

2 Den Spargel beiseiteschieben und Linsen in die Pfanne geben. Tomatenpaste unterrühren. Alles zugedeckt 3 bis 4 Minuten garen lassen.

3 Die Linsen ebenfalls beiseiteschieben und etwas mehr Olivenöl in die Pfanne gießen. Die Eier hineingeben und mit einer Gabel verrühren. Etwa 1 Minute braten.

4 Die Pfanne vom Herd nehmen, das Kimchi hineingeben und alles mit Kürbiskernen bestreuen. Die Cracker dazu servieren.

Protein 28,4 g | Ballaststoffe 8,2 g | Pflanzenpunkte 5,5

Leckeres auf Toast

Rasche und nahrhafte Mahlzeitenoptionen können entscheidend sein, wenn es darum geht, gesunde Ernährungsgewohnheiten beizubehalten. Und genau da kommt meine Kategorie »Leckeres auf Toast« (abgebildet auf S. 73) ins Spiel. Die Rezepte sind nicht nur praktisch, die Gerichte stecken auch voller essenzieller Nährstoffe und Proteine, egal, auf welchem Brot sie landen. Ich wähle meist Roggenbrot, Brot mit vielen Samen oder des Doktors täglich Brot (siehe S. 72), das besonders reich an Ballaststoffen ist. Ich bewahre es geschnitten im Tiefkühlfach auf und kann es so jederzeit rösten.

KICHERERBSENPÜREE

Vorbereitung: 10 Minuten

Für 1 Portion

400 g Kichererbsen aus der Dose, abgegossen und abgespült
25 g Feta
1 EL Olivenöl
50 g Frühlingszwiebeln, fein gehackt
50 g Selleriestange, fein gehackt
1 TL getrockneter Oregano
10 g Petersilie, fein gehackt
Salz
Pfeffer

1 Alle Zutaten in eine Schüssel geben, mit einer Gabel zerdrücken und verrühren.

Protein 11,8 g | Ballaststoffe 8,7 g | Pflanzenpunkte 3,75

ERBSEN MIT PAPRIKA

Vorbereitung: 5 Minuten

Für 2 Portionen

100 g Erbsen, frisch oder TK und aufgetaut
400 g Cannellini-Bohnen aus der Dose, abgegossen und abgespült
100 g Edamame
1 EL Olivenöl
1 TL edelsüßes Paprikapulver
½ TL gemahlener Kreuzkümmel
Salz
Pfeffer

1 Alle Zutaten mit etwas heißem Wasser in die Küchenmaschine geben und zu einer groben, nicht pürierten Mischung verarbeiten.

Protein 17,2 g | Ballaststoffe 15,8 g | Pflanzenpunkte 3,75

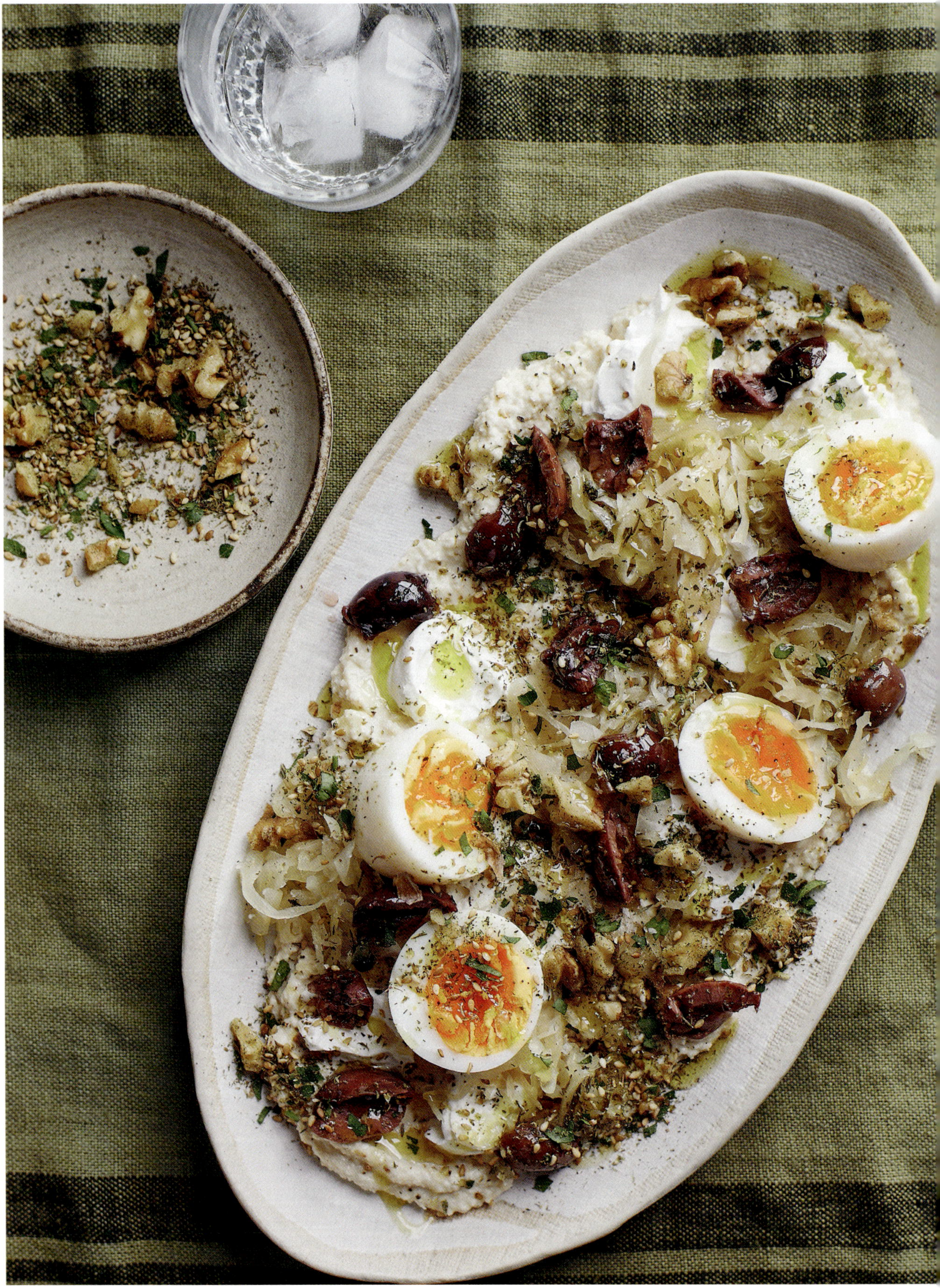

Eier und Sauerkraut

Vorbereitung: 5 Minuten
Zubereitung: 10 Minuten

Für
2 Portionen

2 Eier
150 g Hummus
50 g Kalamata-Oliven ohne Stein
100 g Labneh oder Hüttenkäse
100 g Sauerkraut
2 TL Zatar
1 TL getrockneter Oregano
10 g Petersilie, fein gehackt
50 g Walnüsse, grob gehackt oder mit Mörser und Stößel zerkleinert
2 EL Olivenöl
Salz
Pfeffer

Fermentiertes Gemüse steht bei mir an den meisten Tagen in der einen oder anderen Form auf dem Speiseplan. Ich esse es auch gern zum Frühstück, damit meine Darmmikroben glücklich sind. Die Kombination aus Zatar, Oregano und Petersilie passt ausgezeichnet zum Sauerkraut und zum Labneh. Die Walnüsse liefern den Crunch und ergänzen cremiges Hummus sowie Eier mit reichlich Protein.

1 Die Eier für 7 Minuten in kochendes Wasser geben und anschließend mit einem Schaumlöffel herausheben. In eine Schüssel mit Wasser sowie Eiswürfeln geben und abkühlen lassen, bis die restlichen Zutaten vorbereitet sind.

2 Das Hummus auf einer Servierplatte verteilen. Die abgekühlten Eier pellen, halbieren und mit Oliven, Labneh und Sauerkraut ebenfalls auf die Servierplatte geben.

3 Zatar, Oregano, Petersilie, Walnüsse und Olivenöl in einer Schüssel vermengen. Über die restlichen Zutaten auf der Servierplatte geben, alles mit Salz sowie Pfeffer würzen und servieren.

Protein-Boost

Mehr Hummus oder Walnüsse zugeben. Mit Thunfisch oder Makrele funktioniert das Rezept ebenfalls gut.

Protein 22,6 g

Ballaststoffe 9,1 g

Pflanzenpunkte 5

Grünes Gemüse mit Ziegenkäse und eingelegten roten Zwiebeln

Vorbereitung: 10 Minuten + Marinierzeit
Zubereitung: 15 Minuten

Für 2 Portionen

- 1 EL Olivenöl + etwas mehr zum Beträufeln
- 200 g Grünkohl, Blätter und Stiele, grob gehackt
- 200 g Erbsen, frisch oder TK und aufgetaut
- 50 g Dill, Stängel und Blättchen getrennt, fein gehackt
- 1 TL gemahlener Koriander
- Salz
- Pfeffer
- 400 g weiße Bohnen aus der Dose, abgegossen und abgespült
- 100 g Ziegenkäse
- 50 g Sonnenblumenkerne, geröstet und grob zerdrückt, zum Bestreuen

Für die eingelegten roten Zwiebeln

- 50 ml Apfelessig
- 1 TL Zucker
- ½ TL Salz
- 50 g rote Zwiebeln, abgezogen und in Scheiben geschnitten

Protein-Boost

Mehr Sonnenblumenkerne oder Ziegenkäse zugeben.

Die scharfen eingelegten Zwiebeln passen hervorragend zum köstlich säuerlichen Ziegenkäse. Und die Kombi aus Dill, Bohnen und Erbsen ist so lecker, wie sie gesund ist. Grünes Gemüse und rote Zwiebeln stecken voller antientzündlich wirkender Stoffe und Ballaststoffe, bei denen nicht nur unseren Darmmikroben gewissermaßen das Wasser im Munde zusammenläuft, sondern die auch Herz sowie Gehirn gesund erhalten und den Blutzuckerspiegel ausbalancieren.

1 Für die eingelegten roten Zwiebeln Apfelessig, 50 Milliliter heißes, aber nicht mehr kochendes Wasser, Zucker und Salz in eine kleine Schüssel geben und verrühren. Die Zwiebelscheiben unter die Marinade mengen und mindestens 30 Minuten darin ziehen lassen. Sie verfärben sich dabei herrlich rosa. Sie können auch die doppelte Menge zubereiten und die Hälfte davon in einem luftdicht verschlossenen Behälter im Kühlschrank aufbewahren.

2 Olivenöl, Grünkohl, Erbsen, Dillstängel und gemahlenen Koriander mit Salz sowie Pfeffer in eine Pfanne mit Deckel geben, verrühren und bei mittlerer Temperatur erhitzen. 2 bis 3 Minuten braten, bis der Grünkohl zusammenfällt.

3 Die weißen Bohnen unterrühren, einen Spritzer kochendes Wasser dazugeben und alles zugedeckt 4 Minuten garen.

4 Die Mischung anschließend offen köcheln lassen und den Ziegenkäse portionsweise daraufgeben.

5 Mit den eingelegten roten Zwiebeln bestreuen und die Pfanne vom Herd nehmen.

6 Mit etwas Olivenöl beträufeln und mit Dillblättchen sowie gerösteten Sonnenblumenkernen garniert servieren.

Protein 36,9 g

Ballaststoffe 23,1 g

Pflanzenpunkte 5,75

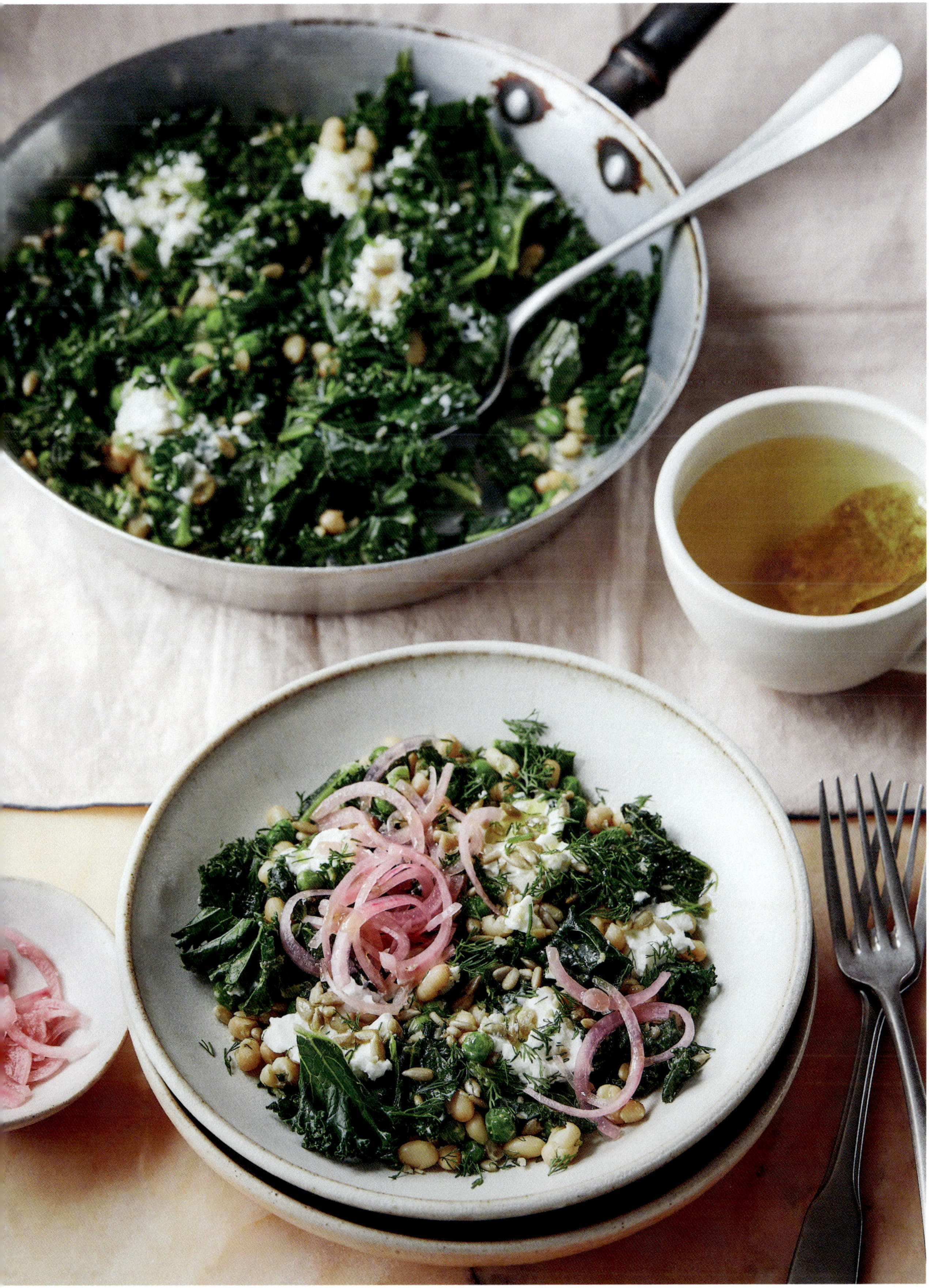

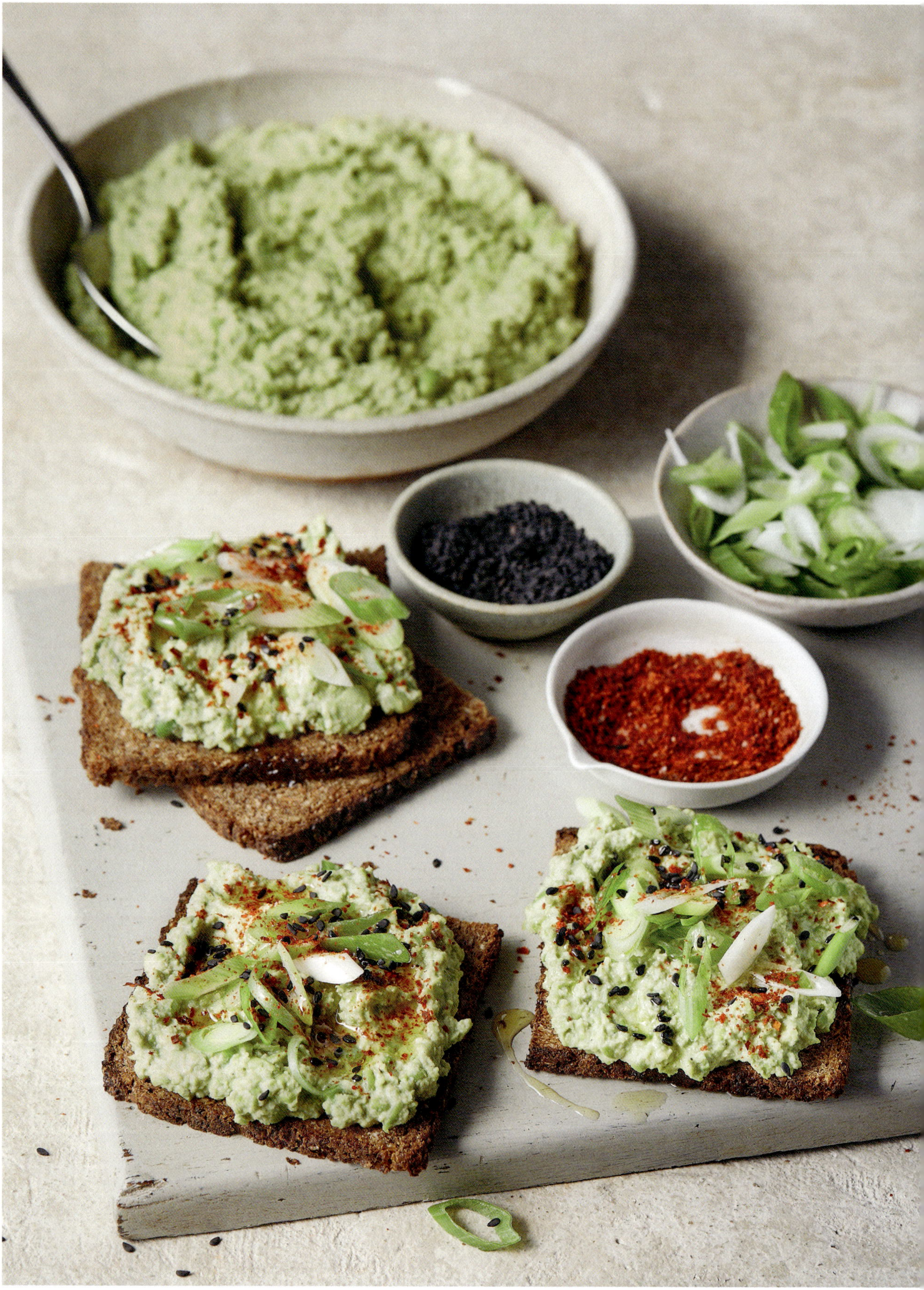

High-Protein-Edamame-Erbsen-Aufstrich auf Roggenbrot

Vorbereitung: 5 Minuten
Zubereitung: 10 Minuten

Für 2 Portionen

200 g Edamame
200 g Erbsen, frisch oder TK
50 g Tahini
Saft von 1 Zitrone
20 g Hefeflocken
1 TL Knoblauchpulver
1 EL Olivenöl + etwas mehr zum Beträufeln
schwarzer Pfeffer, frisch gemahlen
Salz

Außerdem

2 Scheiben dunkles Vollkorn-Roggenbrot, geröstet
½ TL Gochugaru (koreanische Chiliflocken)
40 g Frühlingszwiebeln, schräg in Ringe geschnitten
1 EL schwarze Sesamsamen

Edamame gehören zu meinen Lieblingshülsenfrüchten. Sie sind nicht nur besonders reich an Eiweiß, sondern verfügen auch über ein breites Spektrum an antientzündlich wirkenden Phytonährstoffen, die zudem für ein gut funktionierendes Immunsystem sorgen. Zu einem Aufstrich verarbeitet und auf geröstetem Brot verzehrt, lassen sie sich schnell zu- und in größeren Mengen vorbereiten – ein easy Frühstück, viel preiswerter und proteinreicher als beispielsweise eine Avocado.

1 Edamame sowie Erbsen in kochendes Wasser geben und 3 Minuten köcheln lassen.

2 Mit einem Schaumlöffel herausheben und in die Küchenmaschine geben. 50 Milliliter des Kochwassers sowie Tahini, Zitronensaft, Hefeflocken, Knoblauchpulver, Olivenöl und 1 großzügige Prise Pfeffer zugeben. Alles pürieren, dabei etwas mehr Kochwasser angießen, sollte die Mischung zu fest sein. Mit Salz und Pfeffer abschmecken.

3 Das geröstete Roggenbrot mit der Mischung bestreichen und mit Gochugaru, Frühlingszwiebeln sowie Sesamsamen bestreut und mit etwas Olivenöl beträufelt servieren.

Protein-Boost

Mehr Edamame oder Tahini zugeben, weich gekochte Eier dazu servieren, mit knusprigem Tofu garnieren (siehe S. 149).

Protein 33 g

Ballaststoffe 18,5 g

Pflanzenpunkte 7,25

Fetacreme mit Dill, Trauben, Kichererbsen und Räuchermakrele

Vorbereitung: 15 Minuten

Für 2 Portionen

100 g Feta
160 g Stangensellerie, fein gewürfelt
100 g rote Weintrauben, halbiert
25 g Dill, fein gehackt
100 g Salatgurke, gewürfelt
400 g Kichererbsen aus der Dose, abgegossen und abgespült
1 EL Olivenöl
1 TL Rotweinessig
Salz
Pfeffer
200 g Räuchermakrelenfilet, in Stücke gezupft

Cremiger Feta bildet die luxuriöse Grundlage für den frischfruchtigen Geschmack der Weintrauben und das Süßlich-Zitronige des gehackten Dills – eine fantastische Kombination. Die Kräuter liefern nicht nur Aroma, sondern auch ganz praktische gesundheitliche Vorzüge: Gemeinsam mit den Kichererbsen schützen ihre Polyphenole den Darm. Der fette Fisch sorgt für ausreichend Eiweiß sowie entzündungshemmende Fettsäuren. Wer mag, erwärmt die Makrele 10 Minuten im 180 °C heißen Backofen oder in der Hälfte der Zeit in der Heißluftfritteuse.

1 Den Feta in einer Schüssel zerkrümeln und nach und nach etwa 25 Milliliter Wasser dazugießen. Zwischen den Wasserzugaben glatt rühren. Je nach Konsistenz des Käses ist mehr oder weniger Wasser erforderlich.

2 Sellerie, Trauben, Dill, Salatgurke, Kichererbsen, Olivenöl und Rotweinessig in eine zweite Schüssel geben. Mit Salz sowie Pfeffer würzen und alles gründlich mit den Händen vermengen.

3 Die Fetacreme auf eine große Servierplatte geben und mit dem Rücken eines Löffels verteilen.

4 Die Sellerie-Trauben-Mischung darübergeben und mit den Räuchermakrelenfiletstücken garniert servieren.

Protein-Boost

Mehr Kichererbsen oder Makrele zugeben.

Protein 39,4 g

Ballaststoffe 9,4 g

Pflanzenpunkte 4,5

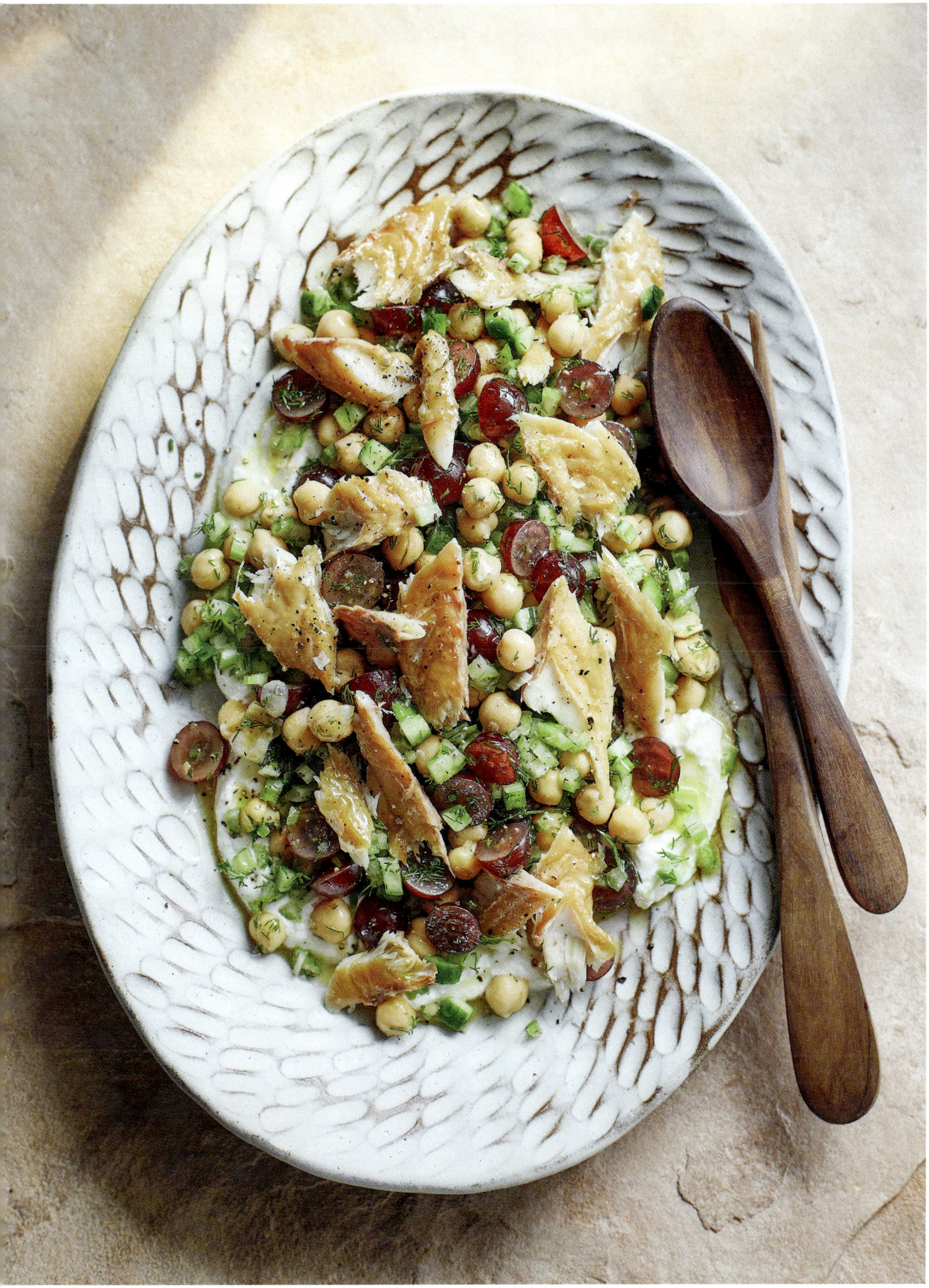

Overnight Porridge mit Birne, Graupen und Sternanis

Vorbereitung: 5 Minuten + Einweichzeit über Nacht
Zubereitung: 20 Minuten

Für 2 Portionen

100 g Graupen
350 ml Milch oder Pflanzendrink
50 g geschälte Hanfsamen
30 g Chiasamen
1 Sternanis
½ TL Zimtpulver + etwas mehr zum Bestäuben
1 Bio-Birne, grob geraspelt + etwas mehr zum Garnieren
2 EL Mandelbutter
flüssiger Honig zum individuellen Süßen (optional)

Dieses Rezept kombiniert die leichte Zubereitung über Nacht eingeweichten Getreides mit der Köstlichkeit eines warmen, süßen, milchigen Breis zum Frühstück. Die nussig schmeckenden Graupen sind einfach himmlisch. Beim Einweichen werden einige der Nährstoffe freigesetzt, womit sie vom Darm besser aufgenommen werden können. Mir reicht die Süße der Birne, wer mag, kann aber noch Honig zugeben. Die »knirschige« Konsistenz der Frucht ist bestimmten Ballaststoffen geschuldet, die – Sie ahnen es! – unsere Darmmikroben lieben. Mit diesem darmfreundlichen Frühstück können Sie gar nicht anders, als in einen fantastischen Tag zu starten.

1 Graupen, Milch, Hanfsamen, Chiasamen, Sternanis und Zimtpulver in einen kleinen Topf mit Deckel geben, verrühren und zugedeckt über Nacht zum Einweichen in den Kühlschrank stellen.

2 Die Mischung am nächsten Morgen mit etwas Wasser auflockern und die geraspelte Birne unterrühren.

3 Den Porridge bei mittlerer Hitze zum Köcheln bringen. Anschließend die Temperatur auf niedrig reduzieren und den Porridge teilweise zugedeckt 15 bis 20 Minuten simmern lassen; dabei immer wieder vorsichtig mit einem Holzlöffel umrühren. Die Mandelbutter unterrühren. Die fertigen Graupen sollten weich und durchscheinend sein, aber noch etwas Biss haben.

4 Den Overnight Porridge in Schalen füllen, mit etwas Zimtpulver bestäuben, mit etwas geraspelter Birne garnieren und mit etwas Honig beträufelt servieren.

Protein-Boost

Nicht aromatisiertes Proteinpulver, Kollagen oder gehackte Pekannüsse zugeben.

Protein 24,1 g

Ballaststoffe 10,2 g

Pflanzenpunkte 5,5

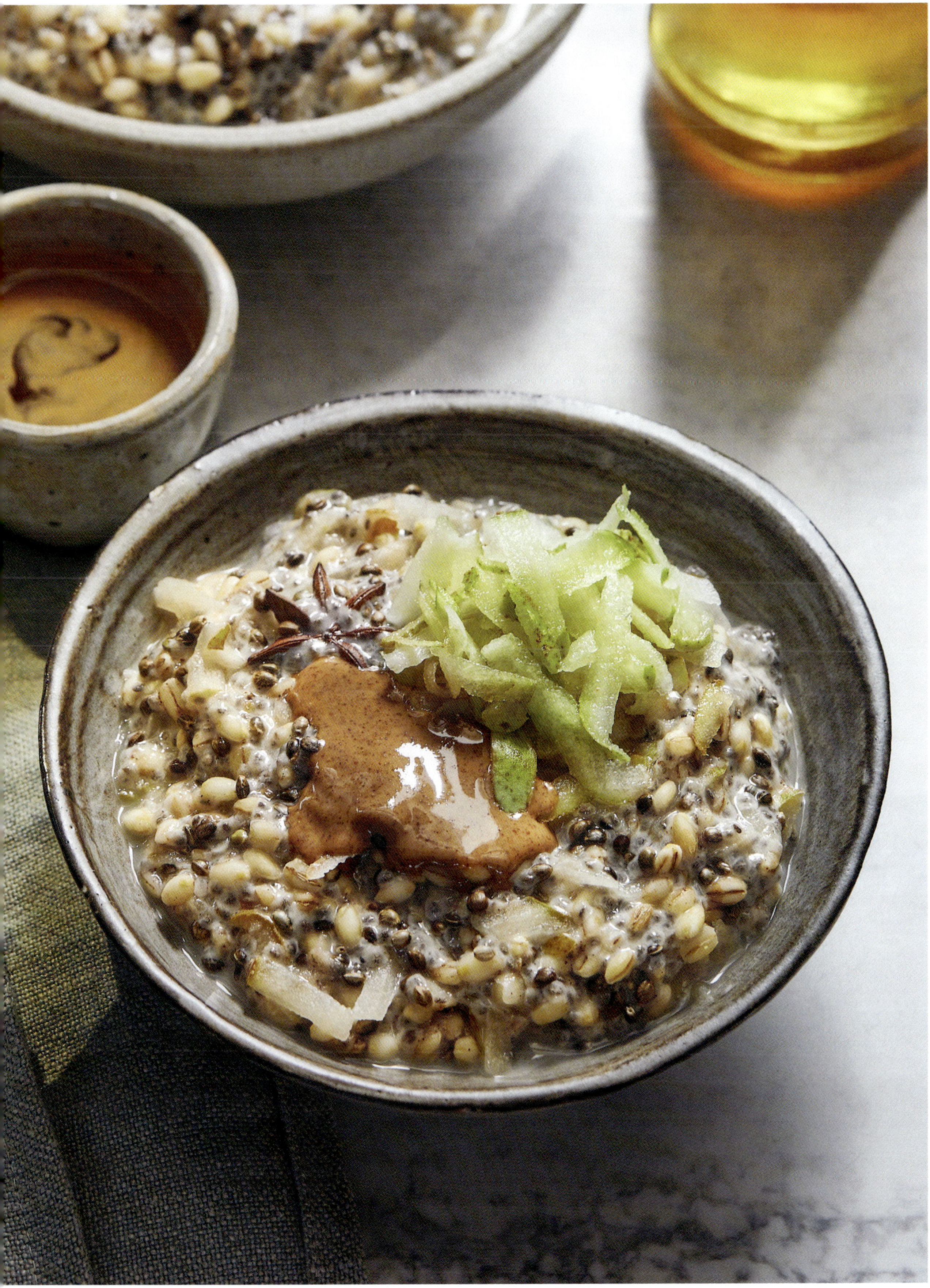

Rührtofu mit grünem Gemüse und Basilikum

Vorbereitung: 5 Minuten
Zubereitung: 15 Minuten

Für
2 Portionen

1 EL Olivenöl + etwas mehr zum Beträufeln
200 g Lauch, grob gehackt
150 g Grünkohl, Stiele und Blätter, grob gehackt
Salz
Pfeffer
200 g extrafester Tofu mit Kräutergeschmack, grob zerkrümelt
2 TL Zatar
½ TL Chiliflocken
30 g Pistazien, geröstet und grob gehackt
15 g Basilikumblätter, zerzupft
2 Scheiben Roggenbrot, geröstet

Ich frühstücke gern abwechslungsreich. Zwar liebe ich Eier, weil sie uns mit einer fantastischen Auswahl an Nährstoffen versorgen – darunter Cholin, Carotinoide und biologisch gut verfügbares Protein –, doch enthalten diese auch Fette, die den Cholesterinspiegel erhöhen können. Hier kommt der Tofu ins Spiel: Er verfügt ebenfalls über den hohen Nährstoffgehalt von Eiern, besitzt aber die Phytonährstoffe der Sojabohne, die Entzündungen bekämpfen und die Darmgesundheit schützen. Sollten Sie keinen Tofu mit Kräutergeschmack bekommen, ersetzen Sie ihn einfach durch extrafesten Naturtofu und verdoppeln die Basilikummenge.

1 Das Olivenöl in eine große Pfanne mit Deckel geben und bei mittlerer Temperatur erhitzen. Lauch und Grünkohlstiele dazugeben, mit Salz sowie Pfeffer würzen und in 6 bis 8 Minuten weich dünsten. Das Gemüse sollte dabei keine Farbe nehmen.

2 Die Grünkohlblätter untermengen, die Hitze auf niedrige Temperatur reduzieren und die Mischung zugedeckt unter gelegentlichem Rühren 5 Minuten weitergaren, bis der Grünkohl zusammengefallen ist.

3 Tofu, Zatar sowie Chiliflocken dazugeben und einige Minuten unter Rühren mitgaren, bis sich die Aromen vermischt haben. Die Pfanne vom Herd nehmen und Pistazien sowie Basilikum unter den Rührtofu mischen. Alles noch einmal mit Salz und Pfeffer abschmecken.

4 Den Rührtofu auf geröstetem Roggenbrot mit etwas Olivenöl beträufelt servieren.

Protein-Boost

Mehr Tofu oder Pistazien zugeben.

Protein 23,4 g

Ballaststoffe 9,7 g

Pflanzenpunkte 6

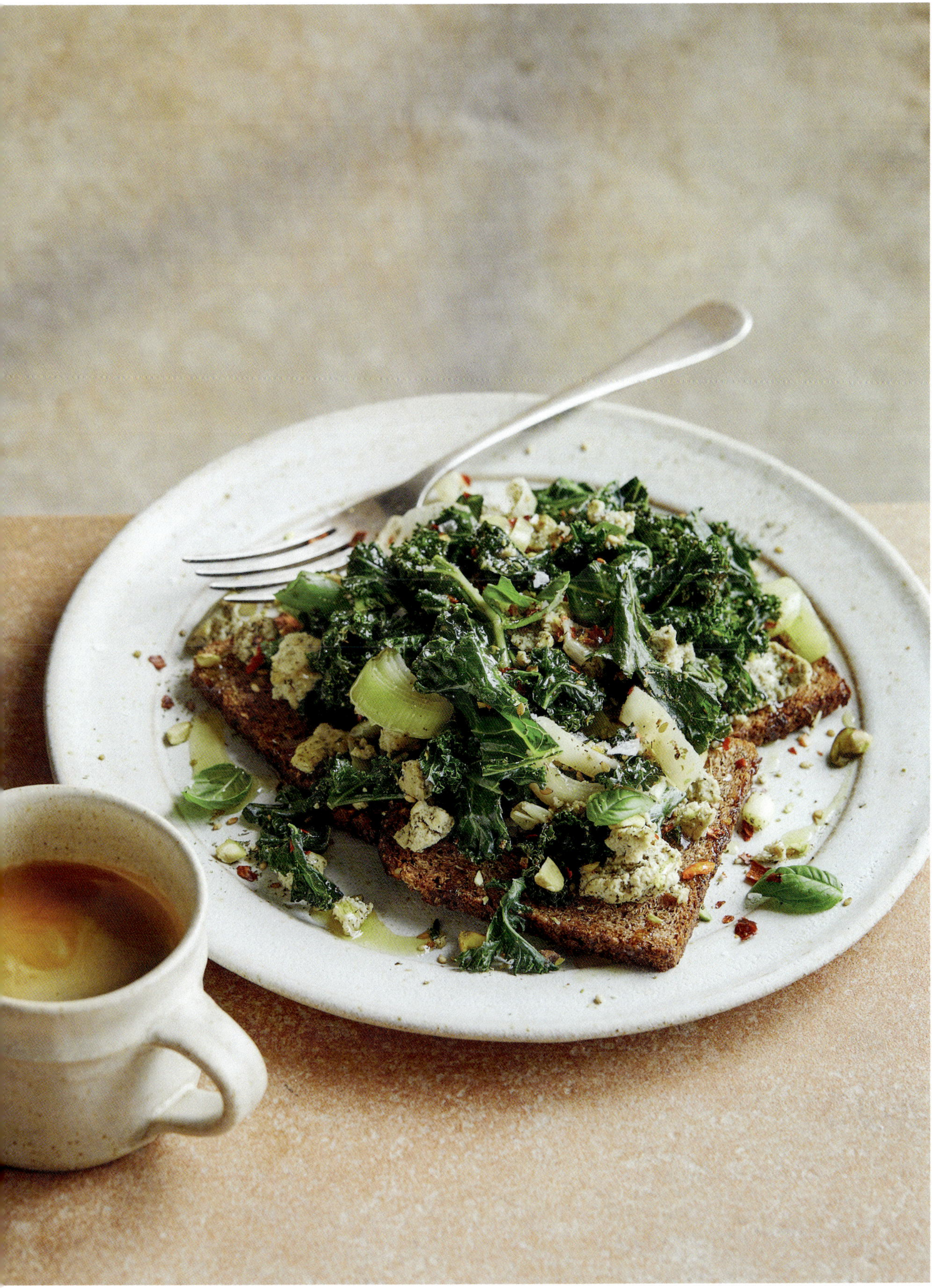

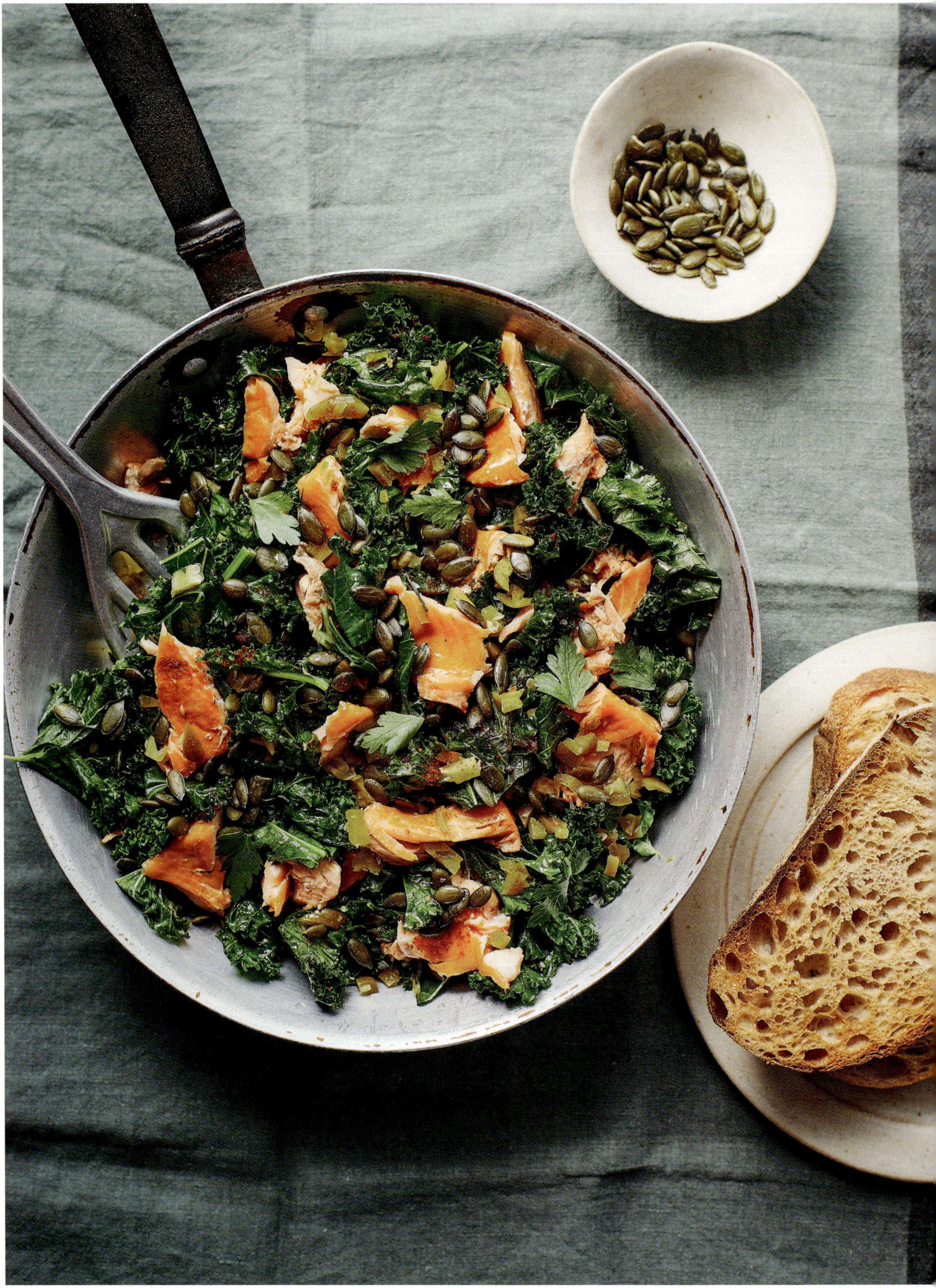

Stremellachs mit Grünkohl

Vorbereitung: 10 Minuten
Zubereitung: 10 Minuten

Für 2 Portionen

1 EL Olivenöl + etwas mehr zum Beträufeln
200 g Grünkohl, Stiele und Blätter, grob gehackt
50 g Petersilie, Stängel und Blätter getrennt, grob gehackt
Salz
Pfeffer
200 g Stremellachs, in größere Stücke zerteilt
25 g Jalapeños aus dem Glas, fein gewürfelt
1 Prise scharfes geräuchertes Paprikapulver
30 g Kürbiskerne, leicht geröstet, zum Bestreuen
Sauerteigbrot zum Dazuservieren (optional)

Diesen Klassiker aus einer Pfanne esse ich gern zum Frühstück, wann immer ich zum Drehen im Studio bin. Ich liebe den kräftigen Geschmack von Stremellachs, der bei relativ hohen Temperaturen geräuchert und so gleichzeitig gegart wird. In der Kombination mit Grünkohl, Petersilie und Kürbiskernen ergibt sich daraus die perfekte Verbindung von Aroma und Funktion: Der proteinreiche Start in den Tag steckt voller antientzündlich wirkender Omega-3-Fettsäuren, die lange satt machen und jede Menge Energie liefern.

1 Das Olivenöl mit Grünkohl, Petersilienstängeln und dem Großteil der Petersilienblätter in eine Pfanne mit Deckel geben und bei mittlerer Temperatur erhitzen. Großzügig mit Salz sowie Pfeffer würzen und die Mischung 2 bis 3 Minuten unter Rühren braten, bis der Grünkohl leicht welk wird.

2 Die Stremellachsstücke sowie 1 Esslöffel heißes, aber nicht mehr kochendes Wasser dazugeben und alles zugedeckt 2 bis 3 Minuten weitergaren.

3 Den Deckel entfernen und Jalapeños, die restlichen Petersilienblätter sowie das Paprikapulver unter die Mischung rühren. Mit Kürbiskernen bestreut und etwas Olivenöl beträufelt servieren. Sauerteigbrot dazu servieren.

Protein-Boost

Mehr Lachs oder Kürbiskerne zugeben.

Protein 37 g

Ballaststoffe 8,1 g

Pflanzenpunkte 3,5

DREI IDEEN FÜR MILCH-PRODUKTE

Trotzdem Laktoseunverträglichkeiten immer häufiger vorkommen, scheinen Joghurt und Käse für die meisten Betroffenen leichter verdaulich zu sein. Milchprodukte sind eine ausgezeichnete Quelle hochwertigen Proteins und gesunder Fette und können lebende Mikroben enthalten, die unserem Darm ausgesprochen guttun.

1. Süß und pikant

Ein Klecks Hüttenkäse, gehackte Walnüsse und ein wenig Rohhonig – fertig ist der leckere Snack, der mit mikrobenfreundlichen Ballaststoffen in Nüssen und Honig sowie mit lebenden Kulturen im Käse glänzt. Sie können das Rezept auch mit Feta, Ziegenkäse oder Parmesan ausprobieren.

Für 2 Portionen

- **100 Gramm Hüttenkäse** mit **50 Gramm gehackten Walnüssen** bestreuen und mit **2 Teelöffel Rohhonig** beträufeln.

Protein 9 g

- Ich genieße auch gern diesen schicken kleinen Snack, wenn ich etwas mehr Zeit für die Zubereitung habe:

1 Esslöffel Olivenöl in eine Pfanne geben und bei mittlerer Temperatur erhitzen. **40 Gramm Mandeln** grob hacken und in 4 bis 5 Minuten in dem Öl goldbraun rösten. Dadurch wird das Öl aromatisiert. Mit etwas Salz bestreuen und abkühlen lassen. Anschließend über **100 Gramm griechischen Joghurt** streuen. **1 Teelöffel getrockneten oder frischen Oregano** darübergeben, mit 1 **Esslöffel Granatapfelsirup** beträufeln und genießen.

Protein 14,1 g

2. Cracker und Käse mal anders

Die meisten Cracker enthalten Weißmehl, Zusatzstoffe und hohe Mengen an Salz – gesund ist das nicht. Meine Cracker (Rezept siehe S. 262) enthalten hingegen Chiasamen, Kürbiskerne und Sonnenblumenkerne, die ganz hervorragend zu Labneh, Olivenöl und Zatar passen. Der Snack ist nicht nur gut für den Darm, sondern lässt sich auch im Handumdrehen zubereiten.

Für 2 Portionen: **100 Gramm Labneh, 2 Teelöffel Zatar** und **1 Esslöffel Olivenöl** auf **Cracker** (siehe S. 262) häufen.

Protein 14,1 g

3. Beerenstark

Dieser Darm- und Hirn-Booster enthält eine gehörige Portion Eiweiß. Ich nehme dafür immer gern griechischen Vollfettjoghurt, der nur aus drei Zutaten bestehen sollte: Milch, Sahne und lebenden Joghurtkulturen. Er sollte mindestens fünf Gramm Eiweiß pro 100 Gramm enthalten, manchmal sind es sogar mehr als zehn Gramm.

Für 2 Portionen: **50 Gramm frische oder tiefgefrorene Beeren, 30 Gramm gehobelte Mandeln, 20 Gramm geschälte Hanfsamen** und **½ Teelöffel Zimtpulver** auf **100 Gramm griechischen Joghurt** geben. Wer es süßer mag, beträufelt das Ganze noch mit etwas **Dattelsirup**.

Protein 9,5 g

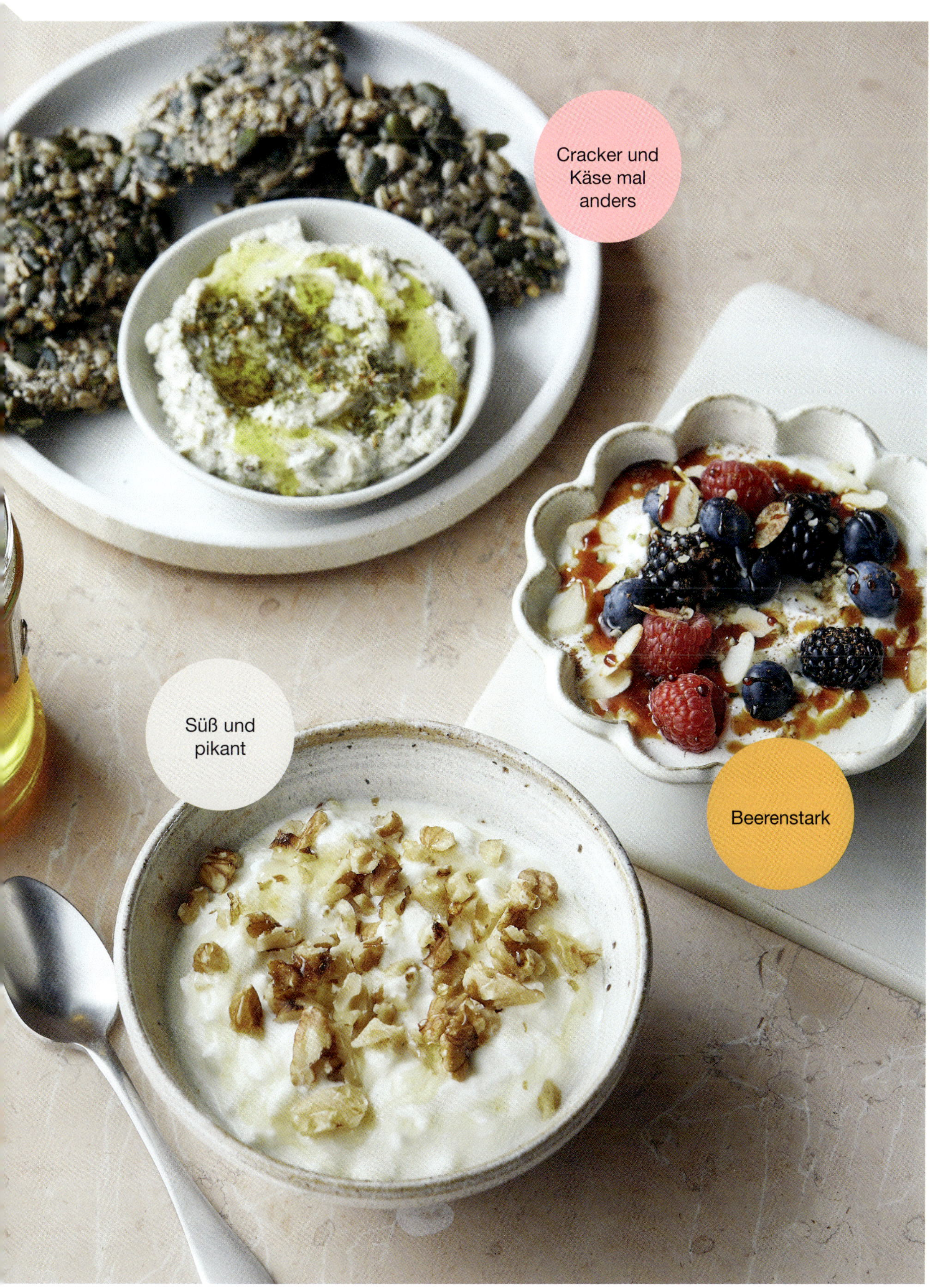
Cracker und Käse mal anders
Süß und pikant
Beerenstark

AUS EINEM

TOPF

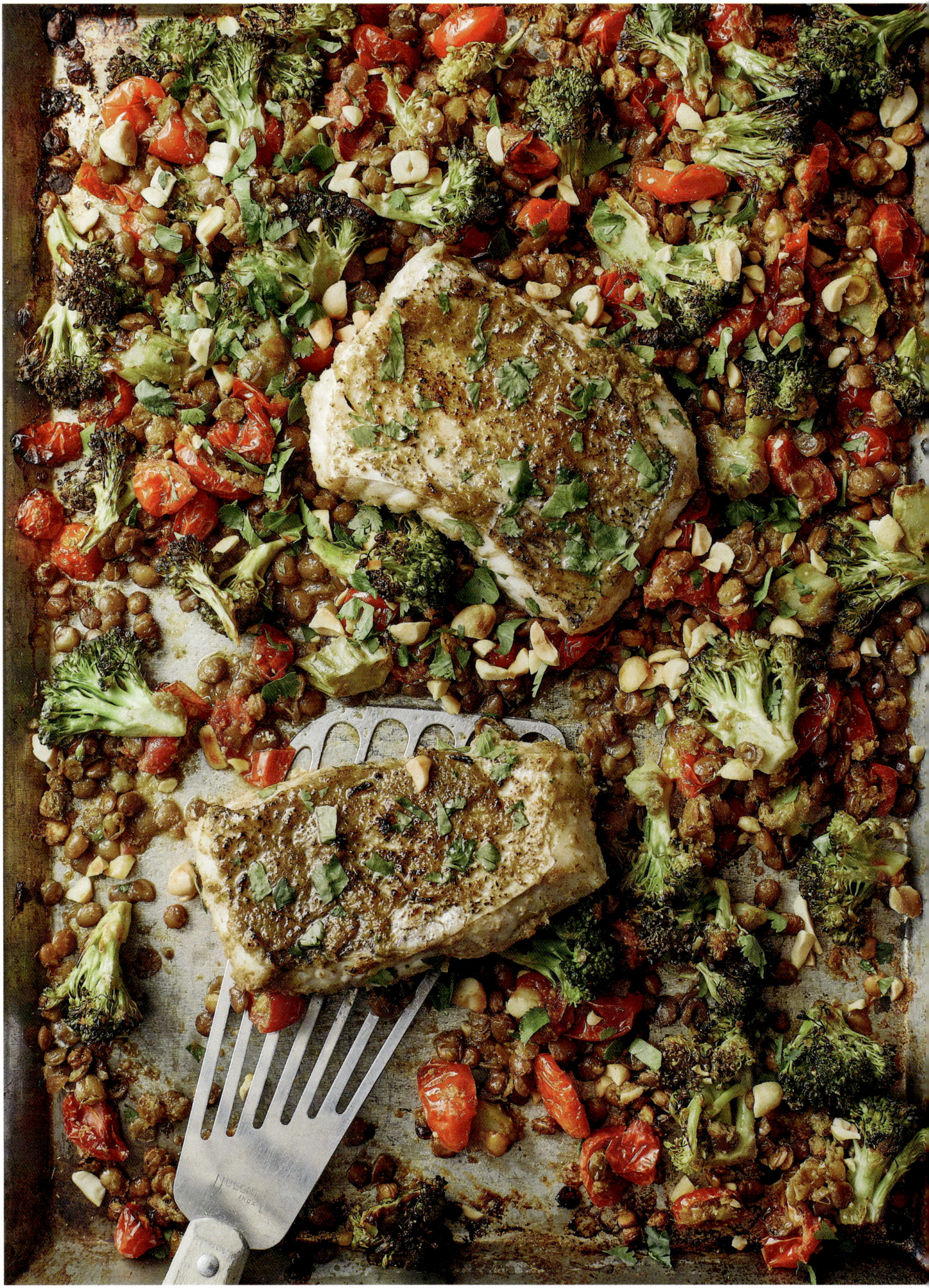

Grünes Thai-Curry vom Blech mit Linsen und Seehecht

Vorbereitung: 10 Minuten
Zubereitung: 30 Minuten

Für 2 Portionen

300 g Seehechtfilets
2 EL grüne Thai-Currypaste
Salz
Pfeffer
2 EL Olivenöl
200 g Mini-Rispentomaten, halbiert
250 g Brokkoli, die Stiele in 1 cm große Würfel geschnitten, den Rest in 2 cm große Röschen geteilt
400 g grüne Linsen aus der Dose, abgegossen und abgespült

Außerdem
10 g Korianderblätter, grob gehackt
30 g Erdnüsse, geröstet und grob gehackt
Saft von 1 Limette

Bei diesem Gericht vom Blech macht im Grunde eine grüne Thai-Currypaste die ganze Arbeit für Sie. Unter der Woche habe ich nur selten die Energie, die Paste selbst herzustellen, doch zum Glück gibt es inzwischen ja auch ausgesprochen hochwertige Currypasten im Asialaden zu kaufen. Die bitteren Phytonährstoffe des Brokkolis, eine Gemüsesorte der Gattung Brassica (Kohl), sorgen dafür, dass das Gericht Entzündungen im Körper bekämpft. Die Tomaten ergeben eine leichte Sauce für den Fisch, und die Brokkolistiele enthalten jede Menge darmschützende Ballaststoffe. Sie können den Brokkoli aber auch durch Blumenkohl, Fenchel oder Aubergine ersetzen.

1 Den Backofen auf 200 °C Umluft vorheizen.

2 Die Seehechtfilets in einer Schüssel mit 1 Esslöffel Currypaste vermengen, großzügig salzen und pfeffern und mit 1 Esslöffel Olivenöl beträufeln. Ziehen lassen; in der Zwischenzeit die restlichen Zutaten vorbereiten.

3 Tomaten, Brokkolistiele, die restliche Currypaste und die Linsen mit 50 Milliliter Wasser auf ein tiefes Backblech geben und mit den Händen gründlich vermengen.

4 Die Mischung mit dem restlichen Olivenöl beträufeln und anschließend 15 Minuten im Ofen backen, bis die Brokkolistiele weich sind. Nach der Hälfte der Garzeit umrühren.

5 Das Blech aus dem Ofen nehmen und die Brokkoliröschen vorsichtig in die Linsen-Tomaten-Mischung setzen. Die Seehechtfilets daraufgeben und alles weitere 10 Minuten im Ofen backen, bis der Fisch gar ist.

6 Mit Korianderblättern sowie gerösteten Erdnüssen bestreuen und mit Limettensaft beträufelt servieren.

Protein-Boost

Mehr Fisch oder Erdnüsse zugeben.

Protein 49,6 g

Ballaststoffe 13,9 g

Pflanzenpunkte 5

Seeteufel mit Kapern, Oliven und Tomaten

Vorbereitung: 10 Minuten
Zubereitung: 20 Minuten

Für 2 Portionen

- 2 EL Olivenöl + etwas mehr für den Radicchio
- 4 Knoblauchzehen, abgezogen und zerdrückt
- 200 g Mini-Rispentomaten, halbiert
- 20 g Kapern, abgegossen
- 10 schwarze Oliven ohne Stein, halbiert
- 2 TL frischer oder 1 TL getrockneter Oregano
- 1 Prise Chiliflocken (optional)
- 20 g glatte Petersilie, Stängel und Blätter, fein gehackt
- Salz
- Pfeffer
- 400 g Cannellini-Bohnen aus der Dose, abgegossen und abgespült
- 2 Seeteufelfilets, insgesamt ca. 300 g
- 200 g Radicchio, vorzugsweise Tardivo di Trevisano, in Blätter geteilt

Salzige Kapern mit Tomaten und Oliven sind ein Klassiker, der die Sauce zu einer wahren Nährstoffbombe macht. Forschungen zeigen, dass das antioxidativ wirkende Lycopin in Tomaten vom Körper besser aufgenommen werden kann, wenn die Tomaten mit bestimmten Zutaten gegart werden, insbesondere mit Olivenöl, Knoblauch und anderem Gemüse. Die in diesen Zutaten enthaltenen Bestandteile, etwa Fett oder Schwefelverbindungen, verändern die chemische Struktur des Lycopins und machen es somit verwertbarer. Dieses Gericht versetzt mich gedanklich immer auf eine Terrasse mit Blick auf eine italienische Piazza, ich denke dabei aber auch an seine gesundheitlichen Vorzüge.

1 Das Olivenöl in einer großen Pfanne mit Deckel bei mittlerer Temperatur erhitzen und den Knoblauch in 1 bis 2 Minuten darin leicht Farbe nehmen lassen.

2 Tomaten, Kapern, Oliven, Oregano, Chiliflocken, Petersilie bis auf ein paar Blätter zum Garnieren und einen Spritzer Wasser dazugeben. Mit Salz sowie Pfeffer würzen, umrühren und alles zugedeckt bei niedriger Temperatur köcheln lassen.

3 Die Bohnen hinzufügen und zugedeckt 5 Minuten mitgaren. Falls nötig noch einen Spritzer Wasser zugeben. Die Fischfilets in die Tomaten-Bohnen-Sauce setzen und alles zugedeckt weitere 4 bis 5 Minuten garen. Den Seeteufel nach der Hälfte der Garzeit wenden.

4 In der Zwischenzeit die Radicchioblätter in eine Servierschüssel geben und in etwas Olivenöl wenden. Mit Salz würzen.

5 Die Seeteufelfilets mit der Tomaten-Bohnen-Sauce mit etwas Petersilie bestreut servieren und den Radicchio dazu servieren.

Protein-Boost

Mehr Fisch zugeben.

Protein 35,8 g

Ballaststoffe 16,2 g

Pflanzenpunkte 5,5

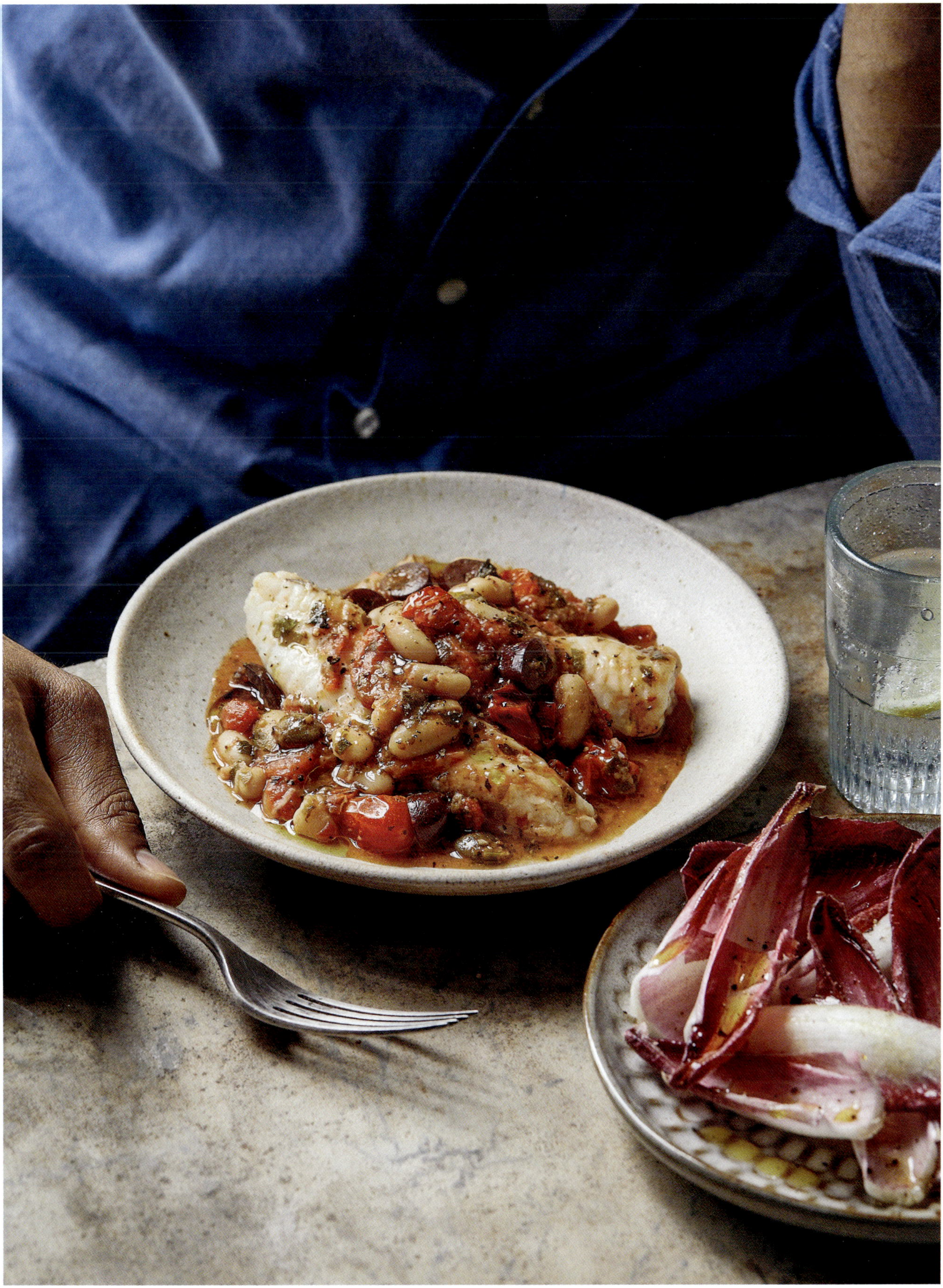

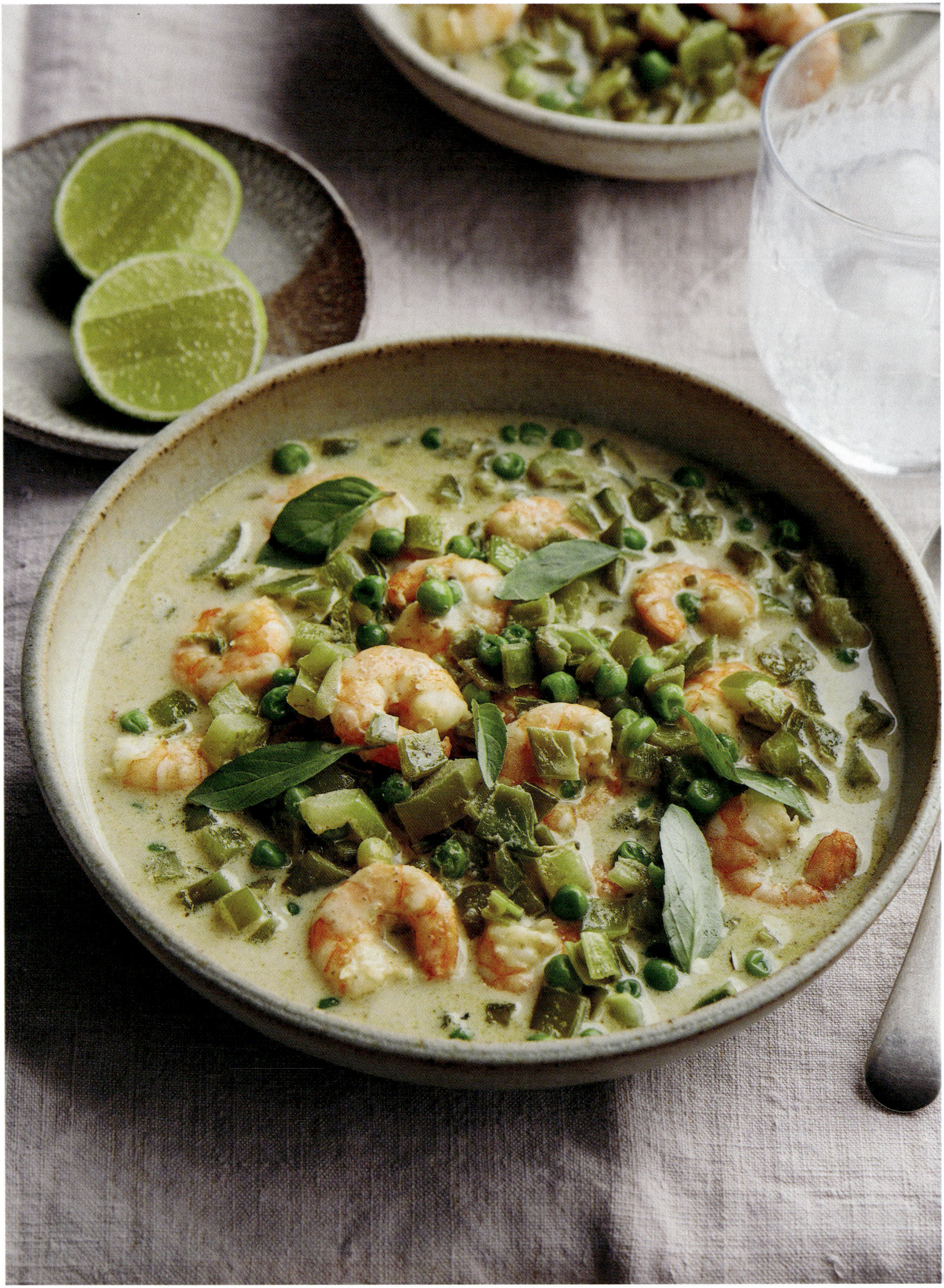

Grünes Thai-Curry mit Kokosnuss und Garnelen

Vorbereitung: 10 Minuten
Zubereitung: 20 Minuten

Für
2 Portionen

1 EL Kokosöl
3 EL grüne Thai-Currypaste
200 g grüne Paprikaschote, entkernt und fein gewürfelt
150 g Zuckerschoten, fein gewürfelt
400 ml fettreduzierte Kokosmilch aus der Dose
2 TL Fischsauce
2 TL Sojasauce
200 g Garnelen, ohne Panzer und vom Darmfaden befreit
100 g Erbsen, frisch oder TK und aufgetaut

Außerdem
15 g Thai-Basilikum, grob zerzupft
Saft von 1 Limette

Für dieses Gericht stellte ich mir eine Bouillabaisse-ähnliche Konsistenz vor, allerdings mit den typischen Thai-Aromen. Viele Thai-Rezepte stammen aus Fischerdörfern, und die provenzalische Fischsuppe hat ihren Ursprung in der Hafenstadt Marseille. Zwar schmeckt ein grünes Thai-Curry ganz anders als eine Bouillabaisse, doch werden die beiden Gerichte ähnlich zubereitet und stecken auch beide voller Eiweiß sowie antientzündlicher Wirkstoffe. Ich verwende immer hochwertige Currypasten (ohne Zucker und ohne Konservierungsmittel), um Zeit zu sparen – so lässt sich auch diese köstliche Mahlzeit mühelos unter der Woche zubereiten.

1 Das Kokosöl in einen großen Topf geben und bei mittlerer Temperatur zerlassen. Die Currypaste hineingeben und unter Rühren 1 Minute anbraten.

2 Paprika und Zuckerschoten hinzufügen und 3 bis 4 Minuten mitbraten.

3 Kokosmilch, 200 Milliliter heißes, aber nicht mehr kochendes Wasser, Fischsauce sowie Sojasauce angießen und alles unter gelegentlichem Rühren 5 Minuten leise köcheln lassen. Mit mehr Soja- oder Fischsauce abschmecken.

4 Garnelen sowie Erbsen in den Topf geben und 5 Minuten in der Sauce mitköcheln lassen. Mit Thai-Basilikum bestreut sowie mit Limettensaft beträufelt servieren.

Protein-Boost

Mehr Garnelen, weißfleischigen Fisch oder marinierten Tempeh zugeben.

Protein 27,3 g

Ballaststoffe 8,1 g

Pflanzenpunkte 4,75

Schnelles Schwarzkohlcurry mit Linsen

Vorbereitung: 10 Minuten + Einweichzeit
Zubereitung: 30 Minuten

Für 2 Portionen

- 1 EL Olivenöl
- 5 cm frischer Ingwer, geschält und gerieben
- 1 TL Kreuzkümmelsamen
- 1 TL Senfkörner
- 1 TL Fenchelsamen
- 1 TL Chiliflocken + etwas mehr zum Bestreuen (optional)
- 1 TL gemahlene Kurkuma
- 100 g rote Linsen (Masoor Dal), 20 Minuten eingeweicht, gründlich abgespült und abgetropft
- 200 g fester Tofu, gut abgetropft und fein gewürfelt
- Salz
- Pfeffer
- 400 ml Kokosmilch aus der Dose
- 250 g Beluga-Linsen, gegart
- 100 g Schwarzkohl, von groben Stielen befreit, Blätter grob gehackt
- Saft von 1 Limette

Ich liebe es, verschiedene Hülsenfrüchte in einem Gericht zu vereinen. Jede von ihnen bringt ihren eigenen Geschmack und ihre individuelle Konsistenz mit – und natürlich ihre eigenen Phytonährstoffe, die die Mahlzeit für unsere Darmmikroben besonders vielfältig machen. Beluga- und rote Linsen sowie Tofu verleihen dem Curry eine einzigartige Reichhaltigkeit, während die Gewürze beim Verdauen der Hülsenfrüchte helfen. Vor allem Fenchel und Kreuzkümmel zeichnen sich durch ihre karminativen Eigenschaften aus.

1 Das Olivenöl in einem großen Topf mit Deckel bei mittlerer bis niedriger Temperatur erhitzen. Den Ingwer hineingeben, 30 Sekunden unter Rühren andünsten, dann Kreuzkümmel-, Senf- und Fenchelsamen sowie Chiliflocken hinzufügen. 30 Sekunden mitdünsten und anschließend Kurkuma, rote Linsen sowie Tofu unterrühren. Mit Salz und Pfeffer würzen.

2 Kokosmilch, Beluga-Linsen und 150 Milliliter heißes, aber nicht mehr kochendes Wasser dazugeben und alles zum Köcheln bringen. Die Hitze auf niedrige Temperatur reduzieren und das Curry zugedeckt 20 Minuten köcheln lassen, bis die Linsen beginnen auseinanderzufallen. Dabei gelegentlich umrühren.

3 Das Curry falls nötig mit einem Spritzer Wasser auflockern. Den Schwarzkohl unterrühren und alles noch einmal großzügig mit Salz sowie Pfeffer würzen. Zugedeckt 3 bis 4 Minuten weitergaren.
Mit Limettensaft beträufelt und Chiliflocken bestreut servieren.

Protein-Boost

Mehr Tofu oder geröstete und gehackte Cashewkerne zugeben.

Protein 41,5 g

Ballaststoffe 14 g

Pflanzenpunkte 7

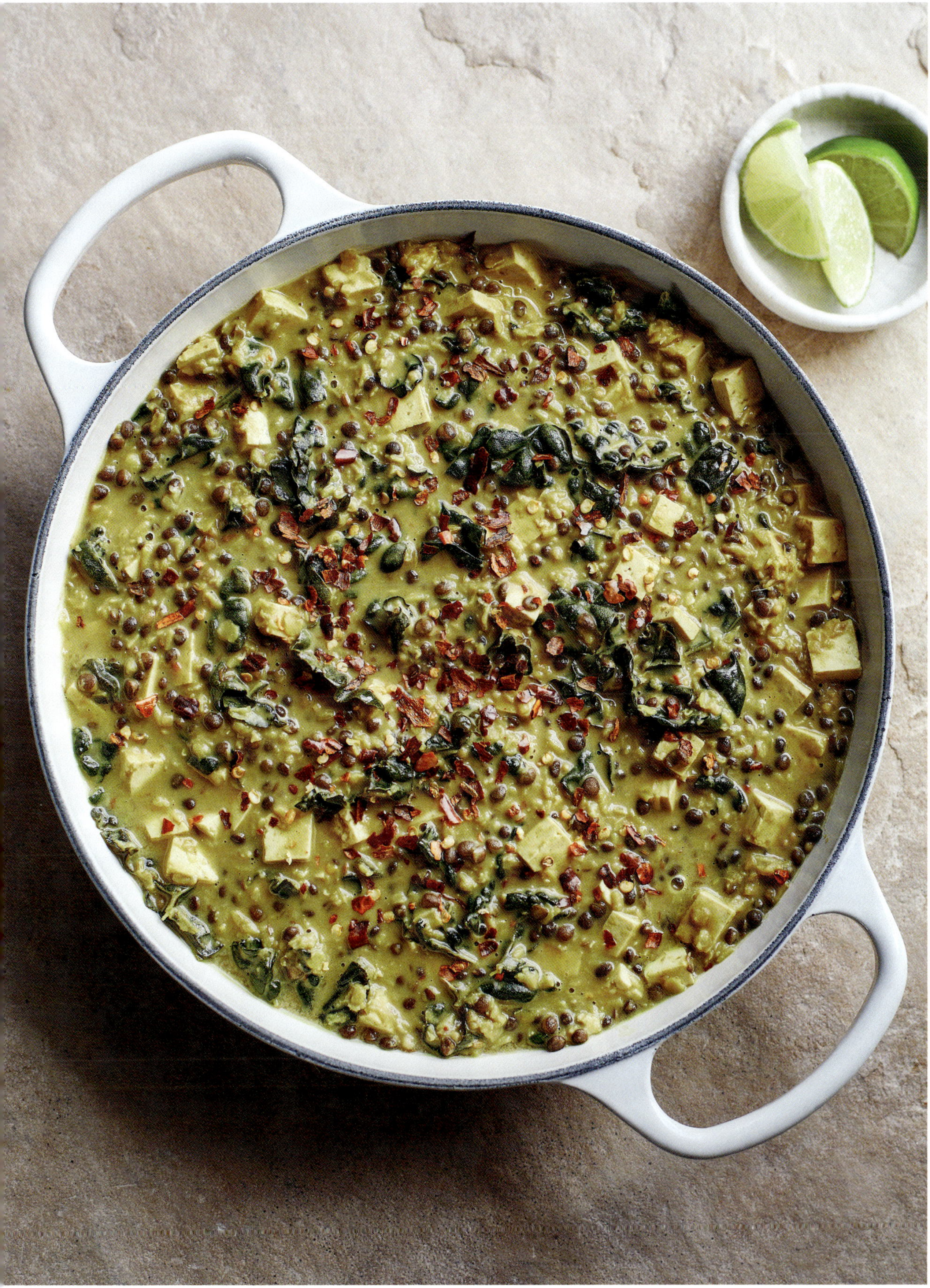

Rauchiges Kidneybohnen-Masala

Vorbereitung: 10 Minuten + Einweichzeit
Zubereitung: 30 Minuten

Für 4 Portionen

- 2 EL Olivenöl
- 100 g Gemüsezwiebel, abgezogen und fein gehackt
- 4 Knoblauchzehen, abgezogen und gerieben
- 5 cm frischer Ingwer, geschält und gerieben
- Salz
- Pfeffer
- 100 g rote Linsen (Masoor Dal), 20 Minuten eingeweicht, gründlich abgespült und abgetropft
- 1 TL gemahlene Kurkuma
- 2 TL geräuchertes Paprikapulver
- 400 g Kidneybohnen aus der Dose
- 400 g ganze, geschälte Tomaten aus der Dose
- 2 EL Tomatenmark
- 100 g Spinat, gehackt
- 200 g Räuchertofu, in 1 cm große Würfel geschnitten
- 2 TL Garam Masala
- 2 EL Naturjoghurt

Protein-Boost

Mehr Tofu, rote Linsen oder Cashewkerne zugeben. Geröstete Erdnüsse oder Paneer funktionieren auch gut.

Dieses Curry bereite ich unter der Woche häufiger zu, wenn ich es mal wieder nicht zum Einkaufen geschafft habe, denn dafür muss man nicht allzu viele frische Zutaten im Haus haben. Die meisten Gewürze stehen bei mir immer im Regal, und auch wenn Sie nicht alle zur Hand haben, schmeckt das Gericht immer noch super. Ich versuche, pro Woche einige fleischlose Tage einzulegen – was mit diesem ballaststoffreichen, die Darmgesundheit fördernden und proteinhaltigen Curry auf köstliche Weise gelingt.

1 Das Olivenöl in einem großen, schweren Topf mit Deckel bei mittlerer Temperatur erhitzen. Die Zwiebel hineingeben und in 6 Minuten weich dünsten. Knoblauch sowie Ingwer hinzufügen, mit Salz und Pfeffer würzen und unter Rühren 1 Minute mitdünsten.

2 Zunächst die Linsen, dann Kurkuma, Paprikapulver, Kidneybohnen mitsamt Flüssigkeit, Tomaten (über dem Topf mit den Händen zerdrücken), Tomatenmark und 100 Milliliter heißes, aber nicht mehr kochendes Wasser hinzufügen. Umrühren.

3 Die Mischung zum Köcheln bringen, die Hitze auf niedrige Temperatur reduzieren und das Curry zugedeckt unter gelegentlichem Rühren 10 bis 12 Minuten köcheln lassen, bis die Linsen gar sind. Falls nötig mehr Wasser angießen.

4 Spinat, Tofu sowie Garam Masala unterrühren. Alles zugedeckt einige weitere Minuten köcheln lassen, bis der Spinat zusammengefallen ist. Mit einem Löffel den Joghurt spiralförmig unterziehen und servieren.

Protein 21,2 g

Ballaststoffe 10 g

Pflanzenpunkte 7,75

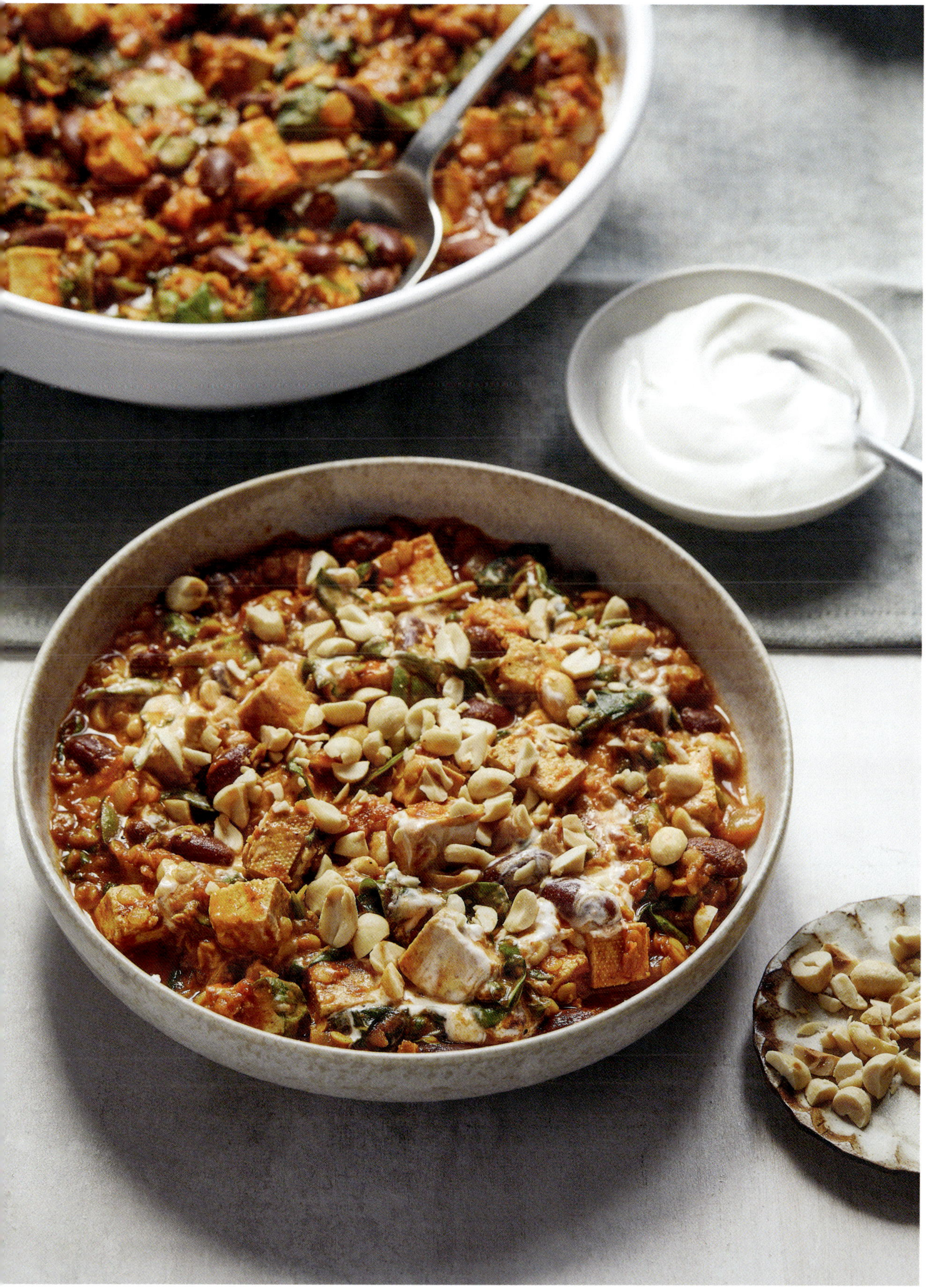

Seeteufel mit Harissa-Kichererbsen und Spinat

Vorbereitung: 5 Minuten
Zubereitung: 25 Minuten

Für
2 Portionen

400 g Kichererbsen aus der Dose
2 EL Harissa
2 TL Tomatenmark
2 Knoblauchzehen, abgezogen und fein gerieben
Salz
Pfeffer
200 g TK-Spinat, aufgetaut
300 g Seeteufel, in 3 cm große Stücke geschnitten

Außerdem
Saft von 1 Zitrone
20 g Petersilie, grob gehackt

Manchmal ist ein Glas hochwertiger Harissa alles, was man braucht, um aus wenigen Zutaten rasch eine köstliche Mahlzeit zu zaubern. Die präbiotischen Ballaststoffe der Kichererbsen halten die Darmmikroben funktionstüchtig, damit diese Metaboliten produzieren, die die Darmschleimhaut nähren und das Immunsystem ankurbeln. Der zurückhaltende Geschmack des Seeteufels passt ausgezeichnet zu Harissa und Tomatenmark. Dieses leichte Eintopfgericht macht auch größere Mengen satt. Um Abwechslung hineinzubringen, können Sie es auch mit weißen Bohnen oder grünen Linsen zubereiten.

1 Den Backofen auf 180 °C Umluft vorheizen.

2 Kichererbsen mitsamt Flüssigkeit, Harissa, Tomatenmark und Knoblauch in eine große, ofenfeste Pfanne geben. Großzügig mit Salz sowie Pfeffer würzen und bei mittlerer Temperatur zum Köcheln bringen. 6 bis 7 Minuten köcheln lassen, dabei gelegentlich vorsichtig umrühren.

3 Die Hitze auf niedrige bis mittlere Temperatur reduzieren, den Spinat in die Pfanne geben und alles unter gelegentlichem Rühren weitere 5 Minuten köcheln lassen.

4 Die Pfanne vom Herd nehmen, die Seeteufelstücke in die Kichererbsenmischung setzen und die Pfanne in den Ofen stellen. Den Seeteufel mit Harissa-Kichererbsen und Spinat 10 Minuten backen, bis der Fisch gar ist.

5 Mit Zitronensaft beträufelt und Petersilie bestreut servieren.

Protein-Boost

Mehr Fisch zugeben.

Protein
37,3 g

Ballaststoffe
12 g

Pflanzenpunkte 3,25

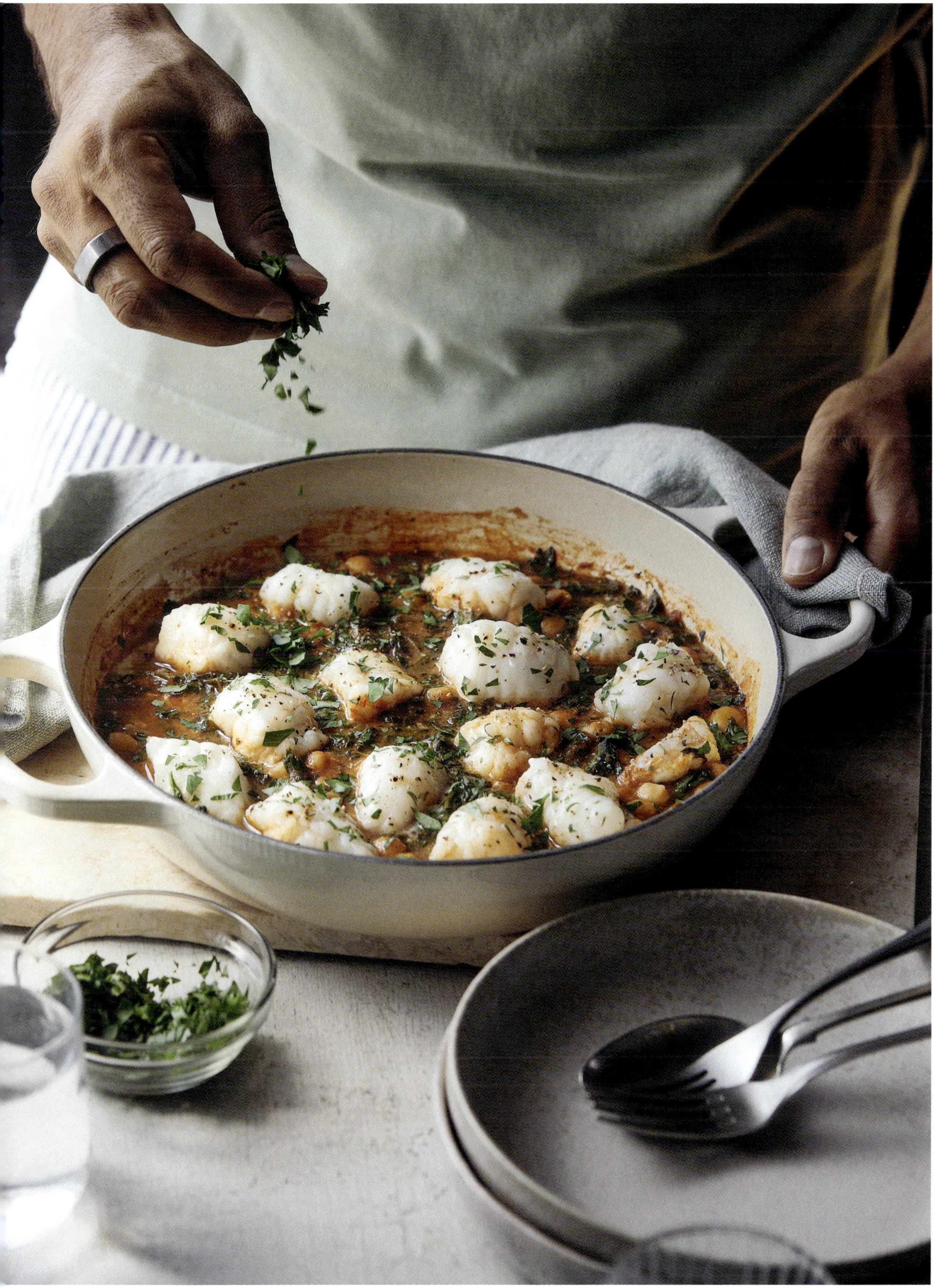

Fischeintopf mit weißen Bohnen und Feta

Vorbereitung: 5 Minuten
Zubereitung: 25 Minuten

Für 2 Portionen

200 g Mini-Rispentomaten, halbiert
2 EL Olivenöl
Salz
2 EL Harissa
50 g Feta
400 g weiße Bohnen aus dem Glas
200 g Seeteufel, in große Stücke geschnitten
100 g Spinat
30 g Pistazien, grob gehackt, zum Bestreuen

Habe ich Lust auf eine »faule, aber trotzdem gesunde« Mahlzeit, bereite ich aus diesen Zutaten einen leckeren kleinen Eintopf zu, der Körper und Seele guttut und im Handumdrehen auf dem Tisch steht. Die Pistazien enthalten antientzündliche Wirkstoffe wie Tannine und liefern einen herrlichen Farbkontrast zum satten Rot von Harissa und Tomaten, die ihrerseits darmfreundliche Polyphenole beisteuern.

1 Tomaten und Olivenöl in eine Pfanne mit Deckel geben, mit einer großzügigen Prise Salz würzen und bei mittlerer Temperatur erhitzen.

2 25 Milliliter Wasser angießen und alles zugedeckt 8 bis 10 Minuten kochen lassen, bis die Tomaten weich sind.

3 Harissa in die Pfanne geben, den Feta dazukrümeln und die weißen Bohnen mitsamt Flüssigkeit hinzufügen. Vorsichtig umrühren und alles zugedeckt weitere 4 bis 5 Minuten kochen lassen, bis der Käse geschmolzen und eine cremige Sauce entstanden ist.

4 Seeteufelstücke sowie Spinat in die Pfanne geben und den Eintopf zugedeckt noch einmal 8 Minuten kochen lassen, bis der Fisch gar ist.

5 Mit Pistazien bestreut servieren.

Protein-Boost

Mehr Fisch oder Pistazien zugeben.

Protein 33,6 g

Ballaststoffe 13,8 g

Pflanzenpunkte 4,5

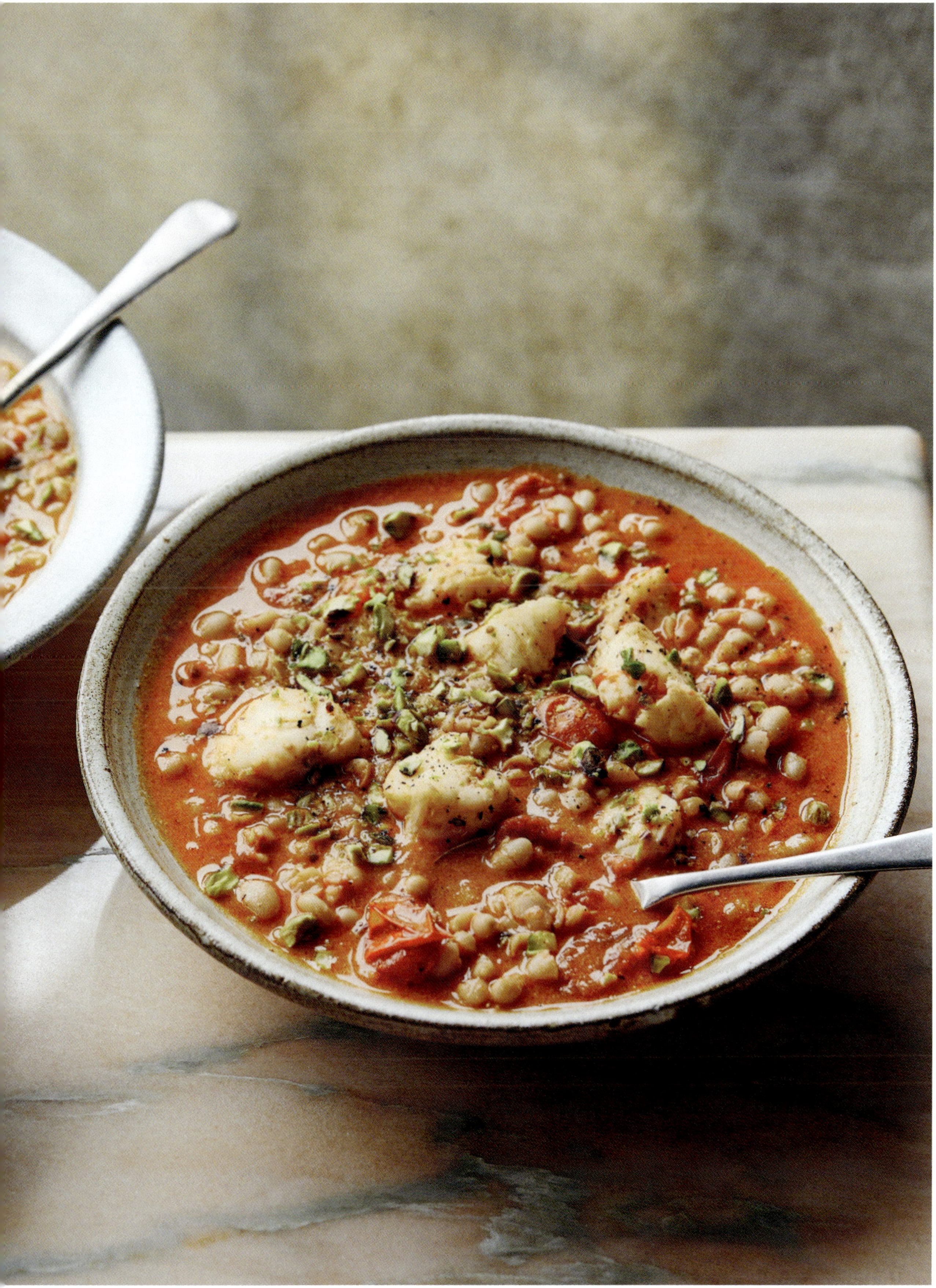

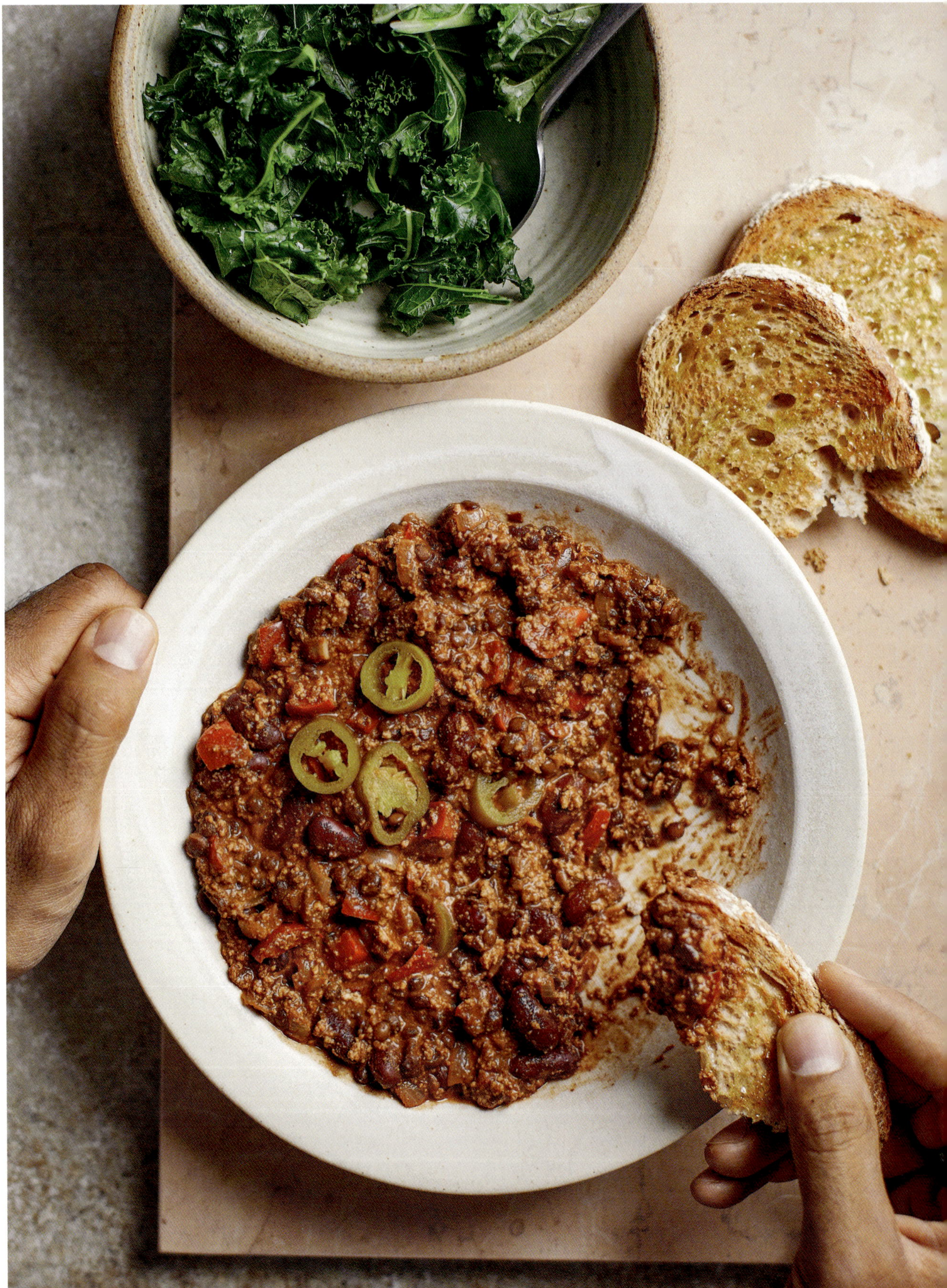

Kidneybohneneintopf mit Schokolade und Gewürzen

Vorbereitung: 15 Minuten
Zubereitung: 35 Minuten

Für
4 Portionen

2 EL Olivenöl + etwas mehr für den Grünkohl
150 g Zwiebeln, abgezogen und fein gehackt
100 g rote Paprikaschote, entkernt und fein gehackt
2 TL Kümmelsamen
1 TL Kreuzkümmelsamen
400 g fester Tofu, gut abgetropft und fein zerkrümelt
2 TL geräuchertes Paprikapulver
Salz & Pfeffer
2 EL Tomatenmark
1 EL gereifter Balsamicoessig
200 g Puy-Linsen, gegart
400 g Kidneybohnen aus der Dose
50 g Zartbitterschokolade, 75 % Kakaoanteil, fein gehackt

Außerdem

300 g Grünkohl ohne Stiele, grob gehackt
4 dicke Scheiben Roggenbrot, geröstet
40 g Jalapeños aus dem Glas, in Ringe geschnitten

Dieses Rezept ist von den Aromen eines Gulaschs inspiriert, es ergibt einen würzigen und vollwertigen Eintopf. Falls Sie es noch nicht wissen: Zartbitterschokolade in herzhaften Gerichten schmeckt einfach unglaublich. Die bittersüßen Polyphenole nehmen in Kombination mit den Gewürzen einen ganz anderen Geschmack an. Und alles zusammen ist entzündungshemmend, darmfreundlich und – dem Tofu sei Dank – ausgesprochen proteinreich. Aber damit immer noch nicht genug: Pikant-süß wird der Eintopf, wenn Sie die Zwiebeln zusätzliche 20 Minuten bei niedriger Temperatur schmoren lassen. Ich verwende festen Naturtofu, Räuchertofu passt aber auch sehr gut.

1 Das Olivenöl in einem Topf mit schwerem Boden bei niedriger bis mittlerer Temperatur erhitzen und die Zwiebeln in 10 Minuten darin dünsten. Die Paprikaschote dazugeben und etwa 3 Minuten mitbraten. Anschließend Kümmel- sowie Kreuzkümmelsamen unterrühren.

2 Tofu sowie Paprikapulver unterrühren und großzügig mit Salz und Pfeffer würzen. Alles 3 bis 4 Minuten unter Rühren braten, bis der Tofu rundum gewürzt ist.

3 Tomatenmark, Essig, Linsen und Bohnen mitsamt Flüssigkeit in den Topf geben. Die Bohnendose zur Hälfte mit Wasser füllen und dieses zur Mischung im Topf gießen. Umrühren und alles bei niedriger Temperatur 10 Minuten simmern lassen, bis sich die Aromen miteinander verbunden haben.

4 Die Schokolade in den Eintopf rühren und darin schmelzen lassen.

5 Die Grünkohlblätter in einen zweiten Topf geben, mit etwas Olivenöl beträufeln und bei niedriger Temperatur in etwa 4 Minuten zusammenfallen lassen.

6 Grünkohl, geröstetes Roggenbrot und Jalapeñoringe zum Eintopf servieren.

Protein-Boost

Mehr Tofu, Kürbiskerne oder Erdnussbutter zugeben. Grillhähnchenreste funktionieren auch gut.

Protein 28,8 g

Ballaststoffe 15,7 g

Pflanzenpunkte 10,25

Harissa, Honig und Linsen mit Seeteufel

Vorbereitung: 5 Minuten
Zubereitung: 30 Minuten

Für 4 Portionen

4 EL Harissa
2 Dosen Beluga- oder Puy-Linsen, insgesamt 800 g
2 EL Honig
3 EL Tomatenmark
600 g Seeteufel
200 g Erbsen, frisch oder TK und aufgetaut
200 g TK-Spinat, aufgetaut
2 EL Olivenöl
Salz

Außerdem

20 g Korianderblätter, fein gehackt
30 g Walnüsse, fein gehackt

Dieses einfache Eintopfgericht glänzt mit einer Vielfalt an Zutaten, darunter Linsen und Erbsen, die unsere Darmgesundheit fördern. Die Harissa-Paste liefert ordentlich Geschmack, wobei der Honig ihre Schärfe angenehm abmildert. Mit den Hülsenfrüchten und dem Fisch befindet sich der Eintopf im mediterranen Stil absolut auf der proteinreichen Seite, während das nicht zu knapp verwendete Gemüse seine antientzündliche Wirkung entfaltet.

1 Den Backofen auf 200 °C Umluft vorheizen.

2 Harissa, Linsen mitsamt Flüssigkeit, Honig und Tomatenmark in einen ofenfesten Topf mit Deckel geben, verrühren und bei mittlerer Temperatur erhitzen.

3 4 bis 5 Minuten kochen, anschließend den Seeteufel in die Linsenmischung legen und 5 Minuten mitkochen. Falls die Mischung zu trocken aussieht, etwas heißes Wasser zugeben. Erbsen sowie Spinat hinzufügen und 1 Minute unter Rühren mitgaren.

4 Mit etwas Olivenöl beträufeln und mit Salz würzen. Den Eintopf 15 Minuten im Ofen backen, bis der Fisch gar und auf der Oberseite goldfarben ist. Je nach Dicke des Fischstücks muss er vielleicht etwas länger im Ofen bleiben.

5 Mit Korianderblättern und gehackten Walnüssen bestreut servieren.

Protein-Boost

Mehr Seeteufel oder Linsen zugeben.

Protein 41,7 g

Ballaststoffe 12,1 g

Pflanzenpunkte 5

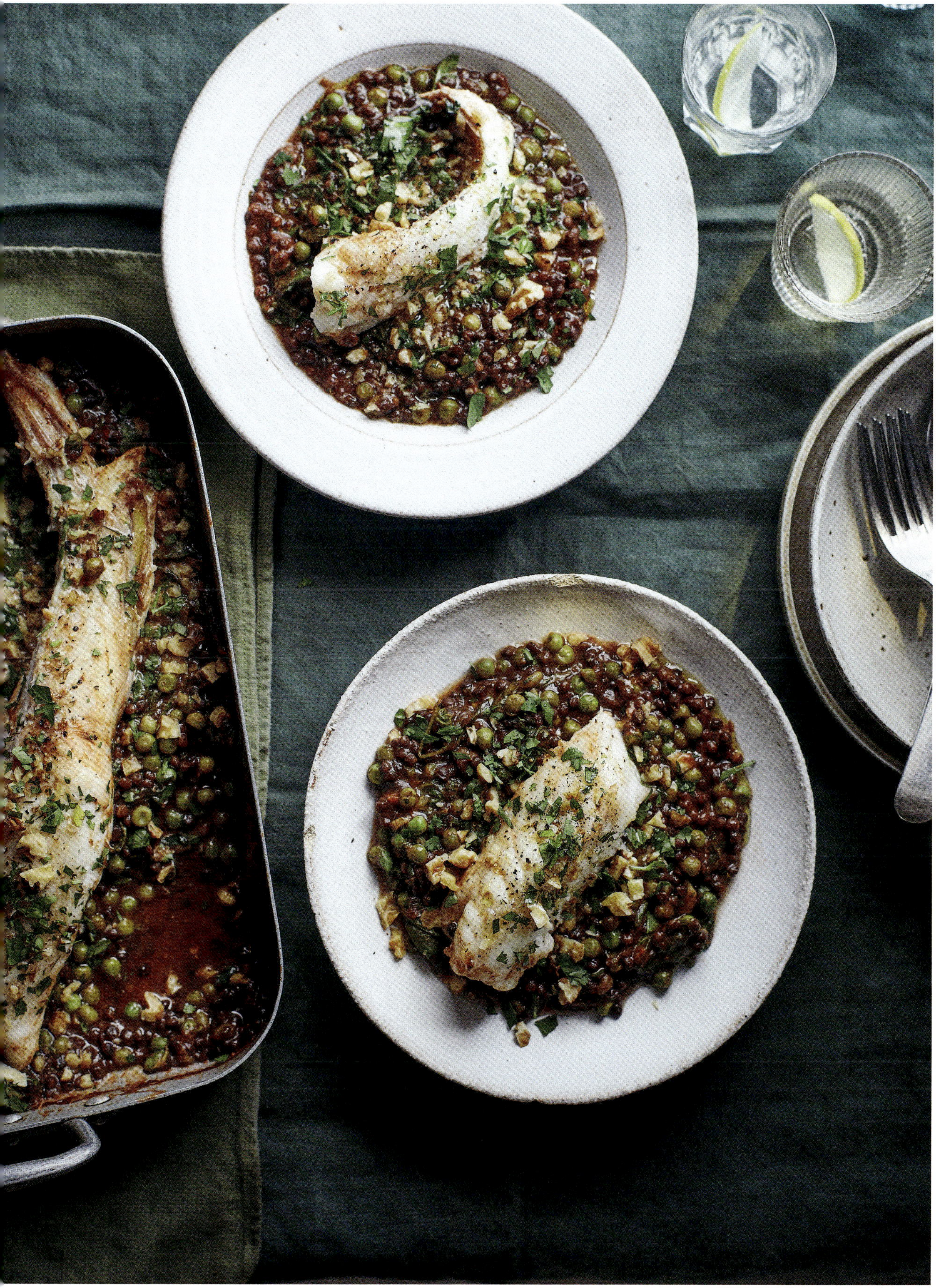

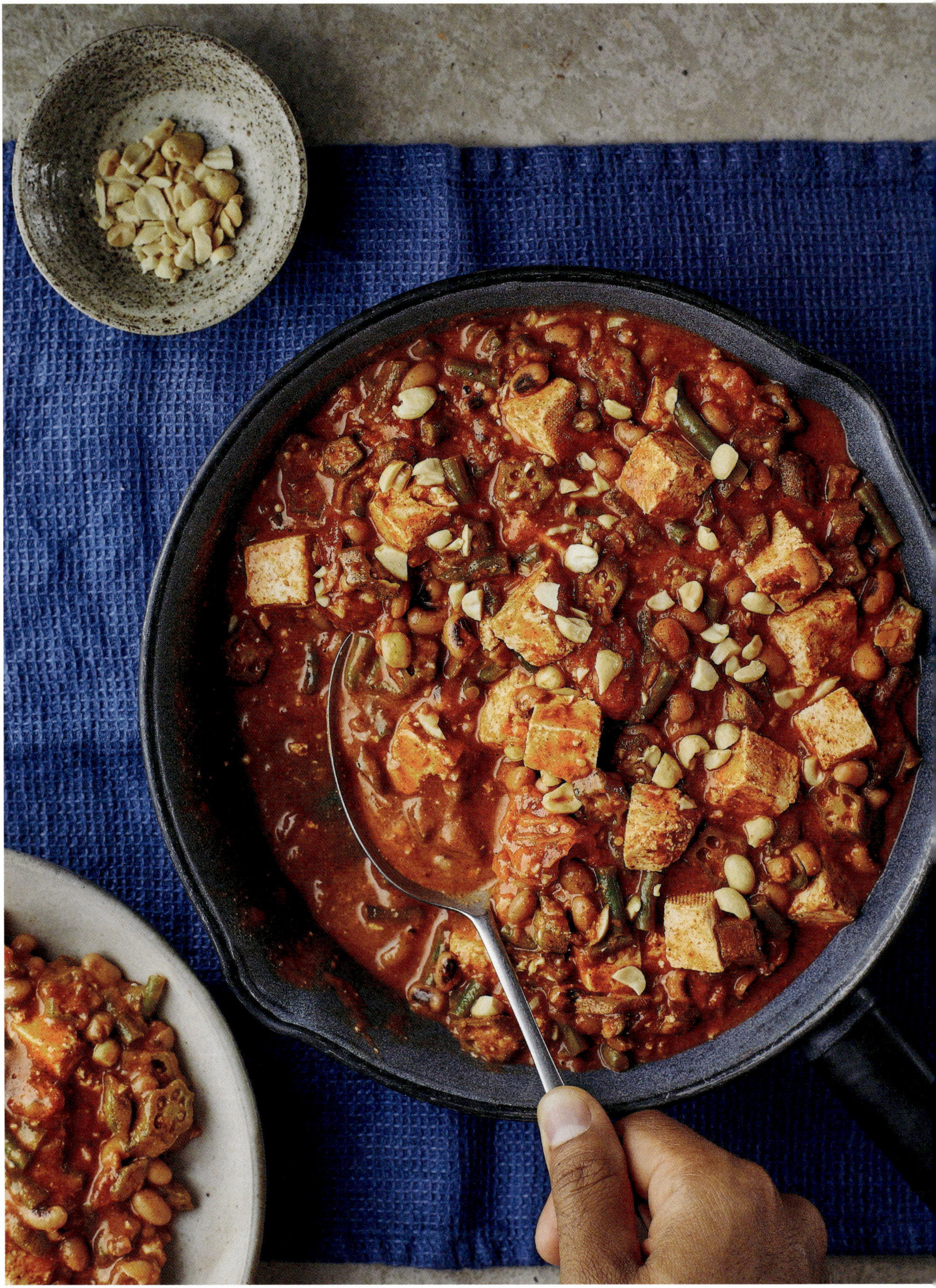

Okraeintopf mit Erdnüssen und Zimt

Vorbereitung: 5 Minuten
Zubereitung: 25 Minuten

Für
2 Portionen

2 EL Olivenöl
4 Knoblauchzehen, abgezogen und gerieben
200 g Okraschoten, in 1 cm dicke Stücke geschnitten
200 g extrafester Räuchertofu, abgegossen und in 1 cm große Würfel geschnitten
200 g junge grüne Bohnen, in 1 cm große Stücke geschnitten
1 TL Zimtpulver
2 TL geräuchertes Paprikapulver
Salz
Pfeffer
400 g Schwarzaugenbohnen aus der Dose
400 g geschälte Romatomaten aus der Dose
2 EL stückige Erdnussbutter
30 g Erdnüsse, geröstet und grob gehackt, zum Bestreuen

Wie gut sich Erdnussbutter in Currys macht, habe ich von einem Koch aus Simbabwe gelernt. Sie schmeckt darin nicht nur fantastisch, sondern bringt auch eine gesunde Portion Eiweiß und Fett mit, die man mit anderen Zutaten so kaum hinbekommt. Die Okraschoten verleihen dem Gericht Substanz und enthalten lösliche Ballaststoffe, die für eine funktionierende Darmbarriere sorgen und entzündungshemmend wirken. Sein rauchiges Aroma verdankt der Eintopf dem Paprikapulver und dem Tofu – eine köstliche Angelegenheit, die sich rasch auch unter der Woche zubereiten lässt.

1 Das Olivenöl in einer großen Pfanne mit Deckel bei mittlerer Temperatur erhitzen. Den Knoblauch hineingeben und unter Rühren 1 Minute braten, dann Okraschoten, Tofu sowie grüne Bohnen hinzufügen.

2 Alles 3 bis 4 Minuten garen und anschließend mit Zimt, Paprikapulver, Salz und Pfeffer würzen. 1 Minute unter Rühren weitergaren, damit die Gewürze ihre Aromen abgeben.

3 Schwarzaugenbohnen mitsamt Flüssigkeit sowie Tomaten (über der Pfanne mit den Händen zerdrücken) hinzufügen. 100 Milliliter Wasser angießen, die Mischung zum Köcheln bringen, dann die Erdnussbutter unterrühren. Die Hitze auf niedrige Temperatur reduzieren und den Eintopf zugedeckt 12 bis 15 Minuten köcheln lassen. Falls nötig noch einen Spritzer Wasser zugeben.

4 Den Okraeintopf mit gehackten Erdnüssen bestreut servieren.

Protein-Boost

Mehr Tofu oder Erdnussbutter zugeben. Grillhähnchenreste funktionieren hier auch gut.

Protein 40,5 g

Ballaststoffe 21,6 g

Pflanzenpunkte 8

DREI IDEEN FÜR NUSS- UND SAMENBUTTER

1. In Currys

Bei der Zubereitung von Currys, insbesondere indischen Currys und Currys im afrikanischen Stil, bei denen Tomaten verwendet werden, wirkt 1 Esslöffel cremige Erdnussbutter wahre Wunder. Sie verleiht dem Curry Substanz und bringt neben viel Eiweiß auch gesunde, entzündungseindämmende Fette mit.

2. In Wokgerichten

Sesampaste oder Mandelmus als Basis für Wokgerichte sorgt für zusätzliches Protein und gesunde Fette. Darüber hinaus ergibt die Samen- oder Nussbutter ein unvergleichliches Aroma und macht die Sauce dicker, vor allem in Kombination mit Fisch- oder Sojasauce.

3. In Saucen

Etwas Samen- oder Nussbutter in Saucen zu mixen stellt eine ausgezeichnete Möglichkeit dar, diesen einen kleinen Proteinschub zu verpassen; so können Sie Ihren täglichen Eiweißbedarf beinahe mühelos decken. Sie bekommen die Nährstoffe natürlich auch mit der Nussbutter allein, etwa mit Pistazienmus auf griechischem Joghurt mit Beeren. Oder Sie verwenden sie mit etwas Zimtpulver als Dip für Birne und Apfel oder als Topping für gefrorenen Joghurt – eine wahre Geschmacksbombe!

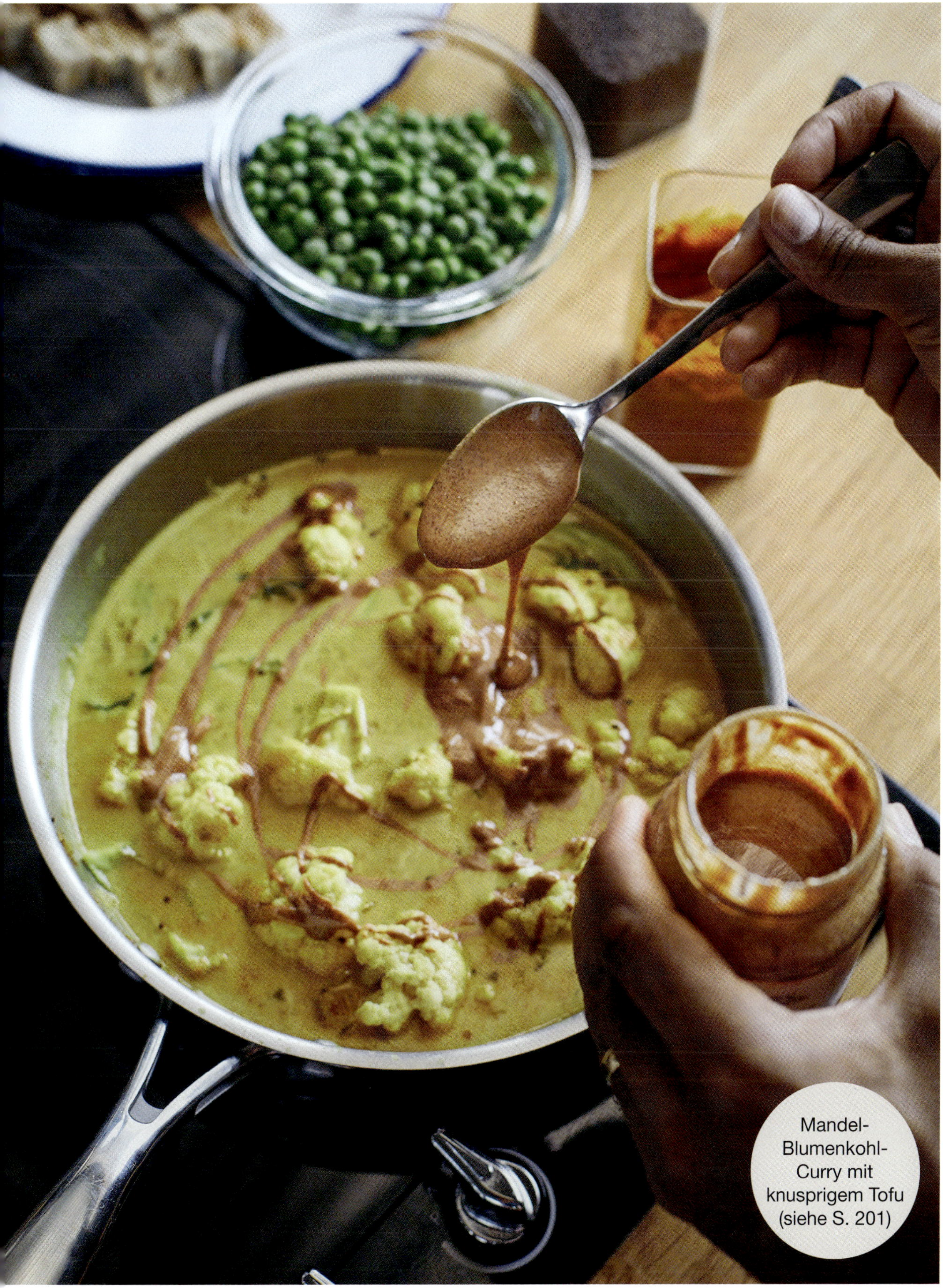

Mandel-Blumenkohl-Curry mit knusprigem Tofu (siehe S. 201)

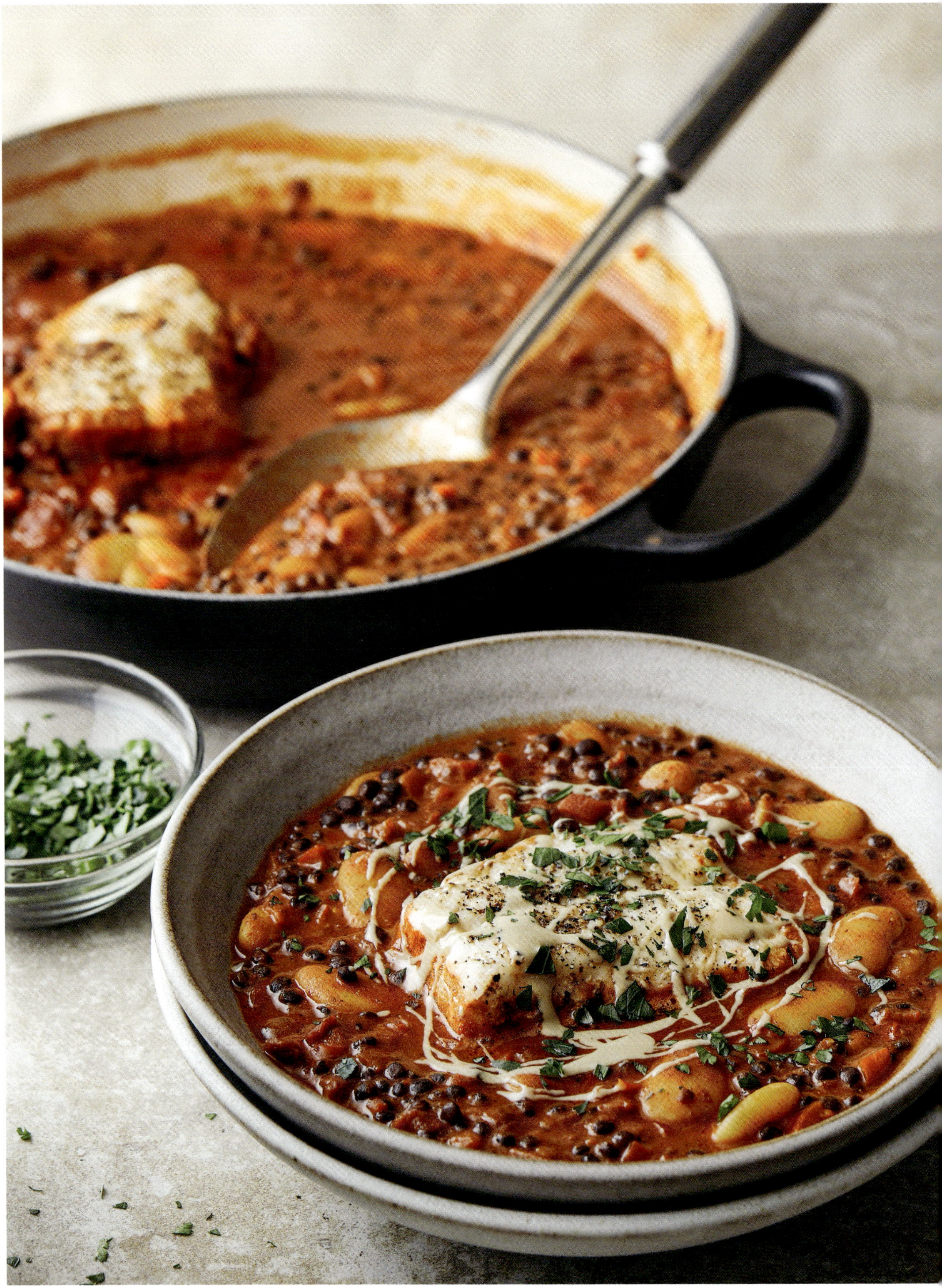

Tomaten-Paprika-Bohnen mit Seehechtfilet

Vorbereitung: 5 Minuten
Zubereitung: 40 Minuten

Für 2 Portionen

- 2 EL Olivenöl
- 150 g rote Paprikaschote, entkernt und fein gewürfelt
- 30 g sonnengetrocknete Tomaten, gehackt
- 2 TL geräuchertes Paprikapulver
- 1 EL gereifter Balsamicoessig
- 25 g Hefeflocken
- Salz
- Pfeffer
- 200 g passierte Tomaten
- 250 g Beluga-Linsen, gegart
- 400 g Limabohnen aus der Dose
- 200 g Seehechtfilet ohne Haut
- 3 EL Tahini
- 10 g Petersilie, fein gehackt

Wann immer ich mir mehr Aroma in einem Gericht wünsche, greife ich zu sonnengetrockneten Tomaten. Sie schmecken nicht nur tomatiger als Tomaten, sondern bringen auch einen herrlichen Umamigeschmack sowie reichlich Polyphenole mit, die stark antioxidativ wirken. Tatsächlich könnten sie das Risiko für bestimmte Krebserkrankungen und altersbedingte Augenkrankheiten reduzieren. In Kombination mit geräuchertem Paprikapulver, gereiftem Balsamicoessig und Hefeflocken kommt es hier zu einer regelrechten Geschmacksexplosion, die ausgezeichnet mit den darmfreundlichen Beluga-Linsen, den Limabohnen und dem Fisch harmoniert.

1 Das Olivenöl in einem großen Schmortopf mit Deckel bei mittlerer Temperatur erhitzen. Paprikawürfel hineingeben und 10 bis 12 Minuten braten.

2 Sonnengetrocknete Tomaten, Paprikapulver, Essig und Hefeflocken dazugeben, mit Salz sowie Pfeffer würzen und unter Rühren 1 Minute mitbraten.

3 Passierte Tomaten, Linsen, Bohnen und 100 Milliliter Wasser hinzufügen, zum Köcheln bringen und alles unter gelegentlichem Rühren 15 Minuten köcheln lassen.

4 Den Seehecht leicht mit Salz sowie Pfeffer würzen und anschließend in die köchelnde Tomatenmischung legen. Zugedeckt 5 bis 6 Minuten mitgaren.

5 Die Tomaten-Paprika-Bohnen mit Seehechtfilet mit Tahini beträufelt und mit Petersilie bestreut servieren.

Protein-Boost

Mehr Seehecht, Tahini oder Linsen zugeben.

Protein 50,2 g

Ballaststoffe 23 g

Pflanzenpunkte 6,75

Süß-scharfer Lachs mit geröstetem Blumenkohl

Vorbereitung: 10 Minuten + Marinierzeit
Zubereitung: 55 Minuten

Für 4 Portionen

Für den süß-scharfen Lachs
- 3 EL dunkle Sojasauce
- 1 EL Reisessig
- 1 EL brauner Zucker oder Kokosblütenzucker
- 1 TL Chilipulver
- ½ TL Zimtpulver
- 500 g Lachsfilet mit Haut, in 4 cm große Würfel geschnitten

Für den gerösteten Blumenkohl
- 400 g Blumenkohl, in Röschen geteilt
- 200 g rote Zwiebeln, abgezogen und in Spalten geschnitten
- 200 g grüne Paprikaschote, entkernt und in größere Stücke geschnitten
- 2 EL Reisessig
- 1 EL Olivenöl
- 400 g Beluga-Linsen aus der Dose, abgegossen und abgespült

Außerdem
- 20 g Sesamsamen
- 30 g Korianderblätter, fein gehackt

Der Zucker in der Marinade karamellisiert bei der Zubereitung und sorgt so für den köstlichen süß-scharfen Geschmack, der ganz wunderbar zum buttrig weichen Lachs passt. Blumenkohl, ein Gemüse der Gattung Brassica, ergibt gemeinsam mit den Omega-3-Fettsäuren des Fischs und den Ballaststoffen der Linsen ein phänomenal gesundes Gericht, das allen Liebhabern der asiatischen Küche schmecken wird. Dieser Eintopf lässt sich nicht nur schnell auf den Tisch zaubern, er erfordert auch minimalen Abwasch.

1 Sojasauce, Reisessig, Zucker und Chili- sowie Zimtpulver in einer großen Schüssel verrühren. Die Lachswürfel in der Marinade wenden und zugedeckt mindestens 20 Minuten, besser aber 1 Stunde im Kühlschrank ziehen lassen.

2 Nach der Marinierzeit den Backofen auf 200 °C Umluft vorheizen.

3 Blumenkohlröschen, Zwiebelspalten und grüne Paprika auf einem Backblech verteilen. Reisessig sowie Olivenöl darübergießen und alles von Hand gründlich vermengen. Das Gemüse 30 Minuten im Ofen rösten, dabei nach der Hälfte der Garzeit wenden. Das Blech aus dem Ofen nehmen und die Lachsmarinade über das Gemüse gießen, die Lachsstücke jedoch in der Schüssel lassen. Das Blech wieder in den Ofen schieben und das Gemüse weitere 10 Minuten rösten.

4 Das Blech erneut aus dem Ofen nehmen, die Linsen unter das Gemüse rühren und den Lachs auf das Gemüse legen. Alles noch einmal 8 Minuten im Ofen garen. Der Lachs sollte leicht karamellisieren, die Garflüssigkeit sollte dunkel und klebrig sein.

5 Mit Sesamsamen und Korianderblättern bestreut servieren.

Protein-Boost

Mehr Fisch zugeben.

Protein 38,2 g

Ballaststoffe 8,3 g

Pflanzenpunkte 5

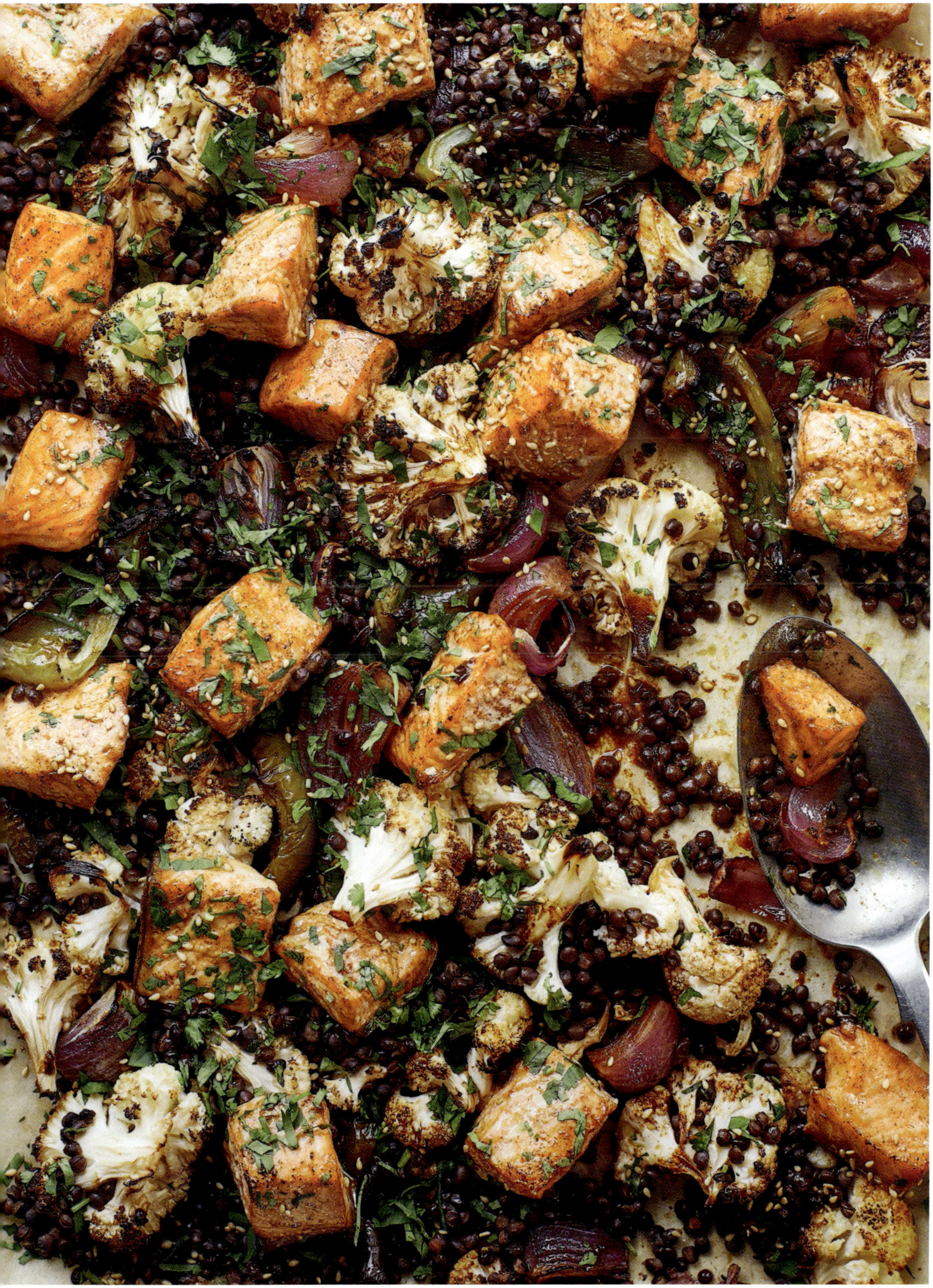

Kokos-Fisch-Curry für Faule

Vorbereitung: 5 Minuten
Zubereitung: 25 Minuten

Für 2 Portionen

1 EL Olivenöl
15 g frischer Ingwer, geschält und gerieben
2 TL Senfkörner
10–12 Curryblätter
1 TL gemahlene Kurkuma
1 TL Kashmiri-Chilipulver oder edelsüßes Paprikapulver
200 g Erbsen, frisch oder TK und aufgetaut
400 g grüne Linsen aus der Dose, abgegossen und abgespült
100 g TK-Spinat, aufgetaut
400 ml Kokosmilch aus der Dose
Salz
Pfeffer
350 g Schellfischfilet ohne Haut, in 5 cm große Stücke geschnitten
fein abgeriebene Schale und Saft von 1 Bio-Limette
2 TL getrocknete Bockshornkleeblätter oder frische Korianderblätter (optional)

Dieses Gericht bereite ich zu, wenn ich meine Frau mit großer Kochkunst bei minimalem Aufwand beeindrucken will – und bin jedes Mal selbst beeindruckt von der Wirkung der nährstoffreichen Gewürze, die schlichte Kokosmilch in eine herrlich aromatische Sauce für den Fisch verwandeln. Wirklich: Einfacher geht's nicht, zumal die meisten Zutaten wahrscheinlich ohnehin im Vorratsschrank stehen. Das Einzige, was ganz frisch sein sollte, ist der Fisch, den Sie auch durch einen anderen weißfleischigen Fisch ersetzen können. Statt der Bockshornkleeblätter können Sie zum Bestreuen auch Koriander verwenden, allerdings variiert dieser erheblich im Geschmack.

1 Das Olivenöl in eine große Pfanne geben und bei mittlerer Temperatur erhitzen. Ingwer, Senfkörner sowie Curryblätter hineingeben und etwa 1 Minute in dem Öl anrösten, bis die Senfkörner zu knacken beginnen.

2 Mit Kurkuma sowie Chilipulver bestäuben und Erbsen sowie Linsen unterrühren. Den Spinat dazugeben, Kokosmilch und 150 Milliliter heißes, aber nicht mehr kochendes Wasser angießen und die Mischung zum Köcheln bringen. Die Hitze auf niedrige Temperatur reduzieren und alles unter gelegentlichem Rühren 10 Minuten köcheln lassen, damit sich die Aromen vermischen können. Mit Salz sowie Pfeffer würzen.

3 Den Fisch in der Hälfte des Limettensafts wenden und ins köchelnde Kokoscurry geben. 6 bis 8 Minuten mitgaren, bis er glasig wird und auseinanderzufallen beginnt. Mit Bockshornkleeblättern sowie Limettenschale bestreut und mit dem restlichen Limettensaft beträufelt servieren.

Protein-Boost

Mehr Schellfisch oder Linsen zugeben.

Protein 51,2 g

Ballaststoffe 12 g

Pflanzenpunkte 6

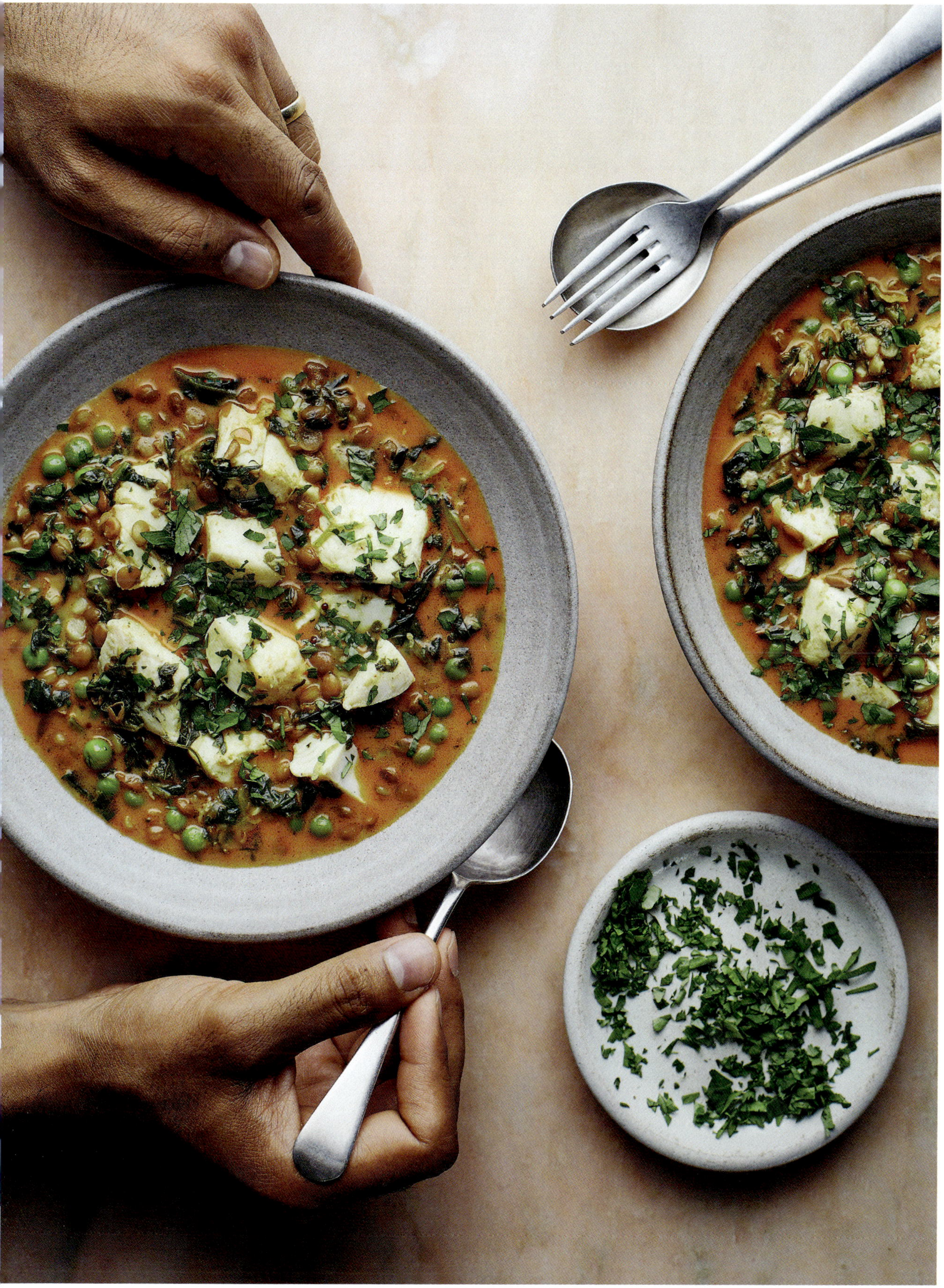

Bohnen und Linsen mit Nachos

Vorbereitung: 10 Minuten
Zubereitung: 35 Minuten

Für 2 Portionen

2 EL Olivenöl
200 g rote Zwiebeln, abgezogen und fein gewürfelt
200 g rote Paprikaschote, entkernt und fein gewürfelt
5 Knoblauchzehen, abgezogen und fein gehackt
Salz
Pfeffer
2 TL geräuchertes Paprikapulver
1 TL Kreuzkümmelsamen
1 TL Zimtpulver
2 EL Rohkakao
400 g schwarze Bohnen aus der Dose
250 g Beluga-Linsen, gegart
2 TL Rohhonig

Außerdem

150 g Nachochips
abgeriebene Schale und Saft von 1 Bio-Limette
50 g fettreduzierter Feta, zerkrümelt
1 Avocado, halbiert, entkernt, geschält und in dünne Scheiben geschnitten
50 g Mini-Rispentomaten, halbiert

Protein-Boost

Mehr Käse oder Linsen zugeben.

Mit diesem Gericht verneige ich mich vor dem traditionellen Bohneneintopf aus dem mexikanischen Bundesstaat Oaxaca, den ich im Rahmen meines medizinischen Wahlfachs besuchte. Rohkakao und geräuchertes Paprikapulver in einem Gericht hatte ich davor noch nie probiert – ich war sofort angefixt. Der Kakao verleiht diesem Bohnen-Linsen-Eintopf ein komplexes, säuerliches Aroma, das durch einen Hauch von Honig abgerundet wird. Die gesundheitlichen Vorzüge des Kakaos reichen von herzschützenden bis zu gehirnfunktionssteigernden Eigenschaften, auch deshalb verwende ich ihn gern und oft. Die Gewürze steuern eine antientzündliche Wirkung bei, und die schwarzen Bohnen haben den höchsten Proteingehalt aller Bohnen, was aus dem schlichten Gericht nun endgültig ein außergewöhnliches macht.

1 Einen großen Topf bei niedriger bis mittlerer Temperatur erhitzen und das Olivenöl hineingeben. Zwiebeln, Paprika sowie Knoblauch darin andünsten, mit Salz und Pfeffer würzen und alles 15 bis 20 Minuten unter gelegentlichem Rühren garen.

2 Paprikapulver, Kreuzkümmelsamen, Zimtpulver und Rohkakao hinzufügen und 1 Minute mitdünsten. Bohnen mitsamt Flüssigkeit, Linsen, Honig und 200 Milliliter heißes, aber nicht mehr kochendes Wasser unterrühren. Alles weitere 15 Minuten köcheln lassen, um die Aromen zu intensivieren.

3 Die Nachochips auf einer Servierplatte verteilen, die Bohnenmischung daraufgeben und mit Limettenschale sowie Käse bestreuen. Mit Limettensaft beträufelt sowie nach Belieben mit etwas mehr Paprikapulver bestäubt servieren. Die Avocadoscheiben und halbierten Rispentomaten dazu servieren.

Protein 36,9 g | Ballaststoffe 26,4 g | Pflanzenpunkte 7,5

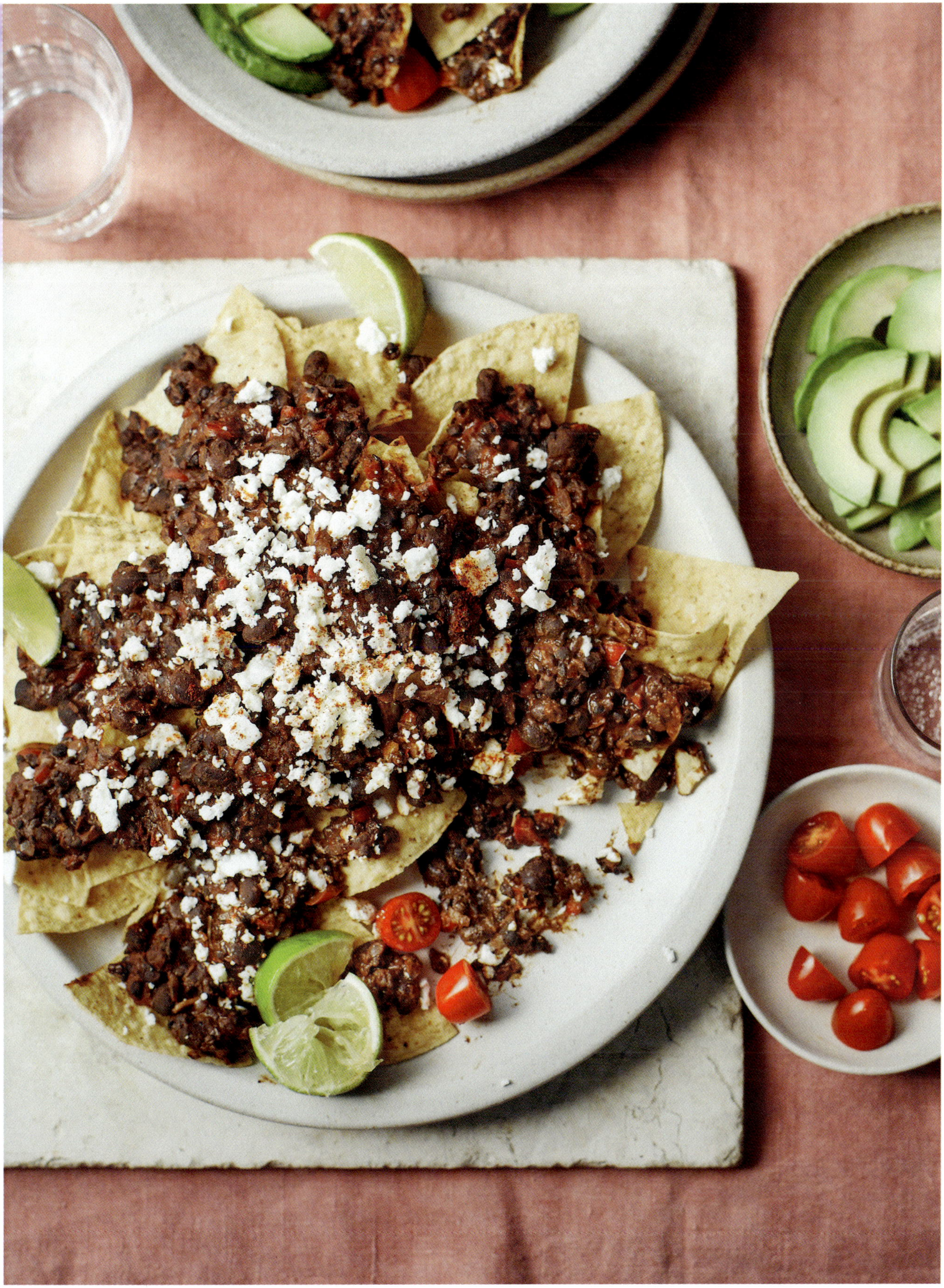

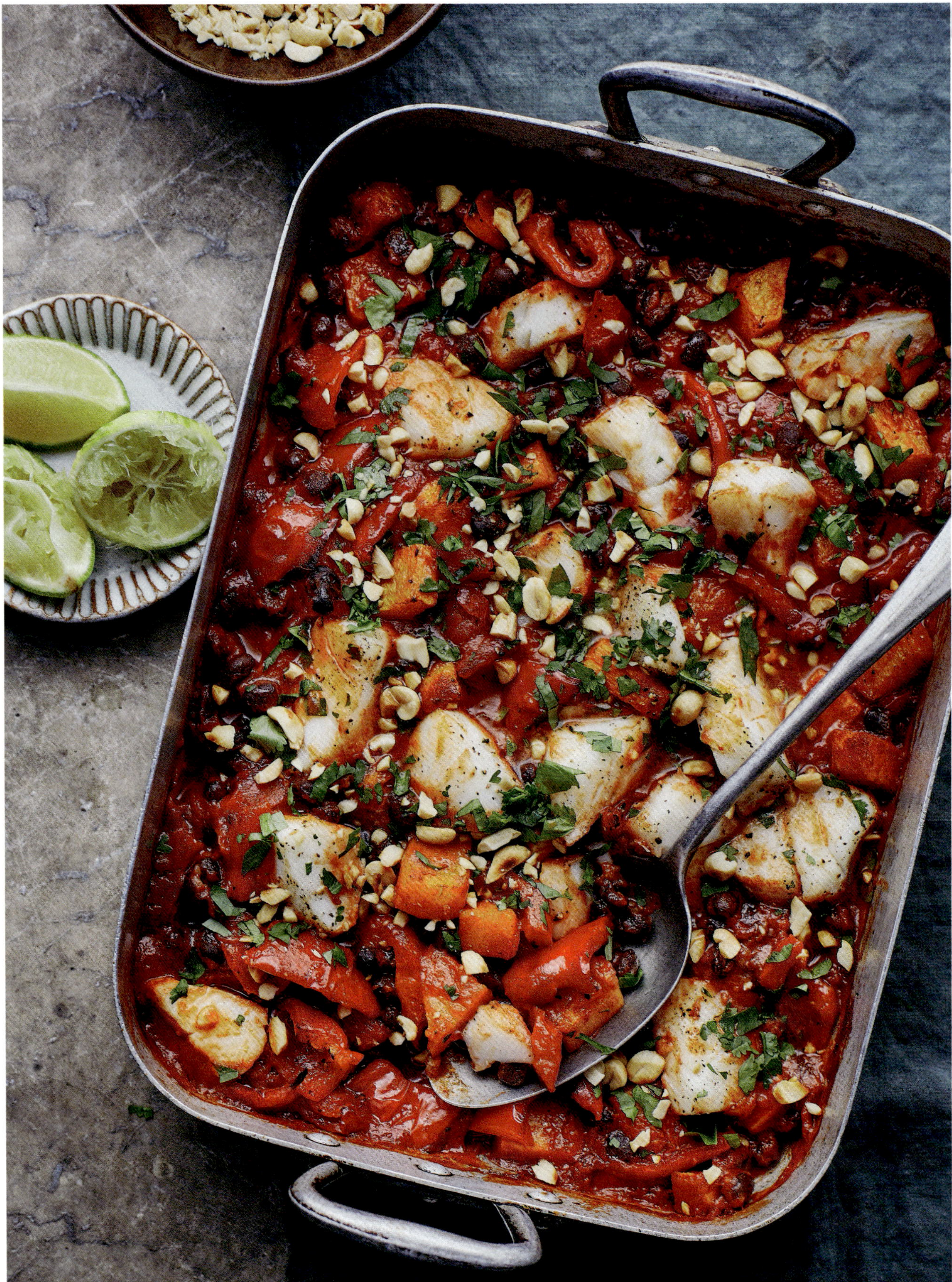

Kabeljauauflauf mit Gochujang und gerösteten Erdnüssen

Vorbereitung: 10 Minuten
Zubereitung: 45 Minuten

Für 2 Portionen

250 g Butternusskürbis, in 3 cm große Würfel geschnitten
200 g rote Paprikaschote, entkernt und in 3 cm große Stücke geschnitten
Salz
Pfeffer
2 EL Olivenöl
300 g passierte Tomaten
1–2 EL Gochujang
400 g schwarze Bohnen aus der Dose, abgegossen und abgespült
300 g Kabeljaufilet, in 3 cm große Stücke geschnitten

Außerdem
Saft von 1 Limette
10 g Korianderblätter, gehackt (optional)
40 g Erdnüsse, geröstet und gehackt

Dieser supereinfache Auflauf wird durch die schlichte Zugabe von Gochujang zur Aromenbombe. Natürliche Süße steuert der geröstete Kürbis bei, die schwarzen Bohnen und die Erdnüsse ergänzen den Fisch mit zusätzlichem Protein und Ballaststoffen. Wenige Zutaten, wenig Abwasch – das perfekte Unter-der-Woche-Abendessen für zwei.

1 Den Backofen auf 200 °C Umluft vorheizen.

2 Kürbis und Paprika auf ein tiefes Backblech geben, großzügig mit Salz sowie Pfeffer würzen und mit 1 Esslöffel Olivenöl beträufeln. Mit den Händen gründlich vermengen und das Gemüse anschließend 25 Minuten im Ofen rösten. Nach der Hälfte der Garzeit wenden.

3 Passierte Tomaten und Gochujang in einer Schüssel verrühren, dann die schwarzen Bohnen unterrühren. Die Mischung auf das Gemüse geben, alles gründlich vermengen und weitere 8 Minuten im Ofen rösten.

4 Den Fisch in die Bohnen-Gemüse-Mischung setzen, mit dem restlichen Olivenöl beträufeln, mit Salz sowie Pfeffer würzen und 8 Minuten im Ofen mitgaren.

5 Mit Limettensaft beträufelt sowie mit Korianderblättern und gerösteten Erdnüssen bestreut servieren.

Protein-Boost

Mehr Fisch oder Erdnüsse zugeben.

Protein 47,3 g

Ballaststoffe 12,5 g

Pflanzenpunkte 6

Süße Frühlings-Harissa-Bohnen mit Pecorino

Vorbereitung: 10 Minuten
Zubereitung: 15 Minuten

Für 2 Portionen

- 2 EL Olivenöl
- 100 g Gemüsezwiebel, abgezogen und fein gehackt
- 4 Knoblauchzehen, abgezogen und in dünne Scheiben geschnitten
- 200 g Zucchini, in kleine Stücke geschnitten
- 150 g grüner Spargel, holzige Enden entfernt, die Stangen in dünne Scheiben geschnitten, die Spitzen ganz gelassen
- 100 g Grünkohl, von groben Stielen befreit, Blätter grob gehackt
- 400 g weiße Bohnen aus der Dose
- 1 EL Harissa
- Salz
- Pfeffer
- 50 g Pecorino, grob gerieben
- 10 g Dill, fein gehackt
- 2 TL Honig zum Beträufeln

Die Zutaten, die normalerweise mit Spargel kombiniert werden, dienen dazu, die subtilen Aromen des Gemüses voll zur Geltung zu bringen. Ich glaube aber, dass ein Hauch Schärfe durch Harissa und etwas Salzigkeit durch Pecorino auch nicht schaden können. Vielleicht können Sie sich im Moment nicht vorstellen, dass auch Spargel und Grünkohl zusammenpassen, doch probieren Sie es aus – Sie werden überrascht sein.
Die drei grünen Gemüsesorten in diesem Gericht fördern die Darmgesundheit und dämmen potenzielle Entzündungen ein.

1 Das Olivenöl in eine große Pfanne geben und bei mittlerer Temperatur erhitzen. Die Zwiebel in 5 Minuten darin weich dünsten, dann den Knoblauch hinzufügen und 1 Minute mitbraten, bis er leicht bräunt.

2 Zucchini sowie Spargelstangen dazugeben und unter gelegentlichem Rühren in 3 bis 4 Minuten weich garen. Anschließend Grünkohl sowie Spargelspitzen unterrühren.

3 Bohnen mitsamt Flüssigkeit, Harissa und einen Spritzer Wasser dazugeben. Alles noch einmal gründlich verrühren und bei niedriger bis mittlerer Temperatur zum Köcheln bringen. 4 bis 5 Minuten köcheln lassen, bis das Gemüse gar ist. Mit Salz sowie Pfeffer würzen.

4 Zum Schluss Pecorino sowie Dill unterrühren und mit Honig beträufelt servieren.

Protein-Boost

Mehr weiße Bohnen zugeben.

Protein 24,5 g

Ballaststoffe 17,3 g

Pflanzenpunkte 6

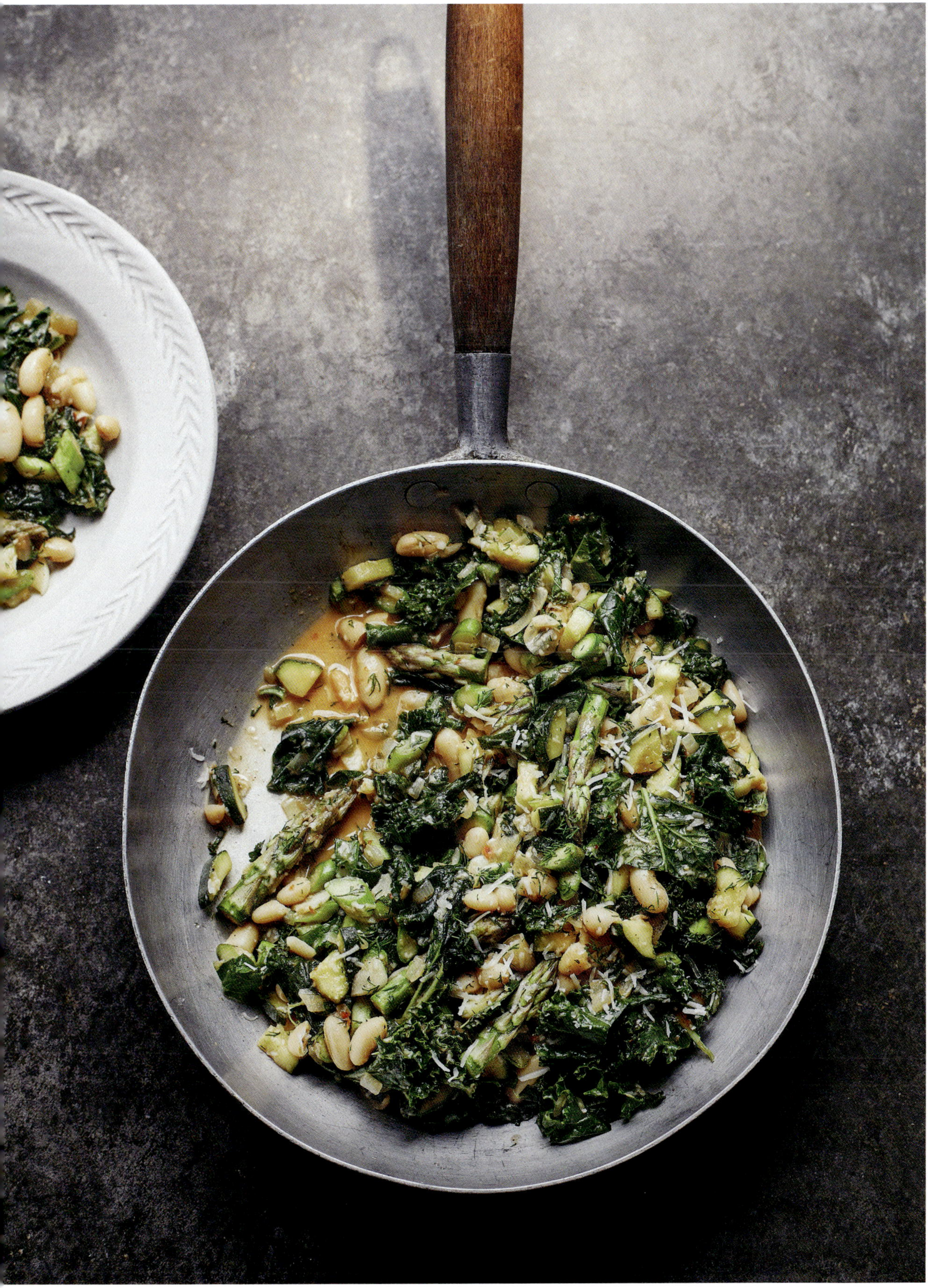

Rauchige Paprika-Linsen mit Seehecht und Dill

Vorbereitung: 15 Minuten + Einweichzeit
Zubereitung: 35 Minuten

Für 2 Portionen

2 EL Olivenöl
150 g Stangensellerie, fein gewürfelt
150 g Fenchel, fein gewürfelt
100 g Mini-Rispentomaten, grob gehackt
1 TL Fenchelsamen
1 TL geräuchertes Paprikapulver
1 TL englisches Senfpulver
½ TL Chiliflocken
100 g rote Linsen (Masoor Dal), 20 Minuten eingeweicht, gründlich abgespült und abgetropft
300 ml Gemüsebrühe
100 g TK-Spinat, aufgetaut
Salz
Pfeffer
200 g Seehechtfilet ohne Haut, in 3 cm große Stücke geschnitten
20 g Dill, fein gehackt, zum Bestreuen

Geräuchertes Paprikapulver in Kombination mit Fisch und Kräutern versetzt mich sofort ans Mittelmeer. Das leuchtende Rot zusammen mit dem weißen Fisch ist ein herrlicher Kontrast für Auge und Gaumen. Ich ersetze Zwiebeln und Knoblauch, mit denen die Zubereitung solcher Gerichte meist beginnt, hin und wieder gern durch anderes Gemüse, und Sie werden sehen: Brät man Sellerie, Fenchel und Tomaten zusammen an, funktioniert das geschmacklich ebenso gut. Außerdem macht das Gemüse Ihre Darmmikroben glücklich und sorgt praktisch nebenbei noch für eine antientzündliche Wirkung.

1 Das Olivenöl in eine große Pfanne mit Deckel geben und bei niedriger bis mittlerer Temperatur erhitzen. Sellerie, Fenchel und Tomaten hineingeben und zugedeckt 10 Minuten garen, bis das Gemüse weich ist und Farbe zu nehmen beginnt.

2 Fenchelsamen, Paprikapulver, Senfpulver, Chiliflocken und Linsen dazugeben und unter Rühren 1 Minute mitbraten, dann die Gemüsebrühe angießen. Die Mischung zum Köcheln bringen, die Hitze auf niedrige Temperatur reduzieren und alles zugedeckt 15 Minuten köcheln lassen, bis die Linsen die Brühe fast vollständig aufgesogen haben.

3 Den Spinat unterrühren, mit Salz sowie Pfeffer würzen und anschließend die Seehechtfiletstücke in die Mischung setzen. Die Hitze auf mittlere Temperatur erhöhen und alles zugedeckt 5 Minuten kochen, bis der Fisch gar ist. Mit Dill bestreut servieren.

Protein-Boost

Mehr Fisch oder rote Linsen zugeben.

Protein 34,7 g

Ballaststoffe 10 g

Pflanzenpunkte 6,5

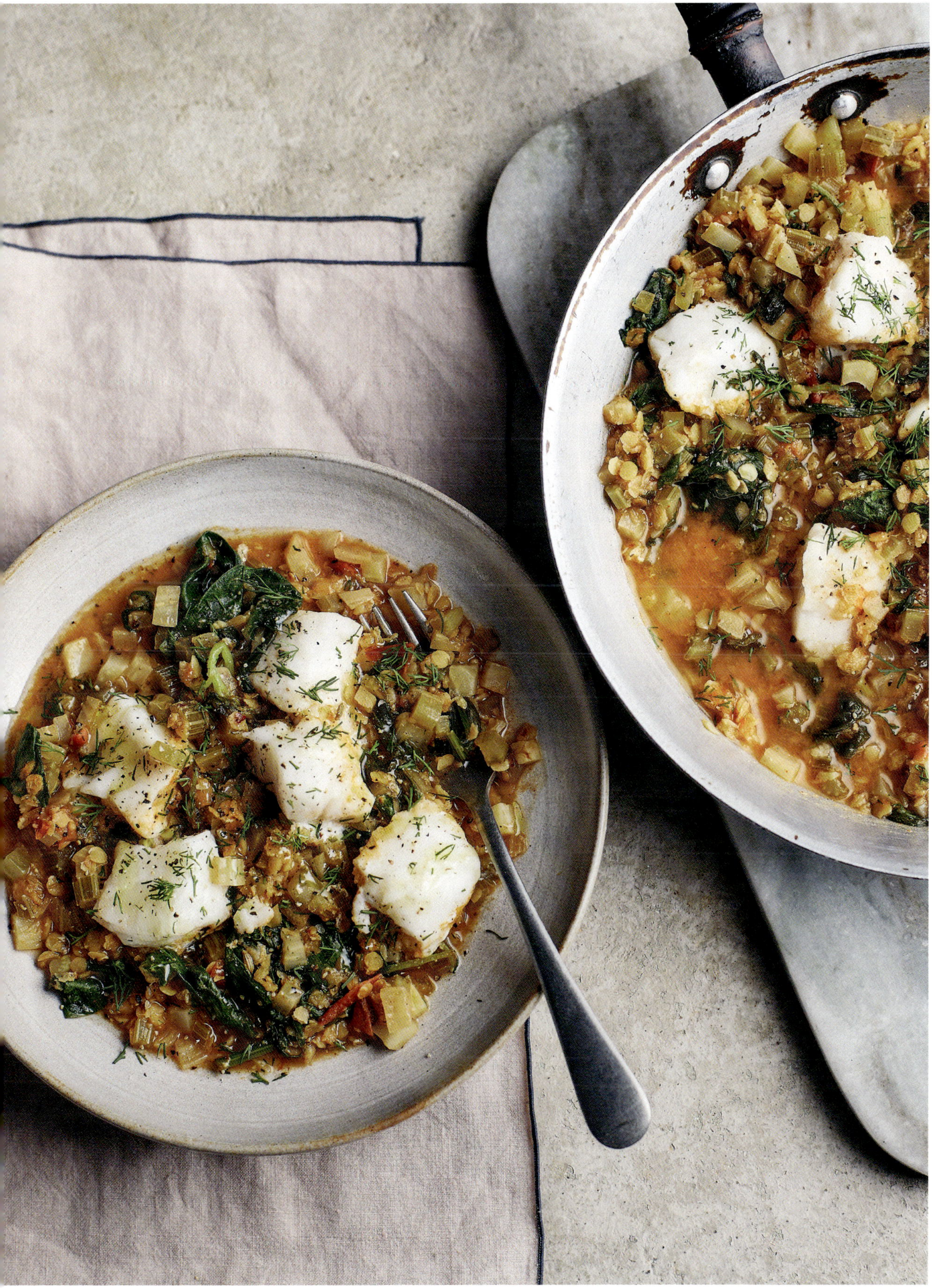

EIWEISS-
REICH

&
VIELFÄLTIG

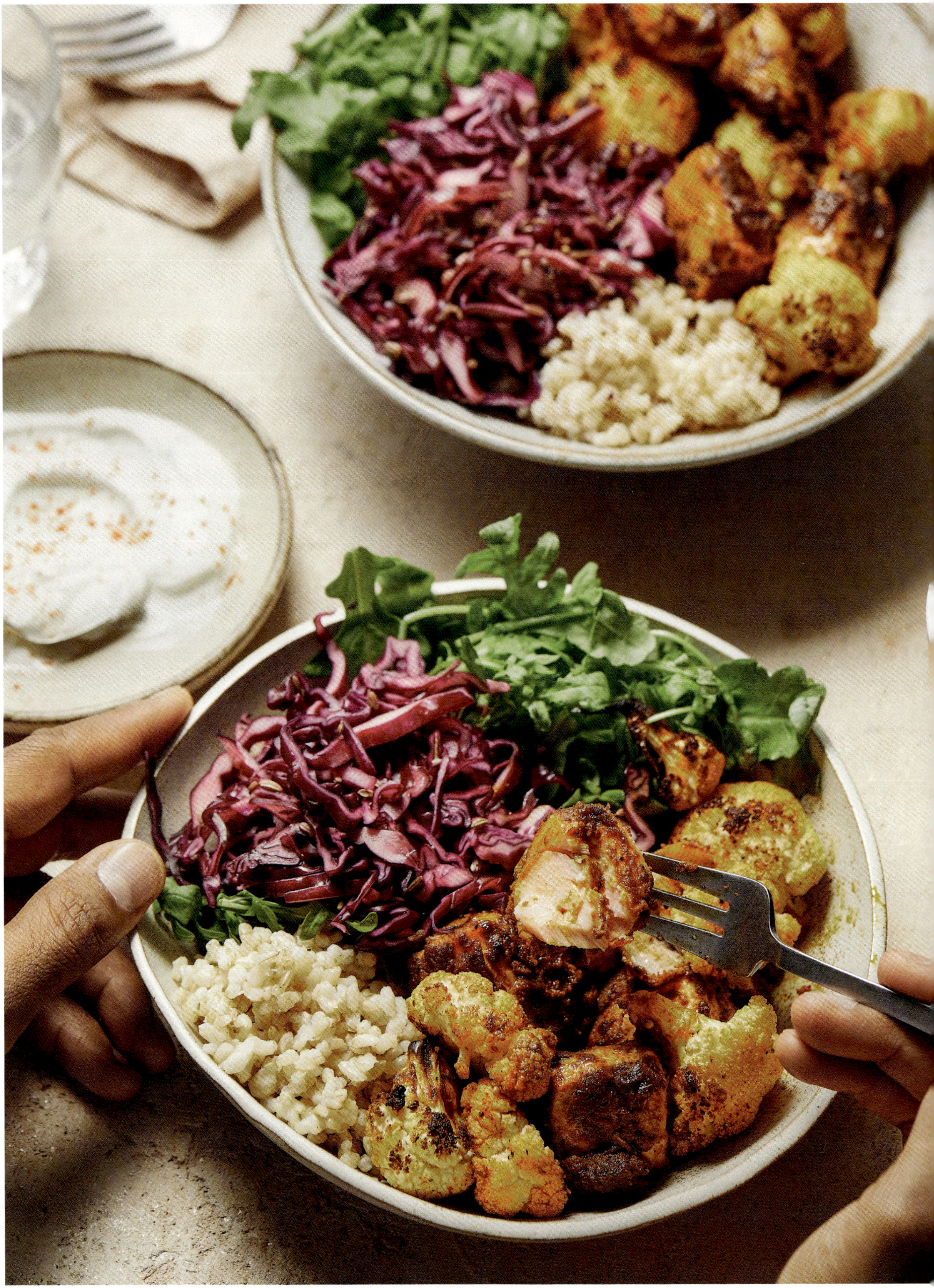

Lachs-Tikka-Bowl mit schnellem Fenchel-Krautsalat

Vorbereitung: 10 Minuten + Marinierzeit
Zubereitung: 30 Minuten

Für 2 Portionen

300 g Lachs mit Haut, in 4 cm große Stücke geschnitten
2 EL Tikka-Masala- oder milde Currypaste
300 g Blumenkohl, in 2 cm große Röschen geteilt
1 TL Senfkörner
½ TL gemahlene Kurkuma
½ TL Kashmiri-Chilipulver oder edelsüßes Paprikapulver
1 EL Olivenöl + etwas mehr zum Beträufeln
Salz
Pfeffer

Für den Fenchel-Krautsalat

100 g Rotkohl, in feine Streifen gehobelt
2 TL Fenchelsamen
4 TL Rotweinessig
4 TL Apfelsaft oder 1 TL Zucker
½ TL Salz

Außerdem

150 g Vollkorn-Rundkornreis, gegart, warm
100 g Rucolablätter
2 EL griechischer Joghurt

Bei uns zu Hause gibt es jeden Dienstagabend eine Lachs-Bowl. Sie ist köstlich, lässt sich im Handumdrehen zubereiten und steckt voller Gemüse, Getreide sowie protein- und fetthaltigem Fisch. Ich freue mich immer sehr darauf. Sogar noch schneller geht das Ganze, wenn Sie den Lachs in der Heißluftfritteuse garen. Und ein Rezept für eine zuckerarme Currypaste finden Sie auf Seite 249.

1 Den Backofen auf 200 °C Umluft vorheizen.

2 Den Lachs in einer Schüssel mit der Tikka-Masala-Paste vermengen und mit Alufolie bedeckt 20 Minuten im Kühlschrank ziehen lassen. Noch besser schmeckt er, wenn er über Nacht zieht.

3 Die Blumenkohlröschen auf einem Backblech verteilen, Senfkörner, Kurkuma, Chilipulver und Olivenöl darübergeben und alles gründlich vermengen. Großzügig mit Salz sowie Pfeffer würzen und anschließend 15 Minuten im Ofen backen.

4 In der Zwischenzeit Rotkohl, Fenchelsamen, Essig, Apfelsaft und Salz in eine Schüssel geben und 30 Sekunden lang mit den Händen vermengen. Beiseitestellen.

5 Das Blech aus dem Ofen nehmen, die Blumenkohlröschen wenden und die Hitze auf 220 °C Umluft erhöhen. Die marinierten Lachsstücke mit der Hautseite nach oben zwischen die Blumenkohlröschen setzen und 10 bis 12 Minuten mitbacken, bis der Fisch gar und leicht gebräunt ist.

6 Warmen Reis, Fenchel-Krautsalat, Blumenkohl-Lachs-Mischung und Rucola in Schalen anrichten und mit Öl beträufelt servieren. Den griechischen Joghurt dazu servieren.

Protein-Boost

Mehr Lachs zugeben.

Protein 46,9 g

Ballaststoffe 7,4 g

Pflanzenpunkte 5,25

Cajun-Hähnchen aus der Heißluftfritteuse mit Fenchel-Slaw und Wassermelone

Vorbereitung: 10 Minuten
Zubereitung: 25 Minuten

Für
2 Portionen

200 g Hähnchenschenkel ohne Knochen und ohne Haut, in 3 cm große Stücke geschnitten
2 TL Cajun-Gewürzmischung
1 EL Sojasauce
2 TL Speisestärke
1 EL Olivenöl

Für den Fenchel-Slaw

150 g Fenchel, in feine Streifen gehobelt
4 TL Weißweinessig
2 TL Orangensaft oder 1 TL Zucker
1 TL Koriandersamen
½ TL Salz

Außerdem

150 g gemischte Salatblätter, zerzupft
100 g Vollkorn-Rundkornreis, gegart, warm
150 g Wassermelone, in 2 cm große Stücke geschnitten
1 Avocado, halbiert, entkernt, geschält und in Scheiben geschnitten
1 EL Chipotle- oder eine andere Chilisauce

Backhähnchen war schon immer mein Kryptonit. Und als ich vor ein paar Jahren begann, mit der Heißluftfritteuse zu experimentieren, war ich wild entschlossen, die knusprigen Geflügelteile in eine gesündere Version umzuwandeln. Nun ist Hähnchen aus der Heißluftfritteuse zwar nicht genau dasselbe, kommt seinem Ursprung aber sehr nahe und ist ausgesprochen lecker. Die salzig-pikante Cajun-Gewürzmischung passt hervorragend zum Fenchel-Slaw und schmeckt mit der süßen Melone schlicht himmlisch. Und darmfreundlich ist das Ganze auch noch!

1 Die Heißluftfritteuse auf 205 °C vorheizen. Die Hähnchenstücke mit der Cajun-Gewürzmischung einreiben und in der Sojasauce wenden. In der Marinade ziehen lassen, in der Zwischenzeit den Fenchel-Slaw zubereiten.

2 Die Fenchelstreifen in eine Schüssel geben, Essig, Orangensaft, Koriandersamen und Salz dazugeben. Mit den Händen gründlich vermengen und beiseitestellen.

3 Das marinierte Hähnchen in der Speisestärke wenden, mit Olivenöl beträufeln und in die Heißluftfritteuse geben. In 12 Minuten darin knusprig backen.

4 Fenchel-Slaw, Salatblätter, warmen Reis, Wassermelonenstücke, Avocadoscheiben und gebackenes Hähnchen in Schalen anrichten. Chipotle-Sauce darüberträufeln und servieren.

Tipp

Sie können das Hähnchen auch im Ofen (auf 220 °C Umluft vorgeheizt, Garzeit 15 Minuten) zubereiten.

Protein-Boost

Mehr Hähnchen zugeben. Weiße Bohnen aus der Heißluftfritteuse (Rezept siehe S. 156) passen auch.

Protein 26,3 g

Ballaststoffe 7,4 g

Pflanzenpunkte 5,75

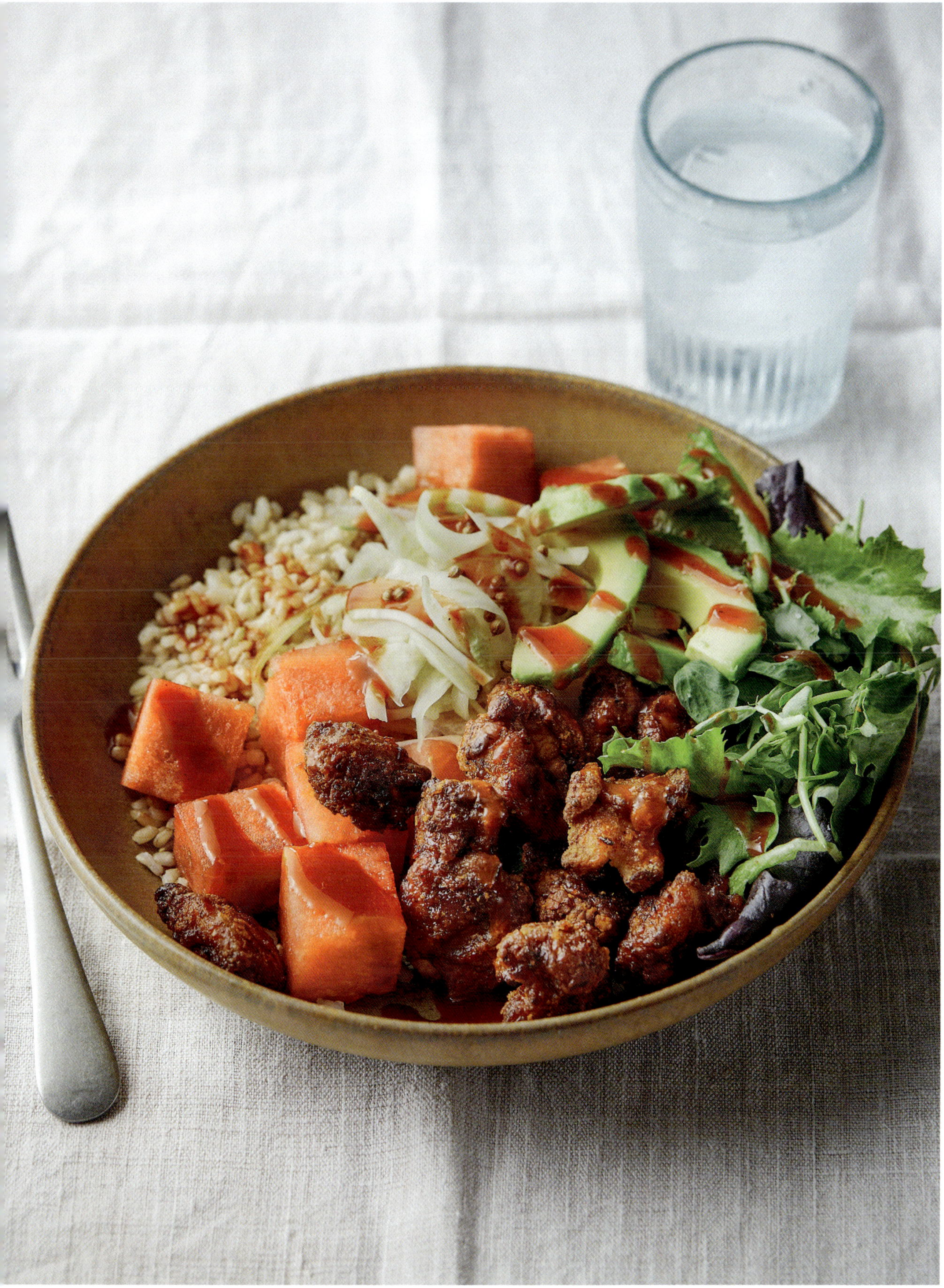

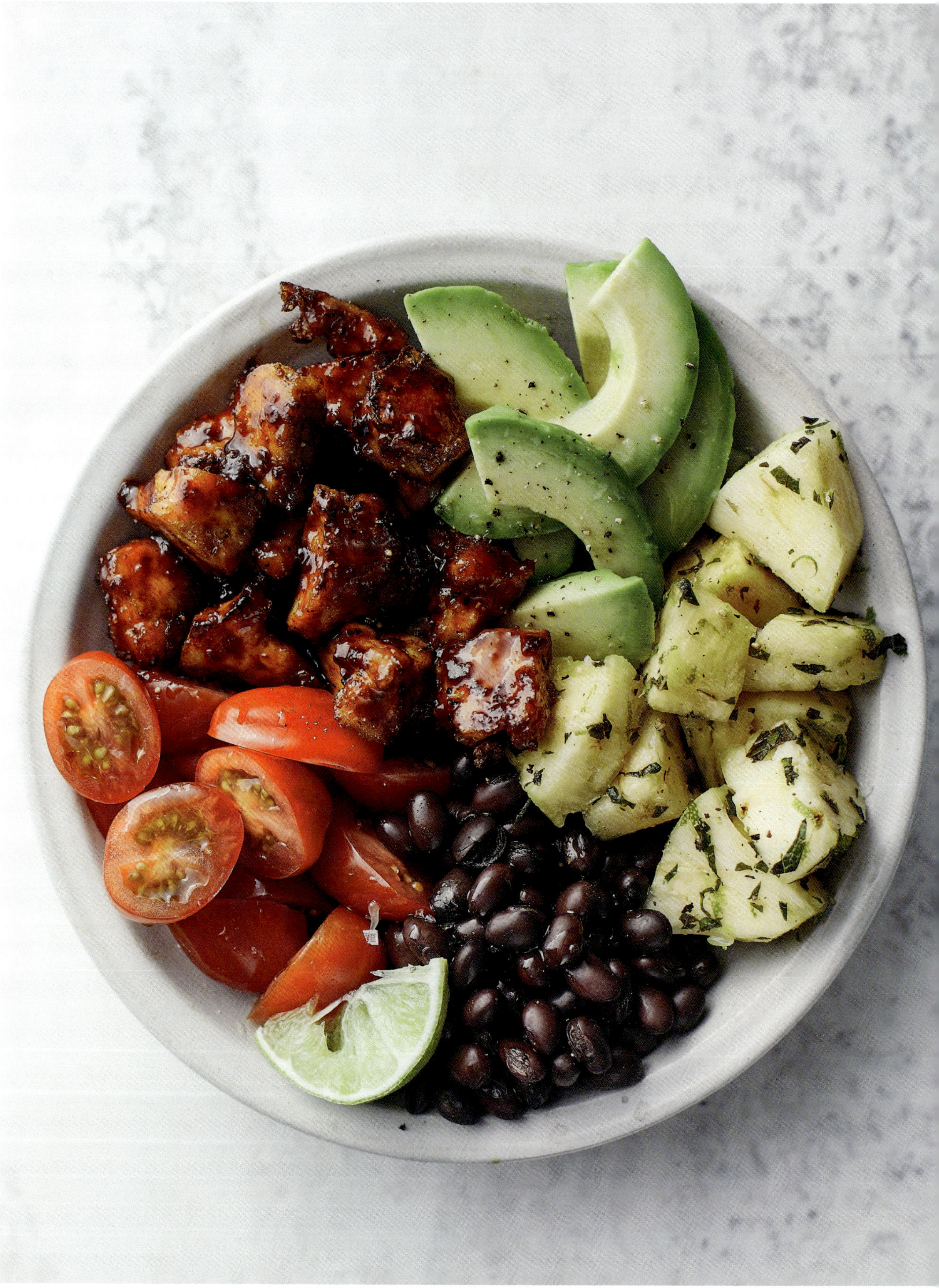

Chipotle-Honig-Tofu-Bowl mit schwarzen Bohnen und Ananas

Vorbereitung: 5 Minuten
Zubereitung: 30 Minuten

Für 2 Portionen

300 g fester Tofu, in 2 cm große Stücke zerbrochen
2 EL Sojasauce
Salz
Pfeffer
1 EL Speisestärke
1 EL Olivenöl

Für die Sauce

½ EL Chipotle-Paste
1 EL Honig

Außerdem

1 Avocado, halbiert, entkernt, geschält und in Scheiben geschnitten
abgeriebene Schale und Saft von 1 Bio-Limette
400 g schwarze Bohnen aus der Dose, abgegossen und abgespült
150 g Ananas, in 2 cm große Würfel geschnitten
10 g Minze, fein gehackt
150 g Mini-Rispentomaten, halbiert
1 EL Olivenöl

Diese knusprige Zubereitung des Tofus ist so vielseitig, dass ich sie in verschiedenen Gerichten verwende – und sie hat dafür gesorgt, dass ich diese ansonsten geschmacklich eher unscheinbare Zutat nun ausgesprochen gern esse. Probieren Sie die Chipotle-Paste, bevor Sie sie verwenden, sie kann sehr scharf sein! Nehmen Sie dann weniger oder ersetzen Sie sie durch die mildere Harissa. In dieser Bowl finden sich antientzündlich wirkende Flavone vom Tofu sowie jede Menge Eiweiß und Ballaststoffe von den schwarzen Bohnen. Ananas wirkt ebenfalls entzündungshemmend und gleicht die Schärfe des Gerichts mit ihrer tropischen Süße aus.

1 Den Tofu mit der Sojasauce vermengen, mit Salz sowie Pfeffer würzen, mit der Speisestärke bestäuben und mit dem Olivenöl beträufeln. Die Heißluftfritteuse auf 200 °C vorheizen und den Tofu darin in 15 Minuten frittieren; dabei nach der Hälfte der Garzeit wenden. Alternativ kann der Tofu auch im Ofen gebacken werden. Dafür auf einem Backblech verteilen und für 20 bis 25 Minuten bei 220 °C Umluft in den Ofen geben. Je nach Ofen kann die Backzeit auch länger sein.

2 In der Zwischenzeit Chipotle-Paste und Honig mit 2 Esslöffel Wasser in eine Pfanne geben. Bei niedriger bis mittlerer Temperatur unter Rühren sanft erhitzen.

3 Den knusprigen Tofu in die Pfanne geben und mit der Sauce vermengen. Die Pfanne vom Herd nehmen.

4 Die Avocadoscheiben mit etwas Limettensaft beträufeln. Avocado und schwarze Bohnen in Schalen anrichten. Die Ananaswürfel mit Minze und Limettenschale vermengen und mit Tofu sowie Tomaten ebenfalls in den Schalen anrichten. Alles mit dem restlichen Limettensaft und dem Olivenöl beträufelt servieren.

Protein-Boost

Mehr Tofu oder schwarze Bohnen zugeben.

Protein 33,1 g

Ballaststoffe 11,5 g

Pflanzenpunkte 5,75

Fünf-Gewürze-»Hackfleisch«-Bowl mit Kimchi-Mayo

Vorbereitung: 10 Minuten + Einweichzeit
Zubereitung: 30 Minuten

Für 2 Portionen

150 g Sonnenblumenkerne, mit kochendem Wasser übergossen und 20 Minuten eingeweicht
200 g extrafester Tofu, grob gerieben
2 EL Olivenöl + etwas mehr zum Beträufeln
2 EL chinesisches Fünf-Gewürze-Pulver
1 EL Sojasauce
2 EL Tomatenmark
200 g Pak Choi, halbiert

Außerdem

80 g Kimchi mit Flüssigkeit
2 EL Mayonnaise
1 Avocado, halbiert, entkernt, geschält und in Scheiben geschnitten
100 g Vollkorn-Rundkornreis, gegart, warm
1 rote Chilischote, in dünne Ringe geschnitten

Die Leute verdrehen immer die Augen, wenn ich bei diesem Tofu von Hackfleisch spreche, aber er schmeckt, nicht zuletzt dank Umami, wirklich so – probieren Sie es aus. Mit dem säuerlichen Kimchi und dem aromatischen Fünf-Gewürze-Pulver ergibt er eine rundum leckere und obendrein noch gesunde Bowl. Nelke und Zimt der chinesischen Gewürzmischung wirken antientzündlich, während die Sonnenblumenkerne dem Tofu Substanz verleihen und ihn noch nahrhafter machen. Erwärmen Sie den Reis für Bowls stets, das schmeckt viel besser, und geben Sie vor dem Servieren nach Belieben noch einen Spritzer Kimchi-Flüssigkeit oder Reisessig über die Bowl.

1 Den Backofen auf 220 °C Umluft vorheizen.

2 Die eingeweichten Sonnenblumenkerne im Mixer oder in der Küchenmaschine grob zerkleinern, mit Tofu, Olivenöl und Fünf-Gewürze-Pulver in eine Schüssel geben und alles gründlich vermengen.

3 Sojasauce und Tomatenmark verrühren, zur Tofumischung geben und noch einmal alles gründlich vermengen.

4 Die Mischung auf einem Backblech ausbreiten und 25 Minuten im Ofen backen, bis sie trocken und leicht geröstet ist.

5 In der Zwischenzeit den Pak Choi mit etwas Olivenöl beträufelt und mit der Schnittfläche nach unten in eine Pfanne legen und bei mittlerer Temperatur 5 Minuten braten. Wenden, 2 Minuten auf der anderen Seite braten und beiseitestellen.

6 Das Kimchi über einer Schüssel auspressen und die salzige Flüssigkeit mit der Mayonnaise verrühren.

7 Tofu, Pak Choi, Kimchi, Avocado, warmen Reis und Chiliringe in Schalen anrichten und mit einem Klecks Kimchi-Mayonnaise servieren.

Protein-Boost

Mehr Tofu zugeben oder das Rezept mit Edamame oder schwarzen Bohnen ausprobieren.

Protein 37,1 g

Ballaststoffe 12,7 g

Pflanzenpunkte 7

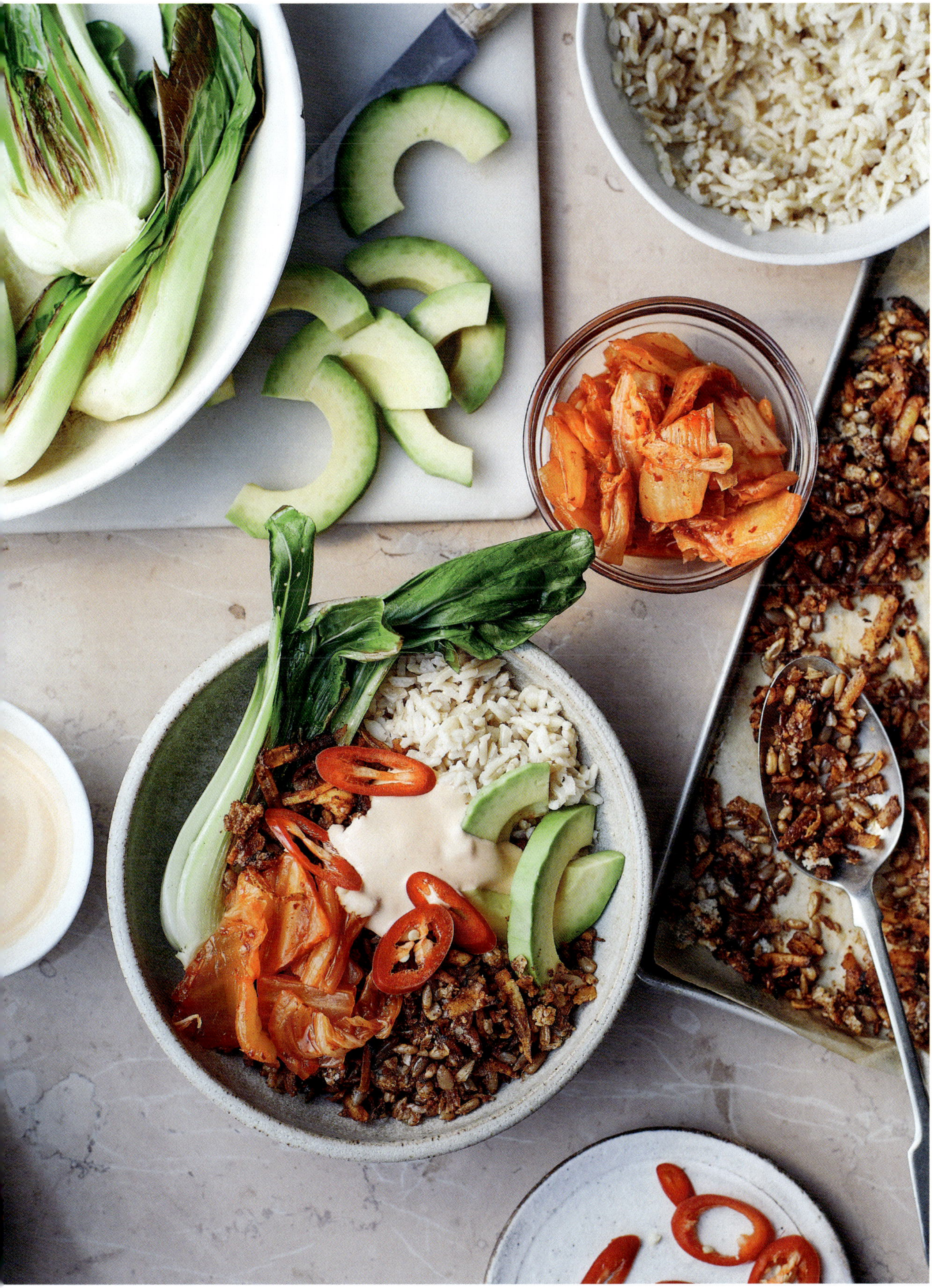

Pintobohnen-Bowl mit scharfen Garnelen, Süßkartoffel und Mais

Vorbereitung: 10 Minuten
Zubereitung: 30 Minuten

Für 2 Portionen

200 g Süßkartoffel, in 2 cm große Würfel geschnitten
2 EL Olivenöl + etwas mehr zum Beträufeln
Salz
Pfeffer
250 g große Garnelen, ohne Panzer und vom Darmfaden befreit (450–500 g mit Panzer)
1 EL Fajita- oder Taco-Gewürzmischung
200 g Maiskörner, frisch oder TK und aufgetaut

Für die pikante Mayonnaise
2 EL Mayonnaise
1 TL edelsüßes Paprikapulver
1 Prise Salz

Außerdem
400 g Pintobohnen aus der Dose, abgegossen und abgespült
100 g geröstete rote Paprika aus dem Glas, grob gehackt + 1 EL der Flüssigkeit für die pikante Mayonnaise (siehe oben)
10 g Dillblättchen, fein gehackt

Auf diese schlichte und köstliche Ansammlung von Zutaten greife ich immer zurück, wenn ich mir etwas wirklich Nahrhaftes gönnen will. Die natürliche Süße der Kartoffel, der Maiskörner und der Paprika passt ungeheuer gut zur Fajita-Gewürzmischung, und ich kombiniere beides gern mit Dill. Jeder Bestandteil dieser Bowl bringt seinen einzigartigen Mix an Ballaststoffen und entzündungshemmenden Phytonährstoffen mit, die Garnelen strotzen obendrein vor Eiweiß. Beim Variieren dieser Bowl sind Ihrer Fantasie keine Grenzen gesetzt: Probieren Sie sie auch mit schwarzen Bohnen, Linsen und weißfleischigem Fisch.

1 Den Backofen auf 200 °C Umluft vorheizen.

2 Die Süßkartoffelwürfel auf einem Backblech verteilen, das Olivenöl darübergeben und alles mit Salz sowie Pfeffer würzen. 20 bis 25 Minuten im Ofen backen.

3 In der Zwischenzeit die Garnelen mit der Fajita-Gewürzmischung und 1 Prise Salz einreiben. Ohne Öl in eine Pfanne mit Deckel geben und einige Minuten auf beiden Seiten bei mittlerer Temperatur braten. (Achtung: Das raucht! Schalten Sie den Dunstabzug ein.) Aus der Pfanne nehmen und beiseitestellen.

4 Die Maiskörner in die Pfanne geben und zugedeckt einige Minuten darin dünsten.

5 Die Mayonnaise mit Paprikapulver, 1 Esslöffel der Paprikaflüssigkeit aus dem Glas und Salz verrühren.

6 Süßkartoffel, Mais, Pintobohnen, Paprika und Garnelen in Schalen anrichten. Einen Klecks pikante Mayonnaise dazugeben und mit etwas Olivenöl beträufelt sowie mit gehacktem Dill bestreut servieren.

Protein-Boost

Mehr Garnelen oder Pintobohnen zugeben oder schwarze Bohnen verwenden.

Protein 38,9 g

Ballaststoffe 6,5 g

Pflanzenpunkte 5

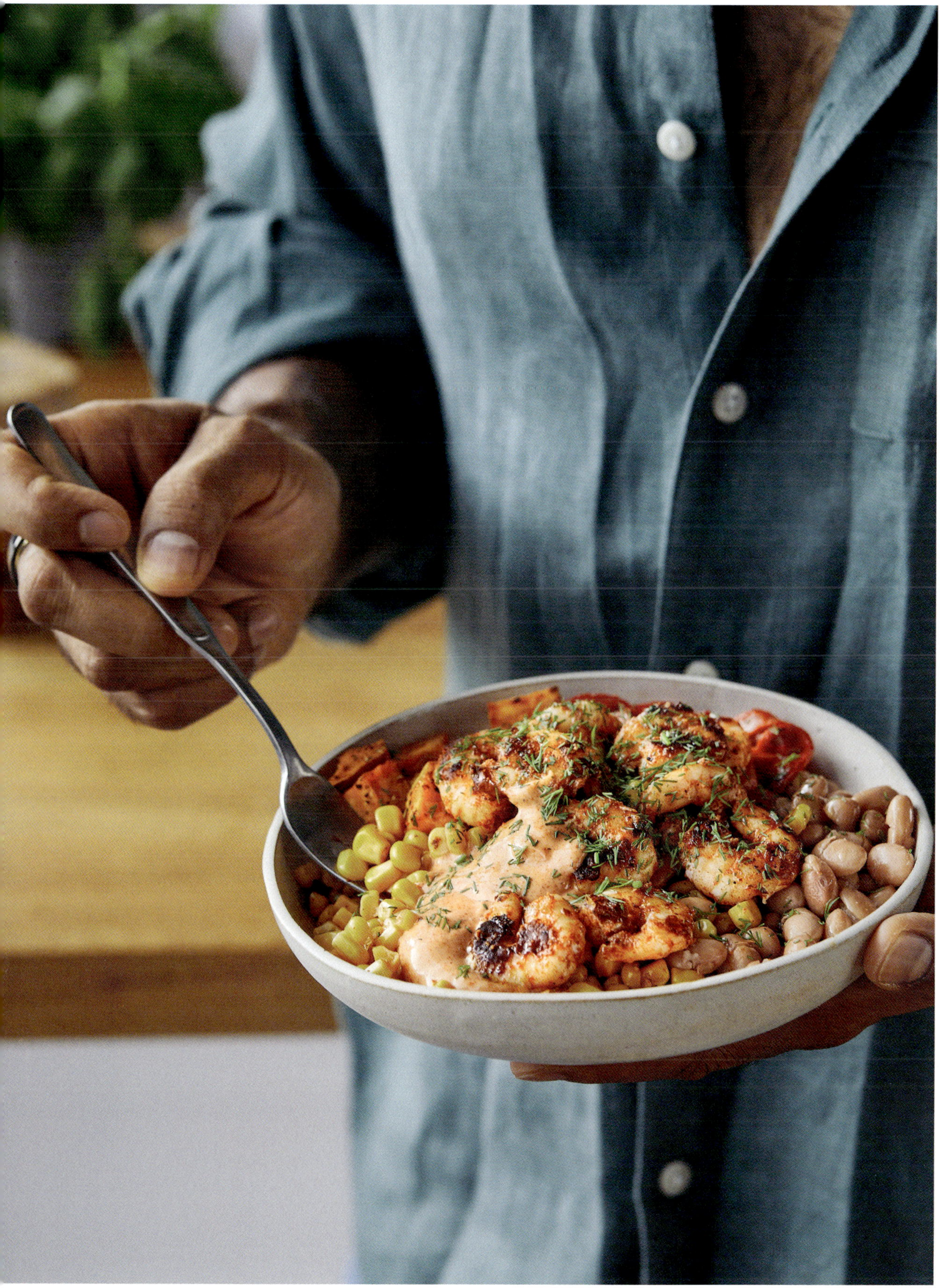

Gochujang-Bowl mit Apfel-Slaw und Vollkornreis

Vorbereitung: 10 Minuten
Zubereitung: 15 Minuten

Für 2 Portionen

1 EL Olivenöl
200 g Putenhackfleisch
2 TL Gochujang
Salz
Pfeffer

Für den Apfel-Slaw
1 grüner Apfel, entkernt und fein gewürfelt
200 g Weißkohl, in feine Streifen gehobelt
50 g Frühlingszwiebeln, in feine Ringe geschnitten
20 g Jalapeños aus dem Glas, gehackt
1 EL Apfelessig
25 g Koriander, gehackt
100 g griechischer Joghurt
Saft von 1 Limette

Außerdem
200 g Vollkorn-Rundkornreis, gegart, warm
1 Avocado, halbiert, entkernt, geschält und in dünne Scheiben geschnitten
100 g Tomaten, gewürfelt
50 g Erdnüsse, geröstet und gehackt

Der Geschmack des Putenfleischs, zusammen mit der pikanten Süße der Gochujang, harmoniert wirklich gut mit dem Slaw aus Apfel, Jalapeños und klassischem Weißkohl. Bei dieser Bowl fühlt man sich schon gesund, wenn man sie nur ansieht. Sie können statt Putenfleisch aber auch ein anderes eiweißhaltiges Nahrungsmittel verwenden, etwa gehacktes Hähnchen oder sogar Tempeh.

1 Apfelwürfel, Weißkohlstreifen, Frühlingszwiebeln, Jalapeños, Apfelessig, Koriander, Joghurt und Limettensaft in eine große Schüssel geben und gründlich vermengen. Bis zum Servieren beiseitestellen.

2 Das Olivenöl in eine große Pfanne geben und bei mittlerer bis hoher Temperatur erhitzen. Das Hackfleisch hineingeben und in 5 Minuten darin krümelig braten. Gochujang unterrühren und 1 bis 2 Minuten mitbraten. Mit Salz sowie Pfeffer würzen.

3 Warmen Reis, Avocadoscheiben, Tomatenwürfel, Hackfleisch und Apfel-Slaw in Schalen anrichten. Mit gerösteten Erdnüssen bestreut servieren.

Protein-Boost

Mehr Putenhackfleisch zugeben oder das Rezept mit Hähnchen oder Tempeh abwandeln.

Protein 41,5 g

Ballaststoffe 12,1 g

Pflanzenpunkte 8

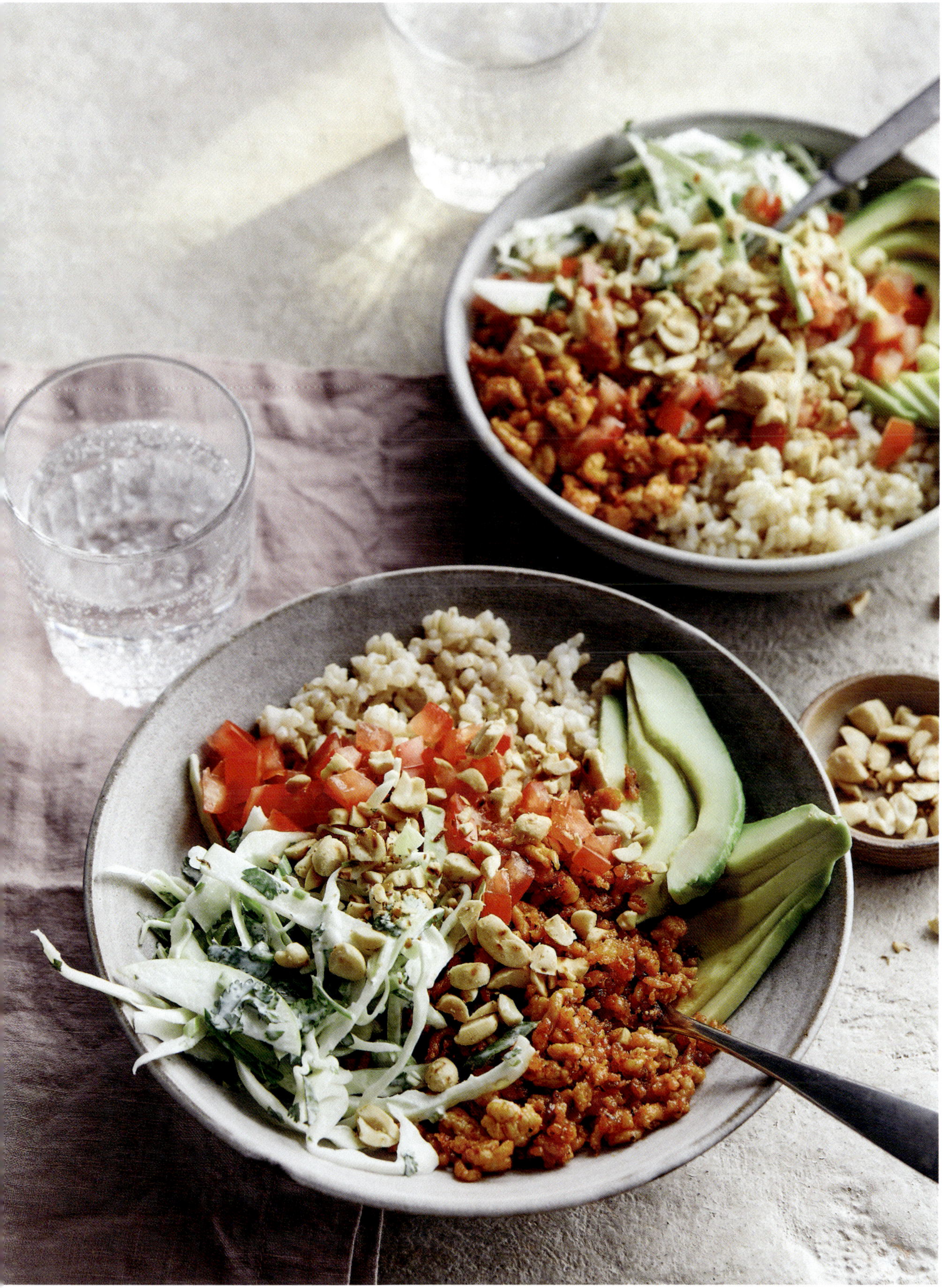

DREI IDEEN FÜR BOHNEN

1. Im Eintopf

Ein paar zusätzliche Ballaststoffe auf dem Familienspeiseplan gefällig? Dann einfach Bohnen aus dem Glas oder aus der Dose in den Eintopf geben. So kommen nicht nur mühelos mehr Ballaststoffe, sondern auch gleich mehr Proteine auf den Tisch.

2. Als Dip

Ob Cannellini-Bohne, Limabohne, Kidneybohne, Pintobohne oder schwarze Bohne – ein köstlicher Dip lässt sich aus jeder dieser Hülsenfrüchte zaubern. Ebenso wie aus Kichererbsen oder grünen Linsen.

400 Gramm Bohnen aus der Dose abgießen und gründlich abspülen (alternativ 240 Gramm selbst gegarte Bohnen verwenden, das entspricht dem Abtropfgewicht). Mit **100 Milliliter heißem Wasser**, **1 Esslöffel Olivenöl** sowie großzügig **Salz und Pfeffer** in die Küchenmaschine geben und zu einem Dip verarbeiten. Mit ofengebackenen Gemüsechips, Reiswaffeln oder Roggenbrot genießen oder schlicht mit Rohkost als darmfreundlichen, eiweißhaltigen Snack.

3. Als knuspriges Topping

Statt mit Röstzwiebeln oder gerösteten Nüssen können Sie eine Bohnensuppe oder einen grünen Salat auch einmal mit knusprigen Bohnen bestreuen. Auch hier eignet sich praktisch jede gegarte Bohne, besonders gern verwende ich dafür jedoch die großen, weißen Limabohnen.

400 Gramm Limabohnen aus der Dose oder dem Glas abgießen, abspülen und mit Küchenpapier trocken tupfen. Mit **1 Esslöffel Olivenöl** vermengen und mit **Salz, Pfeffer** sowie **1 Teelöffel edelsüßem Paprikapulver** würzen. Bei 200 °C für 10 Minuten in die Heißluftfritteuse geben (oder bei 200 °C Umluft für 22 Minuten in den Backofen), bis die Bohnen goldbraun und knusprig sind. Nach der Hälfte der Garzeit einmal am Behälter der Heißluftfritteuse (oder am Backblech) rütteln. Als Topping oder Snack genießen.

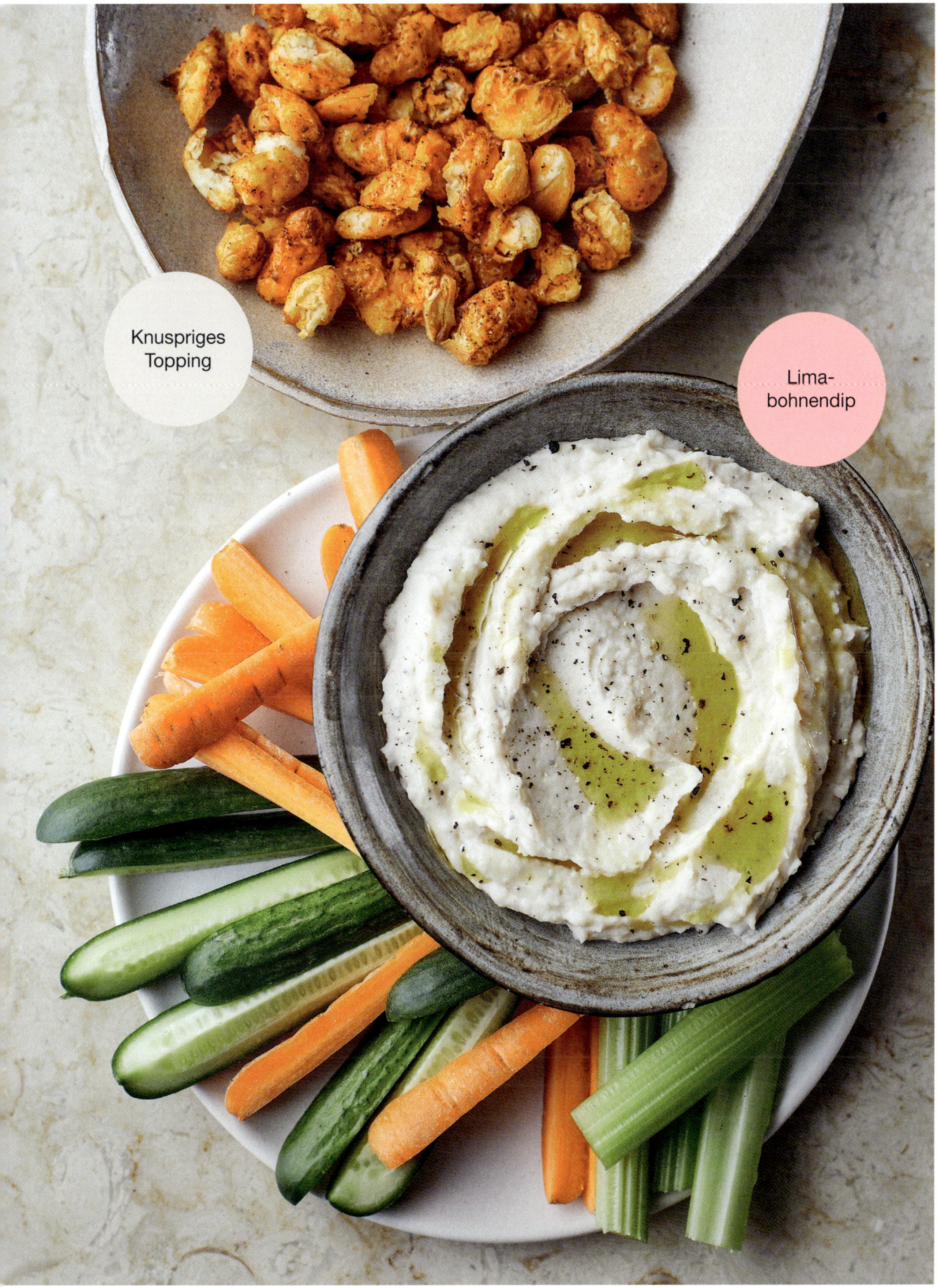
Knuspriges Topping
Lima-bohnendip

Paccheri mit Rotbarbe und Pistazien

Vorbereitung: 10 Minuten
Zubereitung: 30 Minuten

Für
2 Portionen

2 EL Olivenöl + etwas mehr zum Beträufeln
50 g Schalotten, abgezogen und fein gehackt
6 Knoblauchzehen, abgezogen und zerdrückt
200 g Mini-Rispentomaten, geviertelt
¼ TL Zimtpulver
½ TL Chiliflocken
1 Prise Safranfäden
100 ml Fischfond
150 g Paccheri
Salz
100 g Spinat, grob gehackt
300 g Rotbarbenfilet, in 3 cm große Stücke geschnitten; alternativ kann auch Wolfsbarsch, Schnapper, Bernsteinmakrele oder Zackenbarsch verwendet werden
Pfeffer

Außerdem
20 g Petersilie, fein gehackt
50 g Pistazien, geröstet und fein gehackt
Saft von 1 Zitrone

Die besten Paccheri meines Lebens wurden mir auf Ischia serviert, einer kleinen Insel in der Nähe von Neapel. Die großen Röhrennudeln badeten in einer zwar leichten, aber ungeheuer aromatischen Tomatensauce. Der Fang des Tages war frisch, wie er frischer nicht sein könnte, die Pasta perfekt al dente. Ich versuche seitdem immer wieder, das Gericht nachzukochen, und am nächsten bin ich ihm mit diesem Rezept gekommen. Wenn Sie die Zeit haben, den Fischfond aus Karkassen selbst zuzubereiten, dann tun Sie es bitte – es lohnt sich!

1 Das Olivenöl in einen Topf mit Deckel geben und bei mittlerer Temperatur erhitzen. Die Schalotten hineingeben und in 4 bis 5 Minuten etwas Farbe nehmen lassen. Den Knoblauch hinzufügen und 1 Minute mitbraten.

2 Die Tomaten dazugeben und unter Rühren 2 Minuten braten, bis sie auseinanderfallen. Zimt, Chiliflocken sowie Safran unterrühren und den Fischfond angießen.

3 Die Hitze auf niedrige Temperatur reduzieren und die Sauce teilweise zugedeckt 10 Minuten köcheln lassen, bis sie leicht einreduziert.

4 In der Zwischenzeit die Nudeln nach Packungsanleitung in reichlich Salzwasser al dente garen.

5 Den Spinat in die Sauce geben und in etwa 2 Minuten zusammenfallen lassen. Die Hitze auf mittlere Temperatur erhöhen, den Fisch in die köchelnde Sauce geben und unter einmaligem Wenden 4 bis 5 Minuten darin garen. Die Sauce bei Bedarf mit einer Schöpfkelle voll Nudelkochwasser verdünnen und mit Salz sowie Pfeffer abschmecken.

6 Die Pasta mit einem Schaumlöffel aus dem Kochwasser heben und in die Sauce geben. Zusammen mit der Petersilie unterrühren. Mit gerösteten Pistazien bestreut sowie mit Zitronensaft und etwas Olivenöl beträufelt servieren.

Protein-Boost

Mehr Fisch oder Pistazien zugeben.

Protein 47,3 g

Ballaststoffe 9,8 g

Pflanzenpunkte 6,5

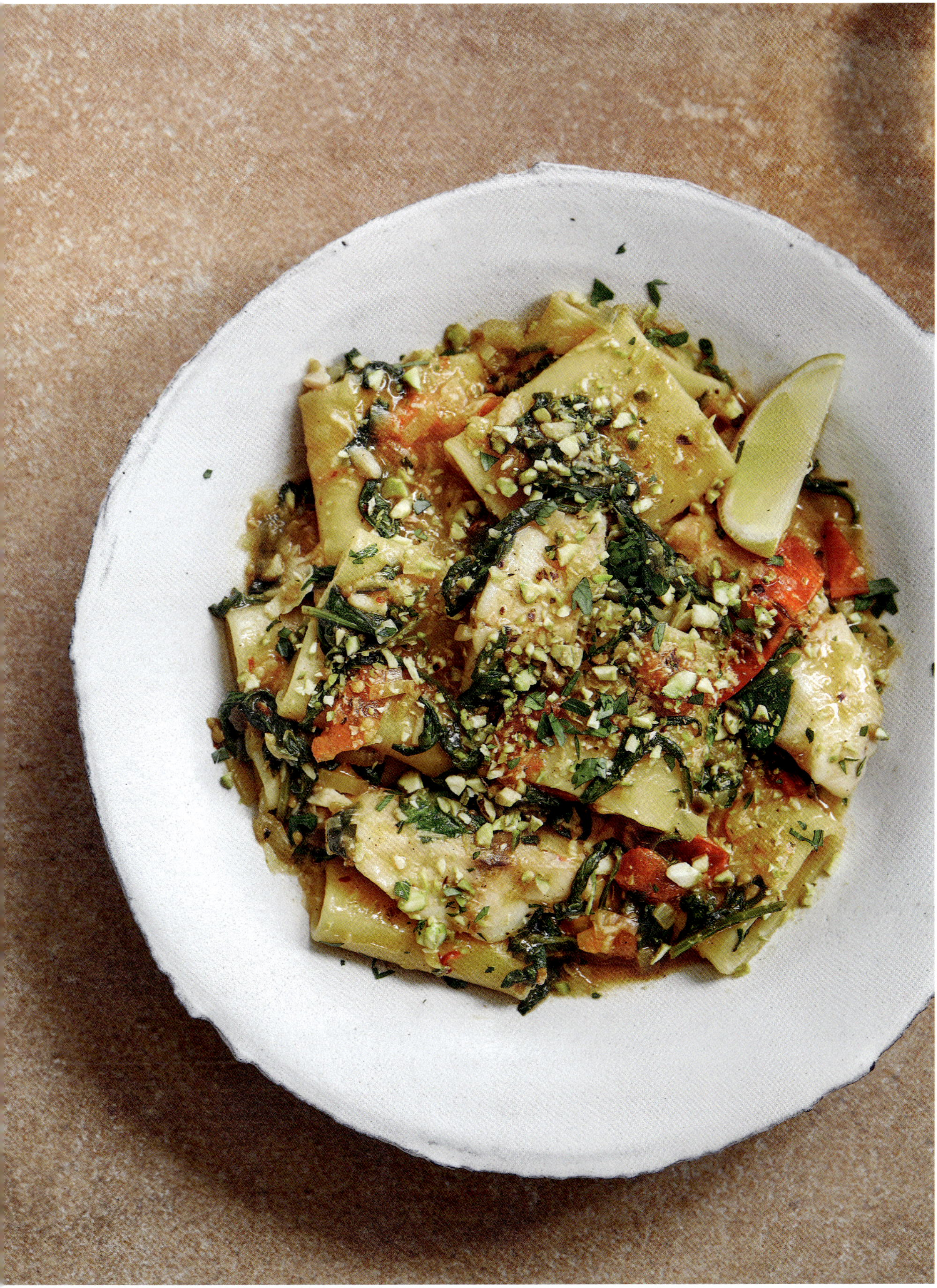

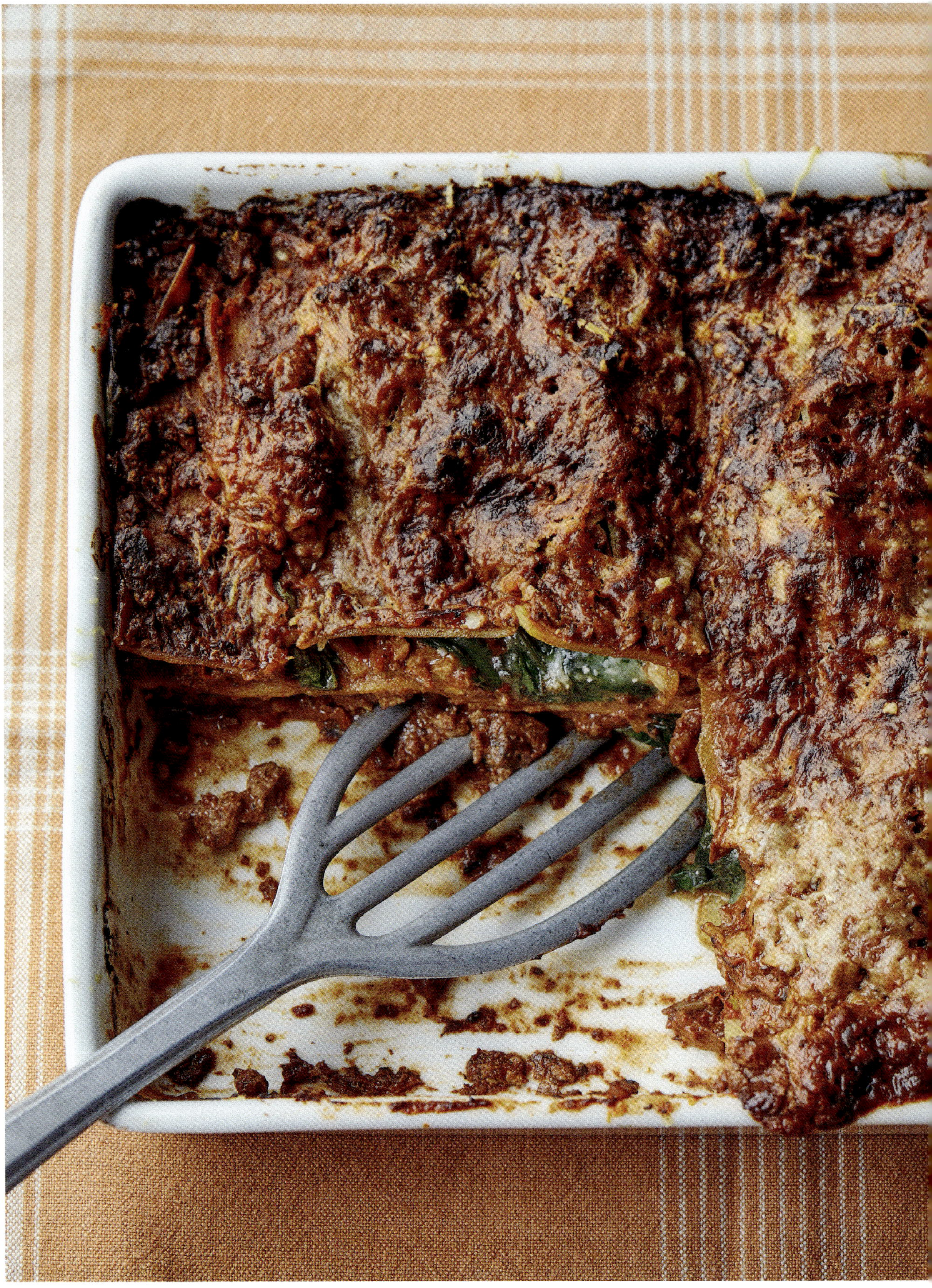

Vegetarische Lasagne mit Pilzen und Tofu

Vorbereitung: 10 Minuten + Einweichzeit
Zubereitung: 55 Minuten

Für 4 Portionen

200 g Babyspinat
30 g getrocknete Pilze
2 EL Olivenöl + etwas mehr zum Beträufeln
6 große Knoblauchzehen, abgezogen und fein gewürfelt
80 g Walnüsse, fein gehackt
3 EL Oregano
1 TL Chiliflocken
400 g fester Tofu, abgegossen, gut ausgedrückt und mit Küchenpapier trocken getupft
3 EL gereifter Balsamicoessig
3 EL Tomatenmark
40 g Hefeflocken
2 Dosen ganze, geschälte Tomaten, insgesamt 800 g
1 Gemüsebrühwürfel
Salz
Pfeffer
150–200 g Lasagneblätter, vorzugsweise aus Linsenmehl (9–12 Blätter)
100 g Parmesan, grob gerieben

Ich habe diese Lasagne auch schon in weniger als 30 Minuten so vorbereitet, dass sie entweder eingefroren oder zu Freunden gebracht werden konnte, die sie dann nur noch in den Ofen schieben mussten. Sie geht also wirklich schnell, wenn Sie den Dreh erst raushaben, und sie lässt sich wie gesagt auch sehr gut einfrieren, sodass Sie immer eine gesunde, leckere Mahlzeit zur Hand haben, wenn Ihnen einmal die Zeit zum Kochen fehlt. Die getrockneten Pilze steuern einen wunderbar erdigen Geschmack bei, Tofu, Walnüsse und Hefeflocken liefern ordentlich Eiweiß. Natürlich können Sie ganz normale Lasagneblätter verwenden, doch die auf Linsenbasis packen noch zusätzliche Ballaststoffe und Proteine in die Mahlzeit. Und glauben Sie mir: Sie werden sich danach nicht vollgestopft fühlen!

1 Den Spinat in ein Sieb über einer Schüssel geben und mit kochendem Wasser übergießen, sodass er zusammenfällt. Mit einem Löffelrücken ausdrücken, das Wasser aufheben. Den Spinat anschließend auf einen mit Küchenpapier belegten Teller geben.

2 200 Milliliter des Spinatwassers abmessen und die getrockneten Pilze in einer Schüssel damit bedecken. Die Pilze 15 Minuten einweichen, dann abgießen – dabei die Flüssigkeit auffangen – und grob hacken.

3 Das Olivenöl in einen großen Topf geben und bei mittlerer Temperatur erhitzen. Den Knoblauch hineingeben und in 1 Minute dünsten. Pilze, Walnüsse, Oregano und Chiliflocken dazugeben und unter Rühren 1 Minute mitbraten; dann den Tofu dazukrümeln. Alles verrühren und bei niedriger bis mittlerer Temperatur 5 bis 6 Minuten weiterbraten.

4 Balsamicoessig, Tomatenmark, Hefeflocken sowie Pilzwasser unterrühren und alles 2 bis 3 Minuten köcheln lassen, um das Aroma zu intensivieren.

5 Die Tomaten hinzufügen, mit einer Gabel zerdrücken und den Gemüsebrühwürfel in die Sauce krümeln. Die Mischung zum Köcheln bringen und 15 Minuten köcheln lassen. Mit Salz sowie Pfeffer abschmecken.

6 In der Zwischenzeit den Backofen auf 200 °C Umluft vorheizen.

7 Den Boden einer tiefen Auflaufform (ca. 28 x 20 cm) mit einer dünnen Schicht Sauce bedecken und eine Schicht Lasagneblätter (3–4) daraufgeben. Mit einem Drittel der Sauce bedecken und darauf den Spinat sowie die Hälfte des Parmesans geben. Mit einer weiteren Schicht Lasagneblätter und dem zweiten Drittel der Sauce wiederholen. Zum Schluss mit den restlichen Lasagneblättern sowie der restlichen Sauce bedecken und mit dem restlichen Parmesan bestreuen.

8 Mit Olivenöl beträufeln und die Lasagne 20 bis 25 Minuten im Ofen backen, bis sie oben schön braun und knusprig ist.

9 Bei normalen Lasagneblättern aus Weizenmehl ist dieser zusätzliche Zubereitungsschritt nötig: Nach der ersten Backzeit die Ofentemperatur auf 180 °C Umluft reduzieren, die Lasagne mit Alufolie bedecken und in weiteren 20 bis 25 Minuten im Ofen fertig garen.

10 Aus dem Ofen nehmen, 5 Minuten ruhen lassen und servieren.

Protein-Boost

Mehr Tofu zugeben. Traditioneller wird die Lasagne mit Rinderhackfleisch und Ricotta oder Béchamelsauce.

Protein 43,7 g

Ballaststoffe 12,9 g

Pflanzenpunkte 7

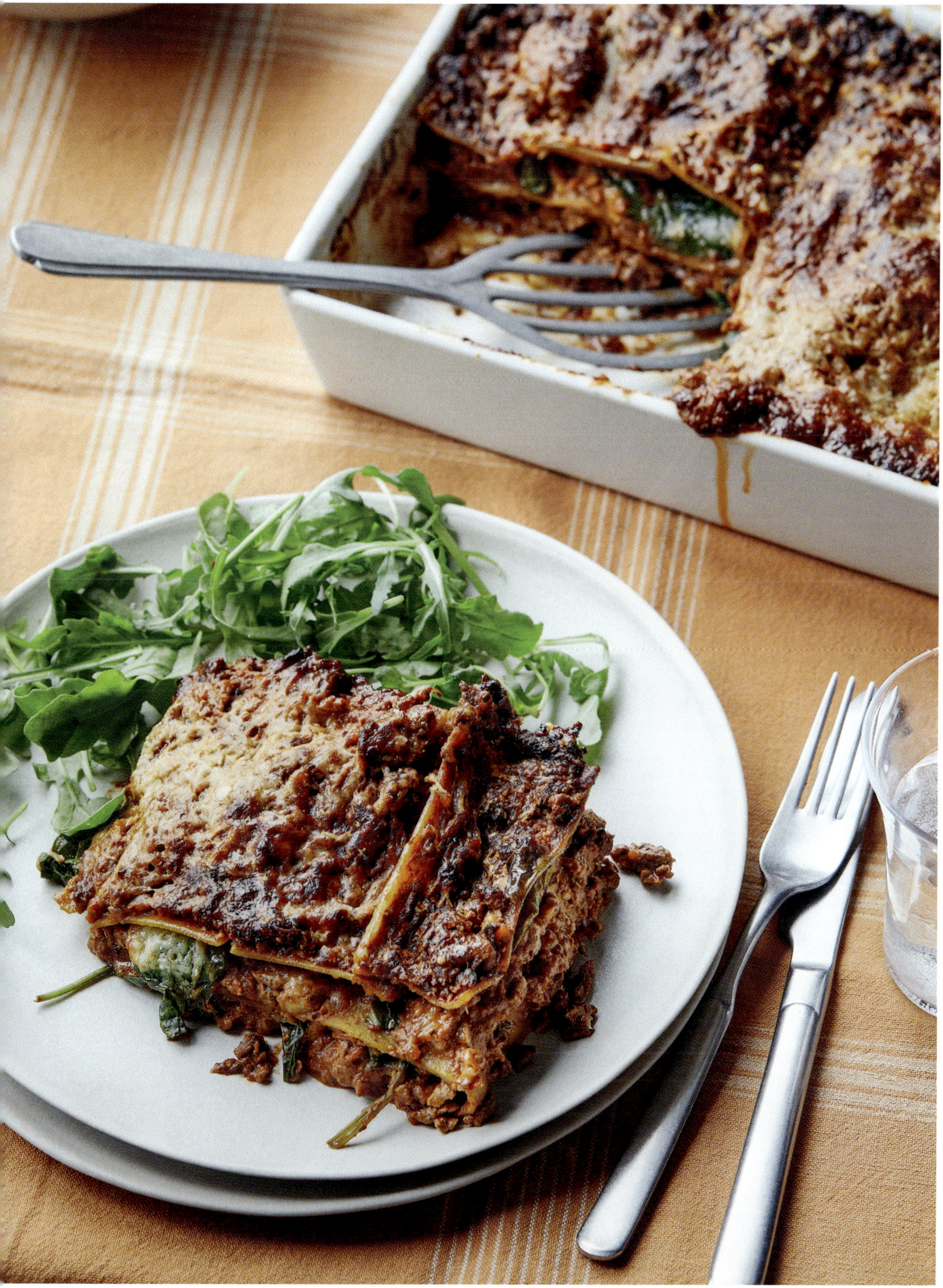

Rupys High-Protein-Rigatoni

Vorbereitung: 10 Minuten
Kochen: 40 Minuten

Für
2 Portionen

2 EL Olivenöl + etwas mehr zum Beträufeln
100 g Zwiebeln, abgezogen und fein gehackt
4 Knoblauchzehen, abgezogen und fein gehackt
Salz
Pfeffer
3 TL getrocknete gemischte Kräuter
2 EL Tomatenmark
100 ml Rotwein
100 g Walnüsse, grob gehackt
200 g Tempeh, grob gehackt
200 ml Gemüsebrühe
200 g passierte Tomaten
1 EL gereifter Balsamicoessig
200 g Puy-Linsen, gegart
100 g Palmkohl, entstielt, Blätter weich geknetet und grob gehackt
150 g Rigatoni
20 g Parmesan, fein gerieben, zum Bestreuen

Die Mischung aus Walnüssen, Tempeh und Puy-Linsen in diesem Rezept sorgt mit ihrem Eiweiß- und Ballaststoffgehalt für eine optimale Darmgesundheit, doch auch Textur und Geschmack dieser Kombi sind einfach phänomenal. Dazu noch Rotwein, gemischte Kräuter und etwas Zeit, und fertig ist das nährstoffreiche und köstliche Gericht! Die Rigatoni können auch durch andere Nudeln ersetzt werden; noch mehr Proteine liefert beispielsweise Pasta auf Linsen- oder Bohnenbasis.

1 Das Olivenöl in einem großen Schmortopf mit Deckel bei mittlerer Temperatur erhitzen. Die Zwiebel dazugeben und unter gelegentlichem Rühren 10 Minuten in dem Öl weich und goldfarben dünsten. Den Knoblauch hinzufügen, großzügig salzen und pfeffern und alles 1 Minute weiterdünsten. Anschließend Kräuter sowie Tomatenmark unterrühren und 3 bis 4 Minuten mitkochen.

2 Den Rotwein angießen und 3 Minuten verkochen lassen, bis die Mischung andickt.

3 Walnüsse sowie Tempeh unterrühren. Unter Rühren 2 Minuten mitkochen, dann Brühe, passierte Tomaten, Essig und Linsen hinzufügen. Die Hitze auf niedrige bis mittlere Temperatur reduzieren, alles noch einmal gut verrühren und teilweise zugedeckt 15 Minuten köcheln lassen. In den letzten beiden Garminuten die Palmkohlblätter zugeben.

4 In der Zwischenzeit die Rigatoni nach Packungsanleitung in reichlich Salzwasser al dente kochen. Abgießen, dabei eine Tasse Kochwasser auffangen. Die Nudeln und so viel Kochwasser in die Sauce geben, dass eine sämige Konsistenz entsteht. Auf Teller verteilen und mit etwas Olivenöl beträufelt sowie mit Parmesan bestreut servieren.

Protein-Boost

Mehr Tempeh und Walnüsse hinzufügen. Statt Tempeh kann auch mageres Rinderhackfleisch verwendet werden: 150 Gramm davon zu Zwiebel, Knoblauch, Tomatenmark und Kräutern geben, 5 Minuten garen, dann den Rotwein angießen.

Protein 56,7 g

Ballaststoffe 22,1 g

Pflanzenpunkte 7,75

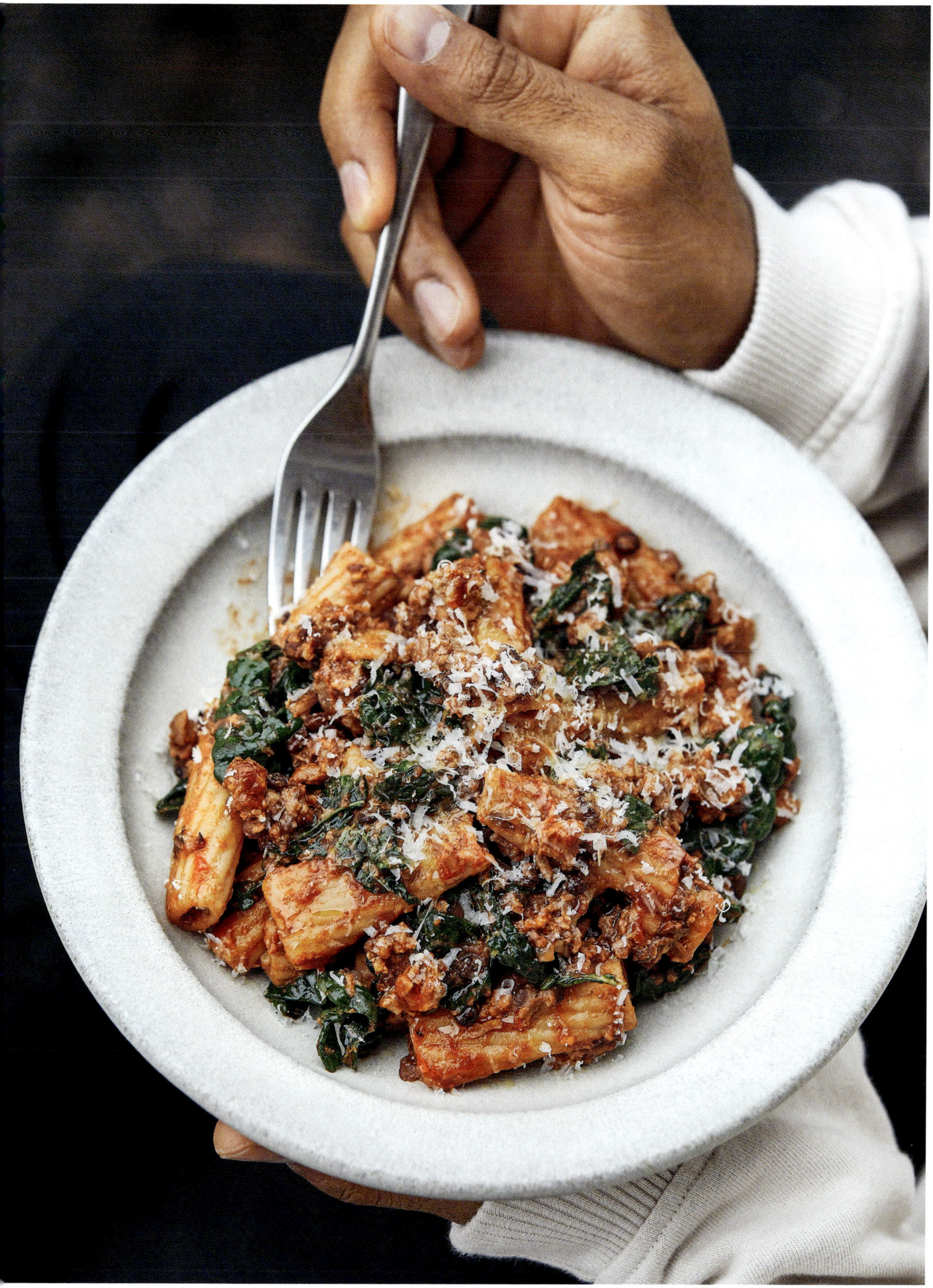

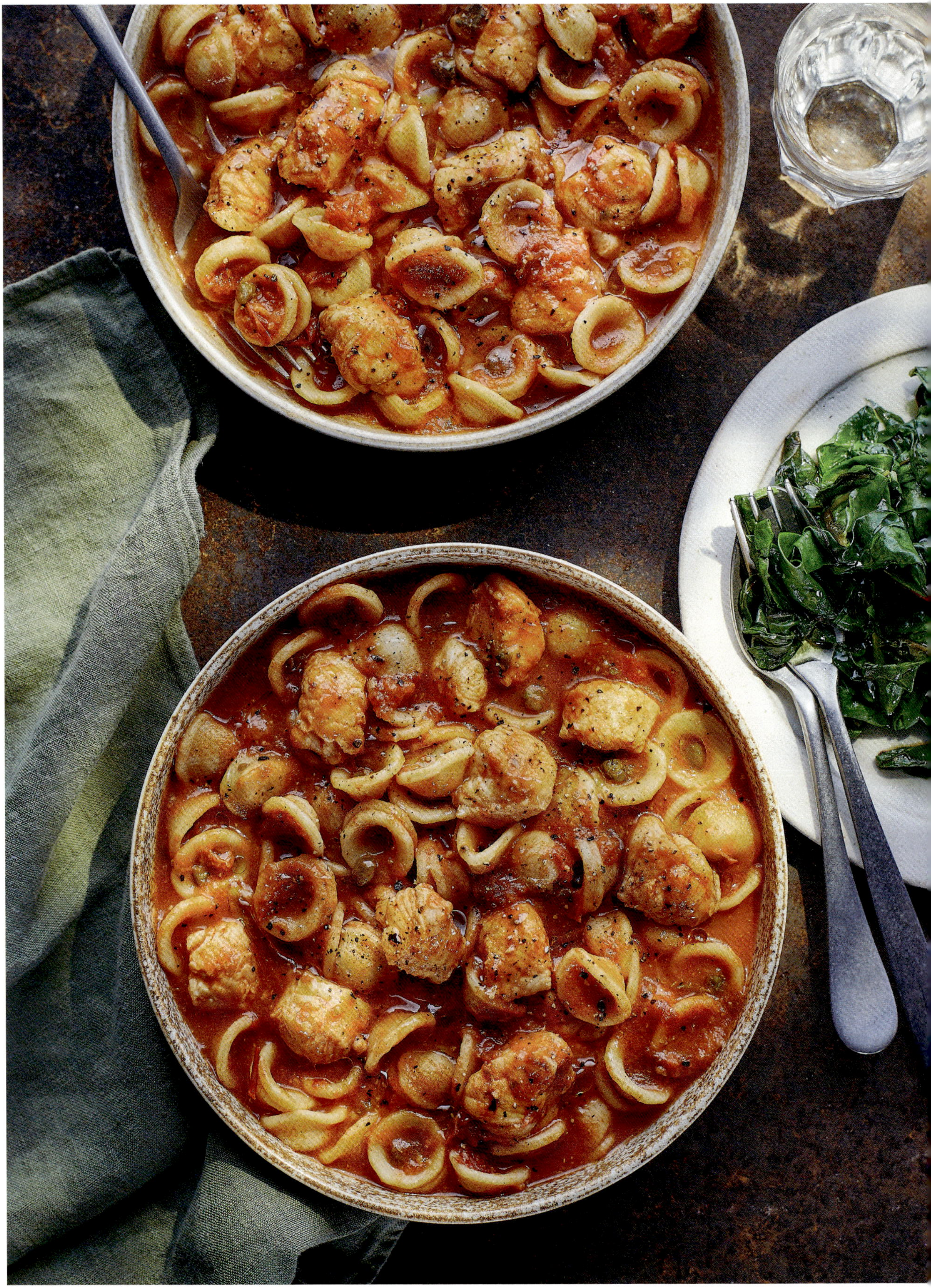

Tomaten-Kapern-Fisch-Eintopf mit Orecchiette

Vorbereitung: 5 Minuten
Zubereitung: 45 Minuten

Für 4 Portionen

- 2 EL Olivenöl + etwas mehr zum Beträufeln
- 6 Knoblauchzehen, abgezogen und fein gewürfelt
- 2 TL Fischsauce
- 3 EL Tomatenmark
- 2 EL Kapern, abgegossen
- 2 EL gereifter Balsamicoessig
- 400 g Tomaten, grob gehackt
- 150 ml Fischfond
- 300 g passierte Tomaten
- Salz
- Pfeffer
- 600 g Seeteufel, in 2½ cm große Stücke geschnitten
- 300 g Orecchiette
- 400 g Puntarelle, Mangold oder Frühkohl, von groben Stielen befreit, Blätter grob gehackt

Die Sauce im Stil eines Ragouts mit Fisch klingt ungewöhnlich, funktioniert aber hervorragend. Die reichhaltigen Aromen der Fischsauce, der salzigen Kapern und des Balsamicos verwandeln die Sauce in ein kleines Umamiwunder, in dem sich der Seeteufel ausgesprochen wohlfühlt. Puntarelle sind eine italienische Chicoréesorte, die bitter schmeckt und ungeheuer viele antientzündlich wirkende Stoffe mitbringt; sollten Sie keine bekommen, können Sie stattdessen auch den gleichfalls bitteren Frühkohl oder Brunnenkresse verwenden. Und die Orecchiette können Sie durch Nudeln mit pflanzlichem Protein, etwa durch Linsenfusilli oder -penne, ersetzen.

1 Das Olivenöl in einen Topf mit schwerem Boden oder einen Schmortopf geben und bei mittlerer Temperatur erhitzen. Den Knoblauch hineingeben und einige Minuten in dem Öl dünsten. Fischsauce, Tomatenmark sowie Kapern hinzufügen und unter Rühren 2 Minuten mitbraten.

2 Essig, frische Tomaten, Fischfond und passierte Tomaten dazugeben und alles zum Köcheln bringen. Unter gelegentlichem Rühren bei niedriger Temperatur 20 bis 25 Minuten köcheln lassen, bis die Sauce eindickt. Mit Salz sowie Pfeffer würzen.

3 Den Fisch dazugeben und 8 bis 10 Minuten mitgaren.

4 In der Zwischenzeit die Nudeln nach Packungsanleitung in reichlich Salzwasser al dente garen. Anschließend abgießen und in den Fischeintopf rühren.

5 Puntarelle mit einem Spritzer Wasser, etwas Olivenöl und 1 Prise Salz in eine Pfanne mit Deckel geben. Bei niedriger bis mittlerer Temperatur zugedeckt 3 bis 4 Minuten garen, bis die Puntarelle zusammengefallen sind und das Wasser verdampft ist.

6 Den Fischeintopf mit Olivenöl beträufelt servieren. Die Puntarelle als Beilage dazu servieren.

Protein-Boost

Mehr Fisch zugeben.

Protein 38,6 g

Ballaststoffe 11 g

Pflanzenpunkte 4,75

GERICHTE:

FRISCH & LEICHT

Pomelosalat auf Thai-Art mit knusprigem Tofu

Vorbereitung: 15 Minuten
Zubereitung: 30 Minuten

Für 2 Portionen

300 g extrafester Tofu, in 3 cm große Stücke zerteilt
2 EL Sojasauce
1 EL Speisestärke
1 EL Olivenöl

Für das Dressing
2 TL Fischsauce
2 EL Sojasauce
abgeriebene Schale und Saft von 1 Bio-Limette
1 TL Kokosblütenzucker
2 EL Sesamöl
1 rote Chilischote, in dünne Ringe geschnitten

Für den Salat
250 g Pomelo, ohne weiße Haut in Stücke geschnitten
100 g Bohnensprossen
150 g Zuckerschoten, schräg in dünne Streifen geschnitten
50 g Frühlingszwiebeln, schräg in dünne Ringe geschnitten
50 g Erdnüsse, geröstet und grob gehackt + etwas mehr zum Bestreuen
20 g Thai-Basilikum, zerzupft
20 g Koriander, gehackt

Dieses süße, scharfe und salzige Gespann ist einfach köstlich. Durch die reichhaltige Verwendung von Kräutern freuen sich auch die Darmmikroben über diesen Salat, dem Tofu sowie Erdnüsse nicht nur Eiweiß, sondern auch seine crunchige Konsistenz verleihen. Obendrein halten Gemüse und Gewürze Entzündungen im Körper gering – ein wahrer Allrounder! Statt der Pomelo können Sie auch Orange, Blutorange oder Grapefruit verwenden.

1 Den Backofen auf 220 °C Umluft vorheizen und ein Backblech mit Backpapier belegen.

2 Den Tofu mit der Sojasauce vermengen, mit der Speisestärke bestäuben und noch einmal alles gründlich vermengen.

3 Den Tofu auf dem Backblech verteilen, mit Olivenöl beträufeln und 20 bis 25 Minuten im Ofen backen. Alternativ auf höchster Stufe für 15 Minuten in die Heißluftfritteuse geben.

4 In der Zwischenzeit Fischsauce, Sojasauce, Limettenschale, Limettensaft, Kokosblütenzucker, Sesamöl und Chiliringe zu einem Dressing verrühren und beiseitestellen.

5 Pomelo, Bohnensprossen, Zuckerschoten, Frühlingszwiebeln und Erdnüsse mit der Hälfte des Thai-Basilikums und Korianders in eine große Schüssel geben und vorsichtig mit den Händen vermengen.

6 Den Tofu dazugeben, die Hälfte des Dressings darübergießen und noch einmal alles gründlich vermengen.

7 Mit dem restlichen Dressing beträufelt sowie mit dem restlichen Thai-Basilikum, dem restlichen Koriander und einigen Erdnüssen bestreut servieren.

Protein-Boost

Mehr Tofu oder Erdnüsse zugeben. Garnelen passen zu diesem Salat auch sehr gut.

Protein 34 g

Ballaststoffe 6,4 g

Pflanzenpunkte 7,25

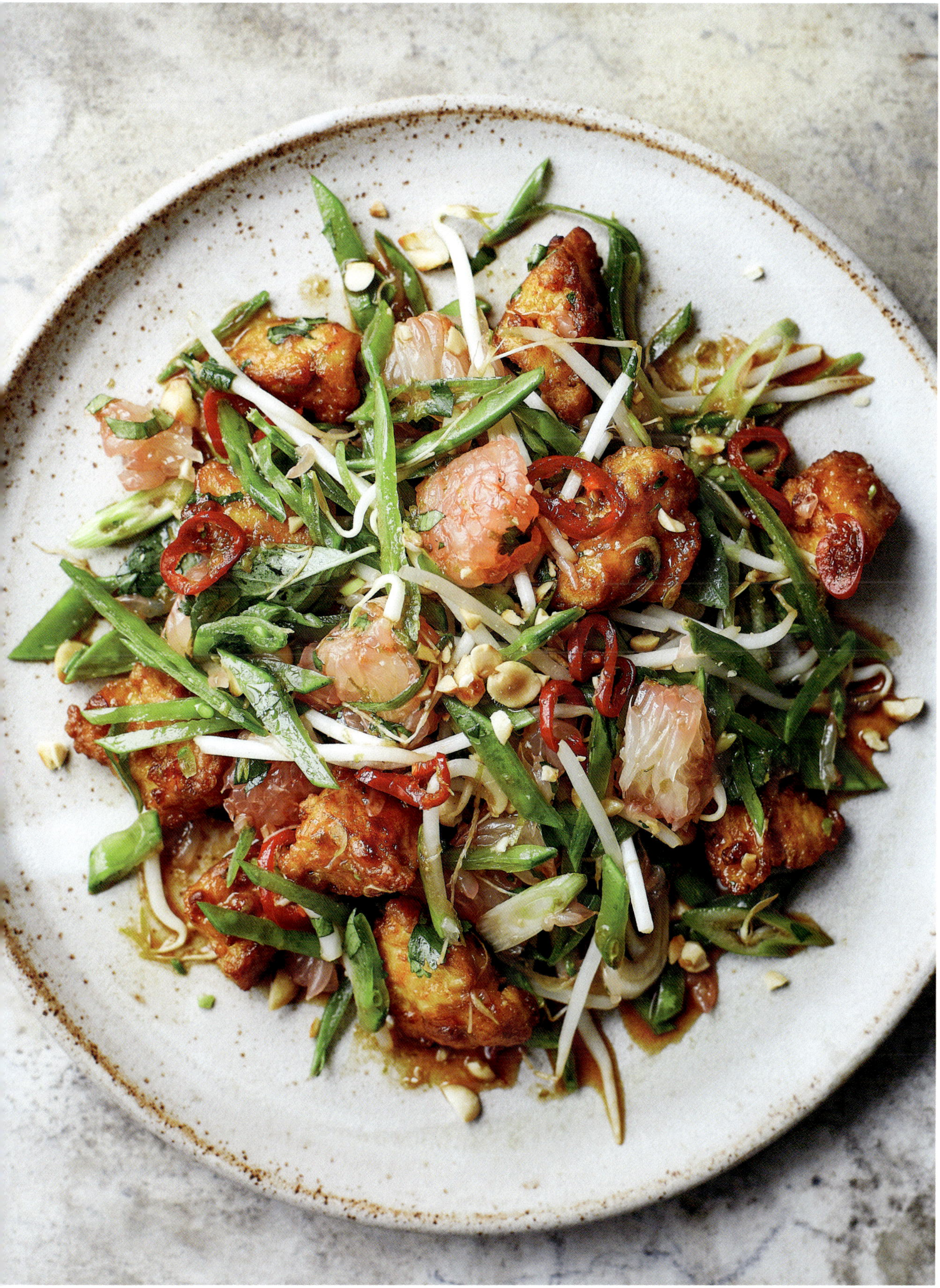

Kalte Tofusuppe mit knusprigen Masala-Kichererbsen und Kräutern

Vorbereitung: 10 Minuten
Zubereitung: 25 Minuten

Für 2 Portionen

Für die knusprigen Masala-Kichererbsen

400 g Kichererbsen aus der Dose, abgegossen und abgespült
1 EL Olivenöl
2 TL Garam Masala
Salz

Für die Tofusuppe

300 g Seidentofu
Salz
Pfeffer
20 g Hefeflocken
Eiswürfel
50 g Pekannüsse, gehackt
10 g Dill, gehackt
10 g Minze, gehackt
100 g Salatgurke, fein gewürfelt
1 TL Sumach
Olivenöl zum Beträufeln

Inspiriert ist dieses Gericht von der traditionellen persischen Joghurtsuppe, doch habe ich ihr mit Tofu, Nüssen und Kichererbsen einen ordentlichen Proteinkick verpasst. Die kalte Suppe eignet sich perfekt für heiße Sommertage: Sie kühlt, ist leicht und lässt sich ohne viel Aufwand zubereiten. Die Hefeflocken sorgen für einen reichhaltigen Umamigeschmack, der durch Minze und Dill abgemildert wird, der Warm-Kalt-Kontrast macht die Suppe noch interessanter. Wer mag, kann die Kichererbsen in der Hälfte der Zeit bei 200 °C in der Heißluftfritteuse zubereiten.

1 Den Backofen auf 200 °C vorheizen.

2 Die Kichererbsen mit Küchenpapier gründlich trocken tupfen, auf ein Backblech geben und mit Olivenöl sowie Garam Masala vermengen. Mit Salz bestreuen und in 20 Minuten im Ofen knusprig rösten; dabei nach der Hälfte der Röstzeit wenden.

3 In der Zwischenzeit Tofu, 300 Milliliter Wasser, Salz, Pfeffer und Hefeflocken in den Mixer geben und zu einer Mischung mit der Konsistenz von sehr dünnem Joghurt verarbeiten. Mit Salz sowie Pfeffer abschmecken.

4 Die Tofumischung in Schalen füllen und einige Eiswürfel, drei Viertel der Pekannüsse, des Dills und der Minze sowie die Salatgurkenwürfel unterrühren.

5 Die restlichen Pekannüsse, die knusprigen Kichererbsen, den restlichen Dill, die restliche Minze und den Sumach darüberstreuen. Mit etwas Olivenöl beträufelt servieren.

Protein-Boost

Mehr Pekannüsse (oder auch Walnüsse) zugeben.

Protein 30,2 g

Ballaststoffe 11,1 g

Pflanzenpunkte 5,25

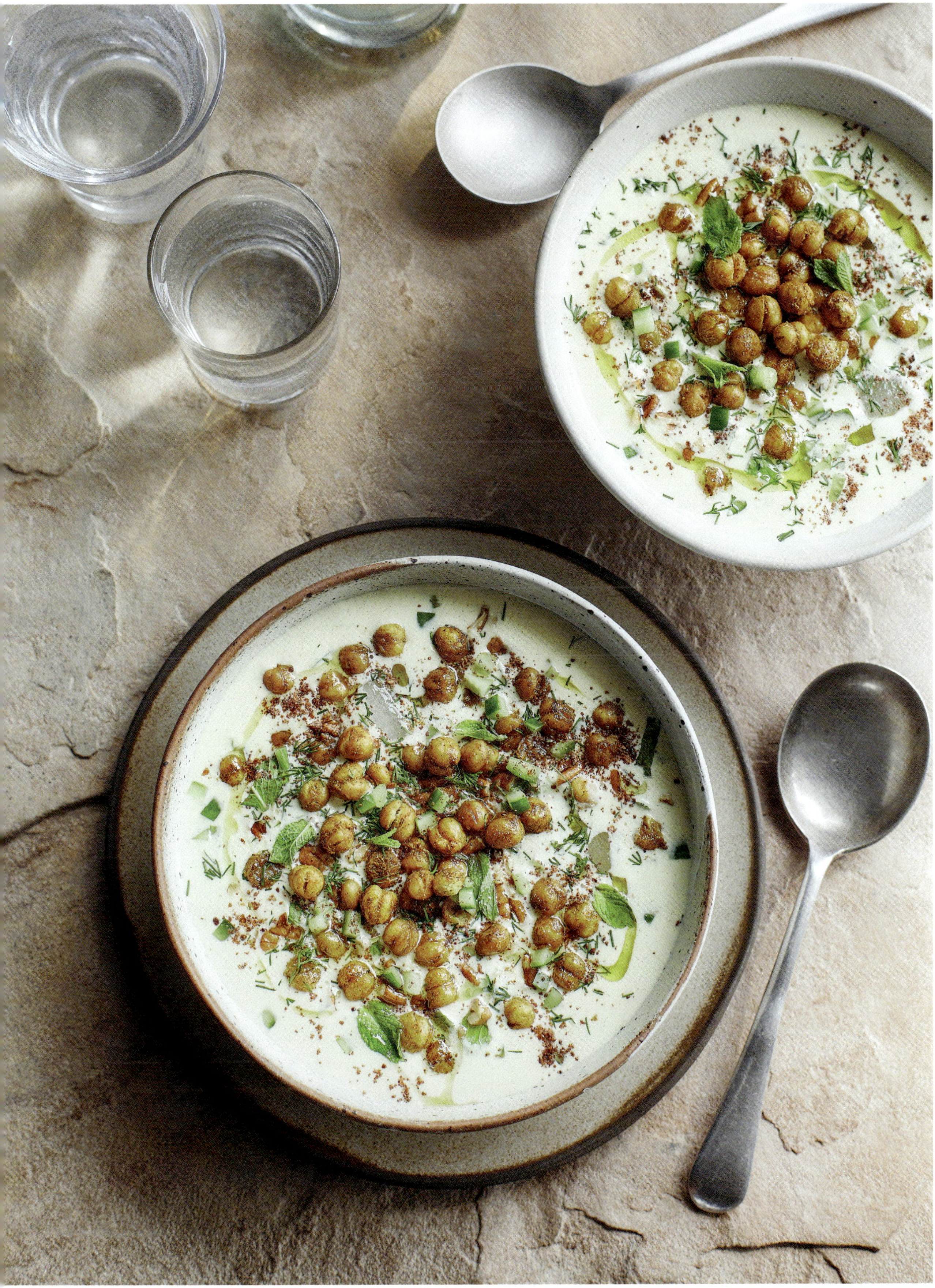

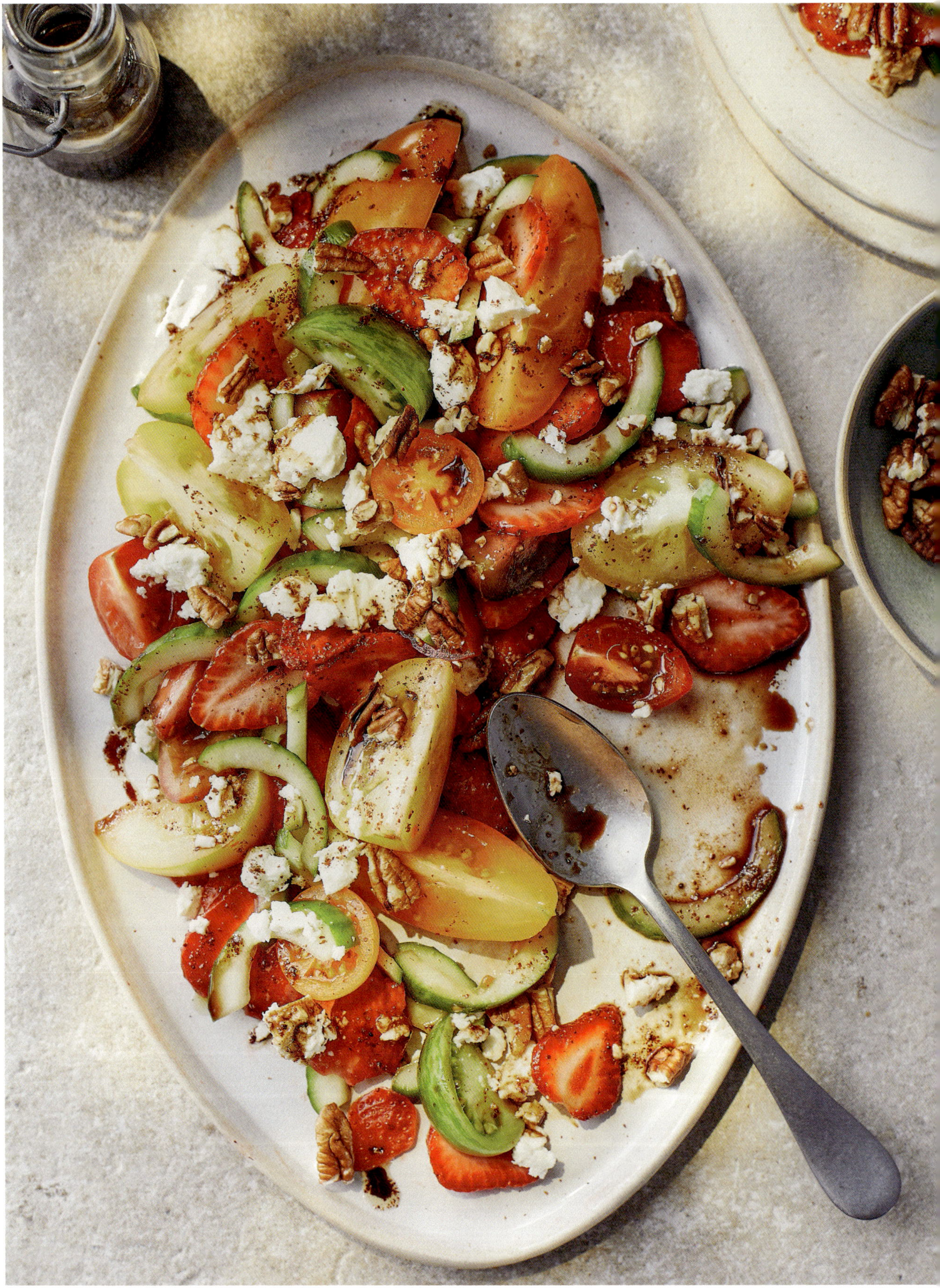

Tomaten-Erdbeer-Salat mit Feta

Vorbereitung: 10 Minuten + Marinierzeit

Für 2 Portionen

250 g Tomaten, vorzugsweise alte Sorten, je nach Größe halbiert oder geviertelt
100 g Erdbeeren, in sehr dünne Scheiben geschnitten
120 g Salatgurke, längs halbiert, entkernt und schräg in Scheiben geschnitten oder in kleinere Stücke gehackt
Salz
75 g Feta
Balsamicoessig zum Beträufeln
30 g Pekannüsse, geröstet und gehackt

Für das Dressing
2 EL Olivenöl
1 TL Sumach
2 TL gereifter Balsamicoessig
Salz
Pfeffer

Die Kombination aus süßen Erdbeeren, salzigem Feta und fruchtigen Tomaten schmeckt einfach himmlisch. Die saisonalen Zutaten passen wunderbar zusammen und werden durch das Süß-Säuerliche des gereiften Balsamicos auf ein ganz neues Geschmacksniveau gehoben. Die Polyphenole in den Erdbeeren wirken entzündungshemmend, während der Feta eine ausgezeichnete Proteinquelle darstellt. Übrigens macht sich der Salat auch hervorragend als Beilage zu gegartem Fisch.

1 Tomaten, Erdbeeren und Salatgurke in eine Schüssel geben, mit Salz würzen und vorsichtig vermengen (das Salz zieht Flüssigkeit aus den Salatzutaten). 10 Minuten ziehen lassen.

2 Die Salatzutaten mit den Händen auf einer Servierplatte verteilen. Zur in der Schüssel verbliebenen Flüssigkeit Olivenöl, Sumach sowie Balsamicoessig geben und alles verrühren. Mit Salz und Pfeffer abschmecken – das fertige Dressing sollte leicht süß und etwas scharf sein – und über den Salat gießen.

3 Den Feta über den Salat krümeln und diesen mit weiterem Balsamicoessig beträufelt sowie mit gehackten Pekannüssen bestreut servieren.

Protein-Boost

Das Rezept mit weißen Bohnen aus der Heißluftfritteuse ausprobieren (Rezept siehe S. 156) oder Boquerones (eingelegte Sardellen) dazu servieren.

Protein 9,1 g

Ballaststoffe 4,5 g

Pflanzenpunkte 4,5

Lachs-Kürbis-Pfirsich-Salat mit Tahini-Kräuter-Dressing

Vorbereitung: 10 Minuten
Zubereitung: 35 Minuten

Für 2 Portionen

- 300 g Butternusskürbis mit Schale, in 2 cm große Stücke geschnitten
- 2 EL Olivenöl + etwas mehr zum Beträufeln
- Salz
- 250 g Lachsfilet ohne Haut
- 2 TL Sumach
- 2 Pfirsiche, halbiert, entsteint und in Spalten geschnitten
- 100 g Brunnenkresse, grob zerzupft
- 50 g Walnüsse, geröstet und grob gehackt

Für das Tahini-Kräuter-Dressing

- 50 g Tahini
- Saft von 1 Zitrone
- 20 g Dill, von groben Stängeln befreit
- 20 g Basilikum, von groben Stängeln befreit
- Salz
- Pfeffer

Das bunte Sommergericht glänzt mit einem fantastischen Dressing. Kräuter und Tahini sind eine meiner Lieblingskombis, sie passt hervorragend zu dem fetthaltigen, mit Sumach eingeriebenen Lachs. Der Kürbis und die Pfirsiche enthalten Carotinoide, die Entzündungsreaktionen ausbalancieren und vielfältige Ballaststoffe liefern. Der Lachs ist nicht nur reich an Omega-3-Fettsäuren, sondern steuert auch jede Menge Eiweiß bei.

1 Den Backofen auf 200 °C Umluft vorheizen.

2 Den Kürbis auf einem Backblech verteilen, 1 Esslöffel Olivenöl darübergeben, mit Salz bestreuen und 20 Minuten im Ofen rösten.

3 Den Lachs mit Sumach einreiben und mit etwas Olivenöl beträufeln.

4 Das Blech aus dem Ofen nehmen, die Ofentemperatur auf 220 °C Umluft erhöhen, den Lachs zwischen die Kürbisstücke setzen und beides für weitere 10 Minuten in den Ofen geben, bis der Lachs gar ist.

5 In der Zwischenzeit eine geriffelte Grillpfanne bei mittlerer bis hoher Temperatur erhitzen. Die Pfirsiche mit dem restlichen Olivenöl vermengen, in die Pfanne geben und auf beiden Seiten einige Minuten braten.

6 In der Zwischenzeit Tahini, 75 Milliliter heißes, aber nicht mehr kochendes Wasser, Zitronensaft, Dill und Basilikum in den Mixer geben und zu einem glatten Dressing verarbeiten. Mit Salz und Pfeffer würzen.

7 Brunnenkresse sowie Walnüsse in eine Servierschüssel geben. Pfirsiche und Kürbis dazugeben und alles vermengen. Den Lachs mit einer Gabel in Stücke zupfen und darübergeben. Den Lachs-Kürbis-Pfirsich-Salat mit dem Tahini-Kräuter-Dressing beträufeln und servieren.

Protein-Boost

Mehr Lachs, Walnüsse oder Tahini zugeben.

Protein 42,3 g

Ballaststoffe 9,8 g

Pflanzenpunkte 6,25

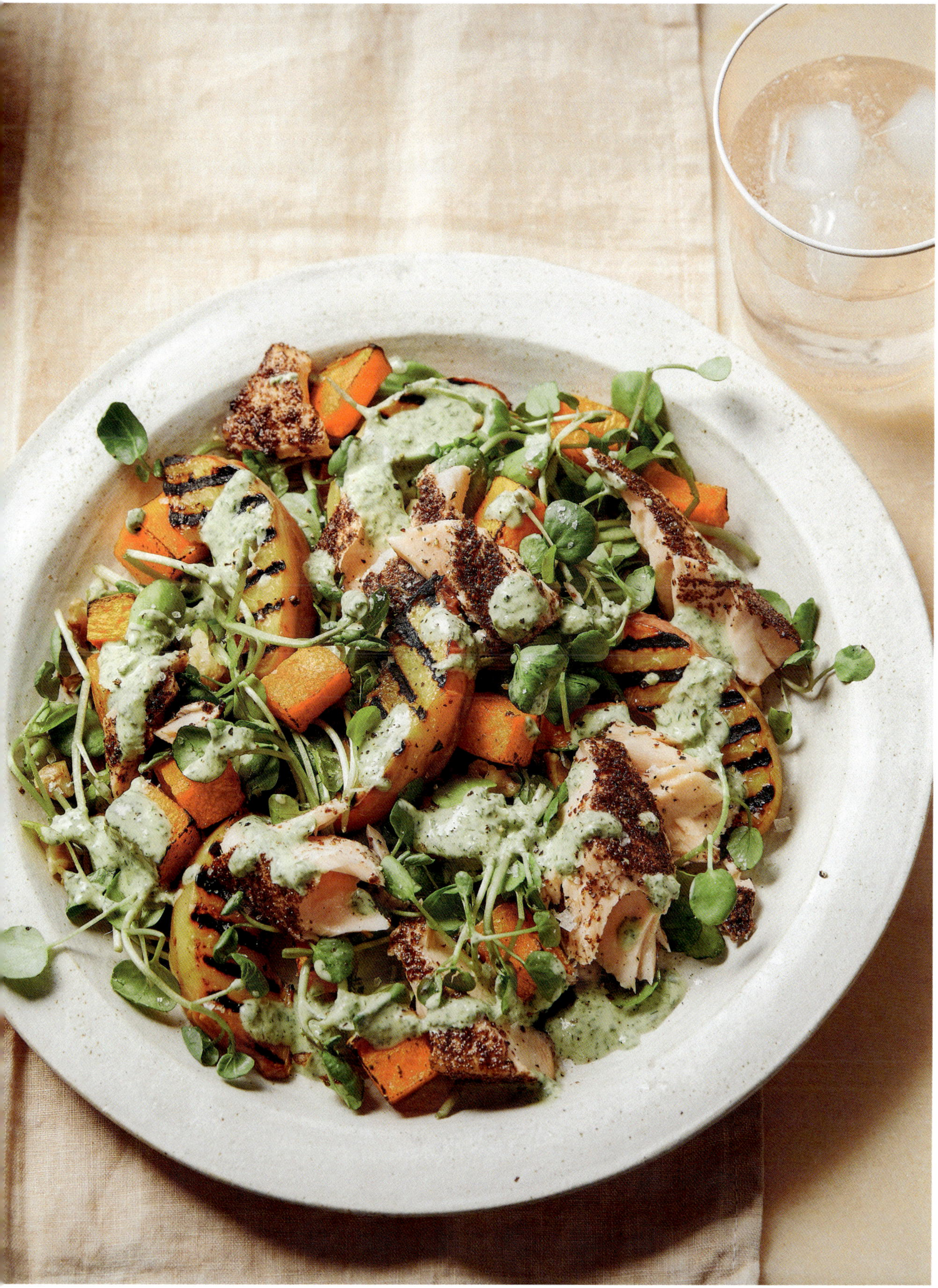

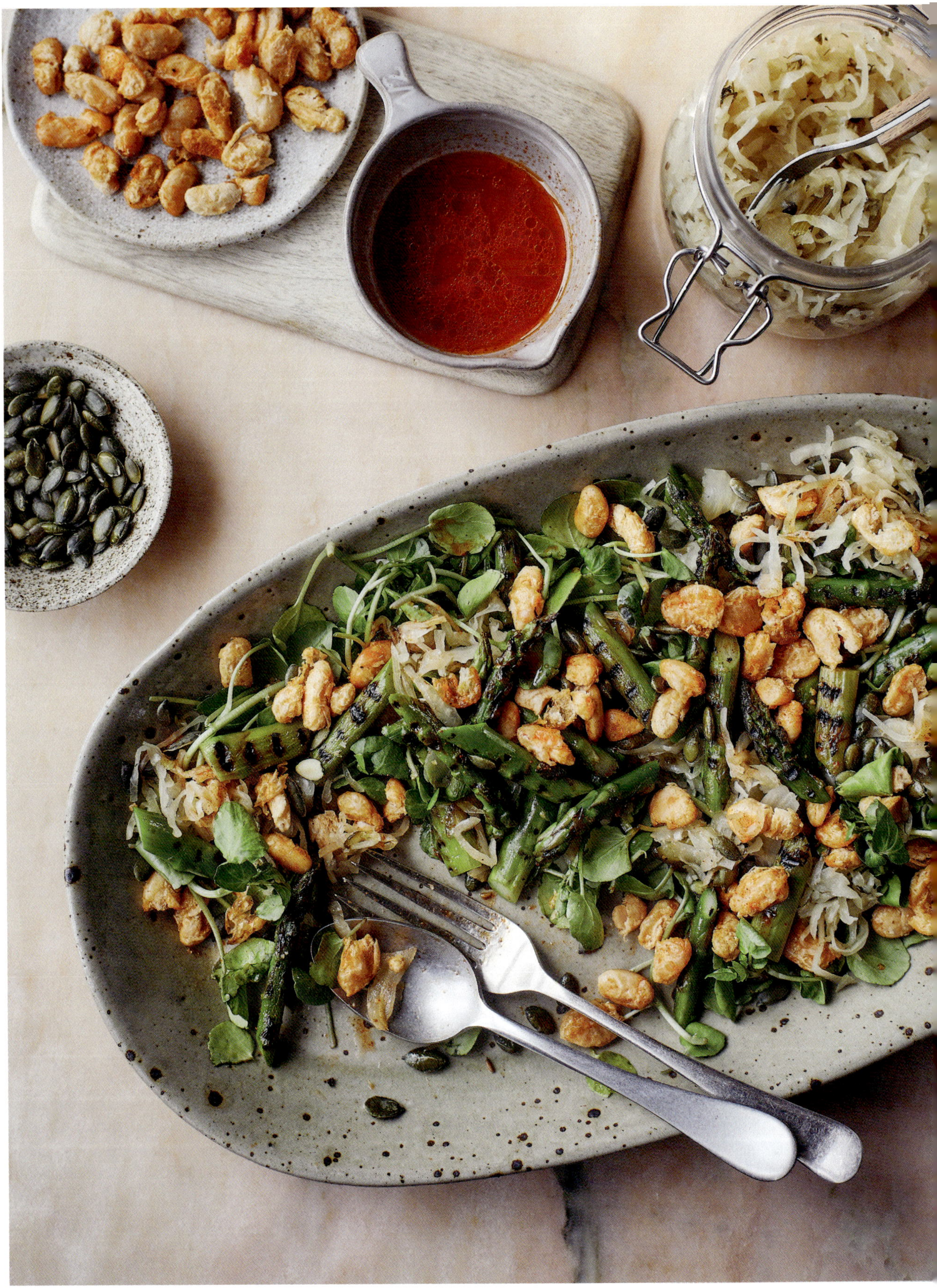

Sauerkrautsalat mit Knusperbohnen und Kürbiskernen

Vorbereitung: 5 Minuten
Zubereitung: 30 Minuten

Für 2 Portionen

400 g große weiße Bohnen aus der Dose, abgegossen und abgespült
2 EL Olivenöl + etwas mehr zum Braten
1 TL edelsüßes Paprikapulver
Salz
150 g grüner Spargel
75 g Sauerkraut aus der Dose mit Saft
Pfeffer
100 g Brunnenkresse
50 g Kürbiskerne, leicht geröstet

Ich verwende gern meine Heißluftfritteuse, um diese knusprigen Bohnen zuzubereiten. Mit ihrer knackigen Hülle und dem weichen, warmen Kern erinnern sie an Mini-Röstkartoffeln, perfekt gegart und wunderbar gewürzt. Als Salattopping bringen sie eine ordentliche Portion Ballaststoffe mit, gemeinsam mit den Kürbiskernen sorgen sie für abwechslungsreichen Crunch und hochwertige Fette. Statt Spargel können Sie auch langstieligen Brokkoli oder Babylauch verwenden.

1 Die Bohnen mit Küchenpapier gründlich trocken tupfen, dann in eine Schüssel geben und etwas Olivenöl sowie die Hälfte des Paprikapulvers dazugeben. Mit Salz würzen und alles vorsichtig mit den Händen vermengen.

2 Bei 200 °C in 10 Minuten in der Heißluftfritteuse goldbraun und knusprig frittieren. Alternativ bei 200 °C Umluft 20 bis 22 Minuten im Ofen rösten. Nach der Hälfte der Garzeit am Behälter der Heißluftfritteuse oder am Backblech rütteln.

3 In der Zwischenzeit den Spargel mit etwas Öl bestreichen. Eine Brat- oder Grillpfanne bei mittlerer Temperatur erhitzen, den Spargel hineingeben und unter gelegentlichem Wenden 5 Minuten darin braten. Etwas abkühlen lassen, dann die Stangen schräg in mundgerechte Stücke schneiden, die Spitzen dabei aber ganz lassen.

4 Den Sauerkrautsaft in eine kleine Schüssel gießen und 2 Esslöffel Olivenöl sowie das restliche Paprikapulver unterrühren. Mit Salz und Pfeffer würzen. Beiseitestellen.

5 Die Brunnenkresse auf eine große Platte geben, Kürbiskerne, Spargel und Sauerkraut daraufgeben und alles mit dem gewürzten Sauerkrautsaft beträufeln. Mit den knusprigen Bohnen bestreut servieren.

Protein-Boost

Das Rezept funktioniert auch gut mit gebratenem Tempeh oder Grillhähnchenresten.

Protein 18,9 g

Ballaststoffe 13,8 g

Pflanzenpunkte 5,5

Orangen-Oliven-Freekeh mit gegrillter Lachsforelle

Vorbereitung: 10 Minuten
Zubereitung: 15 Minuten

Für 2 Portionen

1 Bund Frühlingszwiebeln, in dünne Ringe geschnitten
50 g schwarze Oliven ohne Stein, halbiert
50 g glatte Petersilie, fein gehackt
100 g Freekeh, gegart
200 g Puy-Linsen, gegart
1 große Orange, filetiert
300 g Lachsforellenfilets mit Haut
Olivenöl zum Einreiben
Salz
Pfeffer

Für das Dressing

2 EL Olivenöl extra vergine
1 EL Sauerkirsch- oder Granatapfelsirup
1 TL Aleppo-Pfeffer
Salz
Pfeffer

Der fetthaltige Fisch wirkt antientzündlich, und Orangen sowie Oliven strotzen vor Polyphenolen, Ballaststoffen und Eiweiß, das lange satt macht. Wer keinen Freekeh bekommt oder ihn durch eine glutenfreie Variante ersetzen muss, nimmt stattdessen einfach Vollkorn-Rundkornreis; allerdings mag ich den nussigen Geschmack und die härtere Konsistenz des Freekeh sehr. Das Rezept funktioniert auch gut mit Lachs, Makrele oder Sardine, und die Puy-Linsen kann man gegen Kichererbsen tauschen.

1 Olivenöl, Sauerkirschsirup und Aleppo-Pfeffer zu einem Dressing verrühren. Mit Salz sowie Pfeffer würzen und beiseitestellen.

2 Frühlingszwiebeln, Oliven, Petersilie, Freekeh, Linsen und Orangenfilets in eine große Servierschüssel geben und vorsichtig vermengen.

3 Die Forellenfilets mit etwas Olivenöl sowie Salz und Pfeffer einreiben. Eine Brat- oder Grillpfanne bei mittlerer Temperatur erhitzen, die Forellenfilets mit der Hautseite nach unten hineinlegen und 3 bis 4 Minuten braten. Wenden und je nach Dicke der Filets weitere 2 bis 3 Minuten braten.

4 Das Dressing über den Salat gießen, gründlich vermengen und mit Salz sowie Pfeffer abschmecken. Auf Teller geben und mit je 1 Forellenfilet darauf servieren.

Protein-Boost

Mehr Forelle oder Linsen zugeben.

Protein 42,5 g

Ballaststoffe 9,9 g

Pflanzenpunkte 5,75

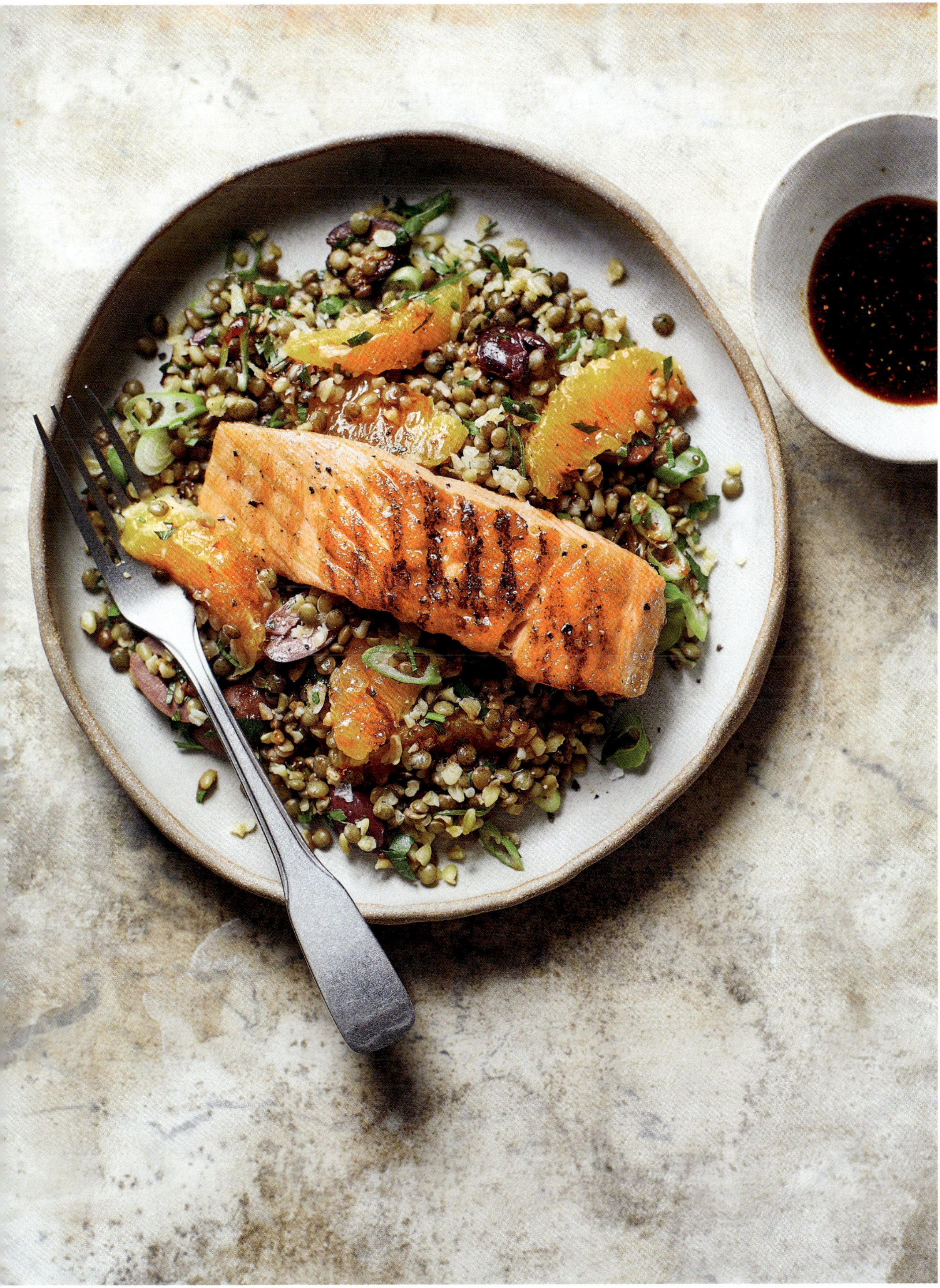

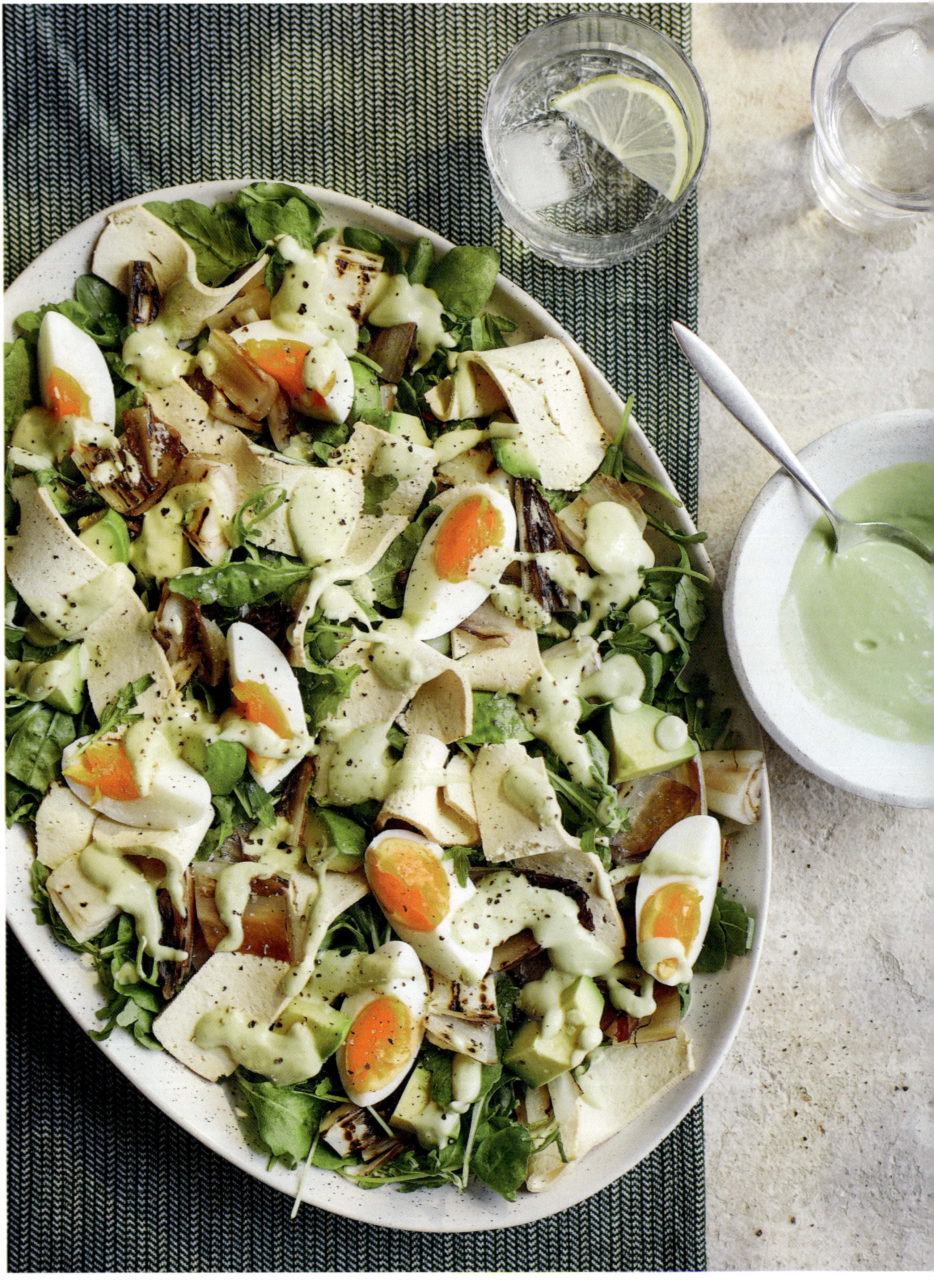

Räuchertofu-Avocado-Chicorée-Salat mit Senf-Tahini-Dressing

Vorbereitung: 10 Minuten
Zubereitung: 10 Minuten

Für
2 Portionen

200 g roter Chicorée, längs halbiert
Olivenöl zum Bestreichen
100 g Rucola
150 g Räuchertofu, in dünne Streifen geschnitten
½ Avocado, entkernt, geschält und in Würfel geschnitten
2 hart gekochte Eier, gepellt und geviertelt
fein abgeriebene Schale von 1 Bio-Zitrone
Salz
Pfeffer

Für das Dressing
2 EL Tahini
Saft von 1 Bio-Zitrone
2 TL Dijonsenf
2 EL Olivenöl
½ Avocado, entkernt, geschält und in Würfel geschnitten
Salz
Pfeffer

Räuchertofu war eine echte Entdeckung für mich. Heute gibt es ihn in den meisten Supermärkten, aber auf jeden Fall online und im Reformhaus. Dünn geschnitten erinnert er auf Sandwiches oder in Salaten an geräucherten Schinken, zudem punktet er mit Eiweiß sowie den darmfreundlichen, entzündungshemmenden Phytonährstoffen der Sojabohne. Dabei verzichtet er jedoch auf die Zusätze, die in vielen Fleischersatzprodukten enthalten sind. Dieser einfache Salat steckt voller Geschmack und macht sich als Beilage ebenso gut wie als leichtes Hauptgericht. Über die präbiotischen Ballaststoffe im Chicorée freuen sich unsere Darmmikroben, durch das Braten verliert dieses Gemüse etwas an Bitterkeit und wird süßlicher.

1 Den roten Chicorée mit Olivenöl bestreichen. Eine Brat- oder Grillpfanne bei mittlerer bis hoher Temperatur erhitzen und den Chicorée darin 5 Minuten braten; dabei nach der Hälfte der Bratzeit wenden. Etwas abkühlen lassen und anschließend in Scheiben schneiden.

2 Tahini, Zitronensaft, Senf, Olivenöl und Avocadowürfel mit 25 Milliliter Wasser im Mixer zu einem Dressing mischen. Bei Bedarf mehr Wasser hinzufügen – das Dressing sollte gerade dünn genug sein, damit es über den Salat geträufelt werden kann. Mit Salz sowie Pfeffer würzen.

3 Den Rucola auf einer Servierplatte verteilen, Chicorée, Räuchertofu, Avocadowürfel und geviertelte gekochte Eier daraufgeben. Mit dem Senf-Tahini-Dressing beträufeln. Mit Zitronenschale bestreuen, mit Salz sowie Pfeffer abschmecken und servieren.

Protein-Boost

Mehr Tofu oder Eier zugeben.

Protein
24,9 g

Ballaststoffe
8 g

Pflanzen-punkte 4,5

HIGH-PROTEIN-SAUCEN UND -DRESSINGS MIT NUR DREI ZUTATEN

Eine Sauce würde man nicht automatisch für eine Proteinquelle halten, doch die leicht zuzubereitenden, vollwertigen Saucen hier sind es! Sie verleihen jedem Salat einen frischen Aromenkick, peppen kurz gebratenes Gemüse auf und bringen überhaupt in jede Mahlzeit Geschmack. Zudem sind sie reich an Ballaststoffen und entzündungshemmenden Zutaten wie Kräutern und Gewürzen. Und damit immer noch nicht genug, denn obendrein glänzen sie mit Polyphenolen.

Salzzitronen-Tahini-Dressing

Für ca. 120 ml

1 Salzzitrone, ca. 30 g, halbiert und entkernt
50 g Tahini
Salz
Pfeffer
10 g Dill, von groben Stängeln befreit, Blättchen fein gehackt

1 Alle Zutaten bis auf den Dill mit 50 Milliliter heißem Wasser in den Mixer geben und zu einem glatten, cremigen Dressing mischen. Den Dill unterrühren.

2 Das Dressing sollte dick, aber gießbar sein, sehr gut passt es etwa zu grünem Salat oder gegartem Fisch. Falls nötig noch einen Spritzer Wasser unterrühren.

Soja-Erdnuss-Dressing

Für ca. 75 ml

2 EL cremige Erdnussbutter
1 EL helle Sojasauce
½ TL mildes Chilipulver

1 Alle Zutaten mit 30 Milliliter heißem, aber nicht mehr kochendem Wasser in eine Schüssel geben und mit dem Schneebesen verrühren. Bei Bedarf etwas mehr Wasser zugeben. Das Dressing macht sich beispielsweise wunderbar in einem asiatischen Salat oder auf gebackenen Tofuwürfeln (Rezept siehe S. 203).

Miso-Mandelbutter-Dressing

Für ca. 75 ml

1 EL helle Misopaste
2 EL Mandelmus

1 Misopaste und Mandelmus mit 30 Milliliter heißem, aber nicht mehr kochendem Wasser in eine Schüssel geben und mit dem Schneebesen verrühren. Bei Bedarf etwas mehr Wasser zugeben. Das Dressing passt ausgezeichnet zu gebackenen Wolfsbarschfilets.

Zitronen-Feta-Sauce

Für ca. 110 ml

fein abgeriebene Schale und Saft von 1 kleinen Bio-Zitrone
60 g Feta
Salz
Pfeffer
10 g Estragon, von groben Stängeln befreit, Blätter fein gehackt

1 Alle Zutaten bis auf den Estragon mit 20 Milliliter Wasser in den Mixer geben und zu einer glatten und cremigen Sauce mischen. Den Estragon unterrühren.

2 Die Sauce sollte dick, aber gießbar sein, sehr gut passt sie etwa zu einem Radicchiosalat mit Walnüssen, Salatgurke und Oliven. Falls nötig noch einen Spritzer Wasser unterrühren.

Labneh-Zatar-Sauce

Für ca. 110 ml

90 g Labneh
2 TL Zatar
fein abgeriebene Schale und Saft von 1 kleinen Bio-Zitrone
Salz
Pfeffer

1 Alle Zutaten in den Mixer geben und zu einer Sauce mischen. Falls nötig noch einen Spritzer Wasser zugeben.

2 Die Sauce sollte dick, aber gießbar sein, sehr gut passt sie etwa zu einem Salat aus gehackten Mini-Rispentomaten, schwarzen Oliven, gebackener Aubergine und knusprigem Tofu.

Chili-Limetten-Tahini-Dressing

Für ca. 120 ml

50 g Tahini
Saft von 1 Limette
2 TL Chiliöl
Salz
Pfeffer

1 Alle Zutaten mit 50 Milliliter Wasser in den Mixer geben und zu einem glatten und cremigen Dressing mischen.

2 Das Dressing sollte dick, aber gießbar sein, sehr gut passt es etwa zu gegartem Hähnchen mit eingelegtem Gemüse, Tomaten und grünem Gemüse. Falls nötig noch einen Spritzer Wasser unterrühren.

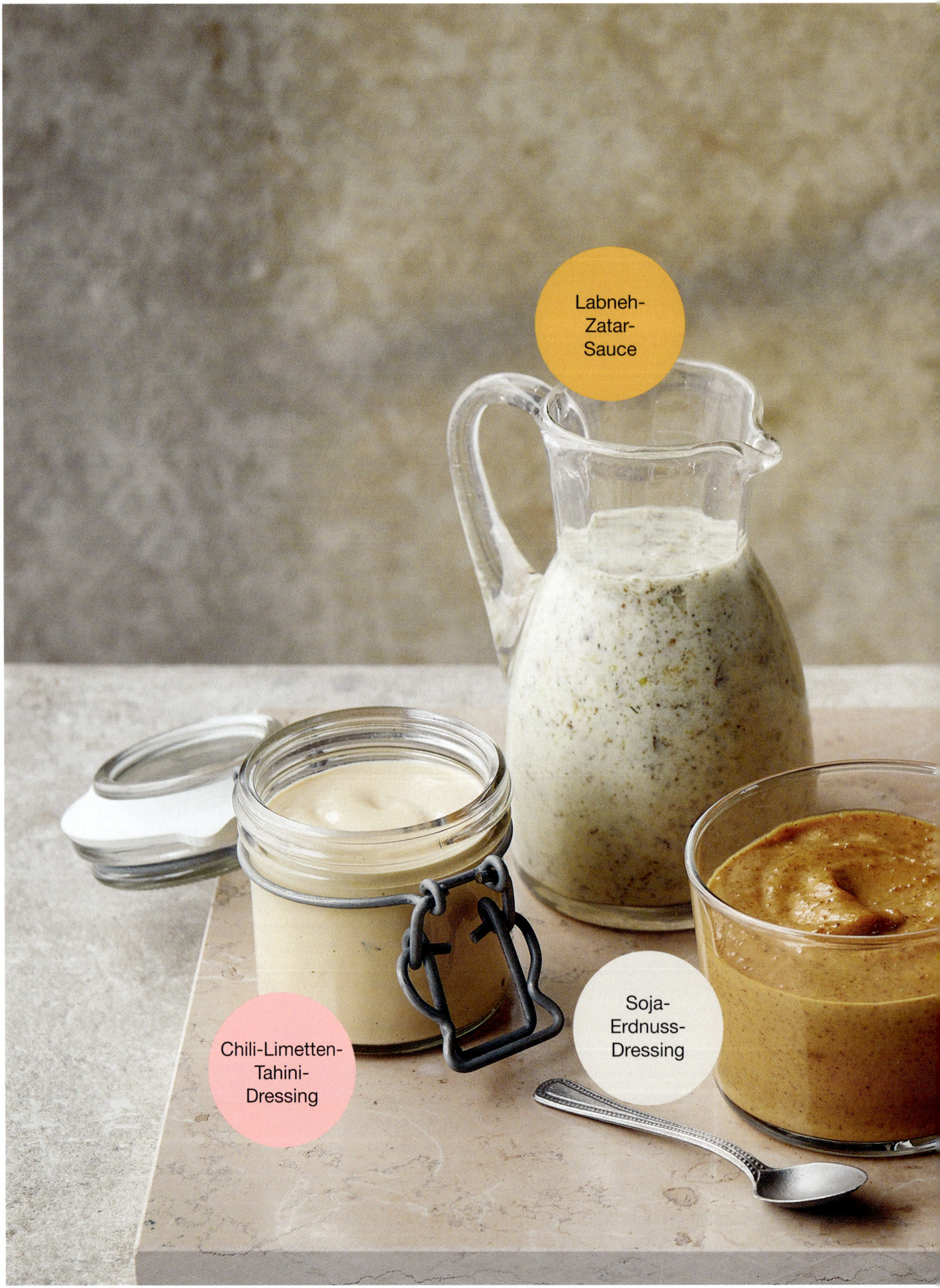
Labneh-
Zatar-
Sauce
Chili-Limetten-
Tahini-
Dressing
Soja-
Erdnuss-
Dressing

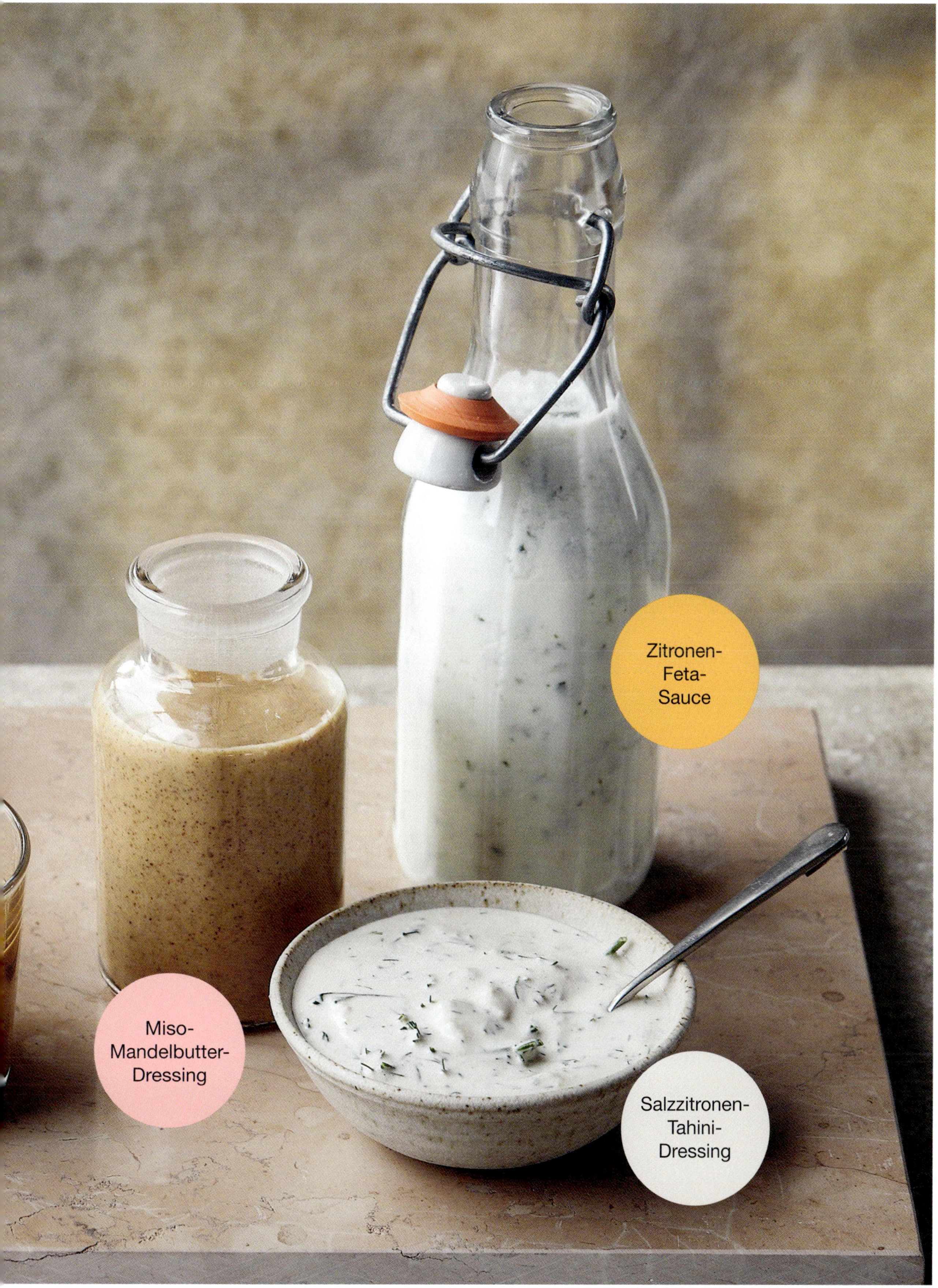
Zitronen-Feta-Sauce
Miso-Mandelbutter-Dressing
Salzzitronen-Tahini-Dressing

VEGETARISCH

UNTER DER WOCHE

Misosuppe mit Pilzen, Soba-Nudeln und knusprigem Chilitofu

Vorbereitung: 10 Minuten
Zubereitung: 20 Minuten

Für 2 Portionen

2 EL Olivenöl
150 g Frühlingszwiebeln, in feine Ringe geschnitten
3 Knoblauchzehen, abgezogen und gerieben oder fein gewürfelt
150 g Shiitakepilze, grob gehackt
150 g Austernpilze, in mundgerechte Stücke gezupft
100 g Edamame
3 EL Tahini
2 EL helle Misopaste
Salz
Pfeffer
150 g Soba-Nudeln
1 EL Sesamsamen, leicht geröstet, zum Bestreuen

Für den knusprigen Chilitofu

300 g fester Tofu, in 2 cm dicke Stifte geschnitten
2 EL Speisestärke
Salz
Pfeffer
1 EL Olivenöl
1 EL Chiliöl

Ich liebe Soba-Nudeln. Ihre Farbe und härtere Beschaffenheit verweisen auf Extraballaststoffe und einen hohen Nährwert. Sesampaste ist in der chinesischen Küche sehr beliebt; doch während für das nahöstliche Tahini ganze ungeröstete Sesamsamen vermahlen werden, sorgen in der chinesischen Variante geröstete Sesamsamen für einen noch satteren Geschmack. Ich nehme der Praktikabilität wegen allerdings häufiger Tahini, das der Suppe ebenfalls viele Nährstoffe und Eiweiß beisteuert, während die Misopaste für eine herrliche Umaminote sorgt.

1 Das Olivenöl in einen großen Topf geben und bei mittlerer Temperatur erhitzen. Die Frühlingszwiebeln bis auf 1 Handvoll zum Bestreuen sowie den Knoblauch hineingeben und einige Minuten in dem Öl dünsten. Die Pilze hinzufügen und in 8 bis 10 Minuten unter gelegentlichem Rühren goldbraun braten. Edamame unterrühren, 700 Milliliter kochendes Wasser angießen und alles zum Köcheln bringen. Falls nötig mehr Wasser zugeben, das Gemüse sollte bedeckt sein.

2 Tahini und Misopaste in eine kleine Schüssel geben, einige Esslöffel der Kochflüssigkeit dazugeben und alles verrühren. Weiterhin löffelweise Wasser dazugeben, bis eine flüssige Paste entstanden ist. Diese in die Suppe rühren und alles noch einmal 4 bis 5 Minuten köcheln lassen. Mit Salz sowie Pfeffer abschmecken.

3 In der Zwischenzeit die Tofustifte in der Speisestärke wenden und mit Salz sowie Pfeffer würzen. Das Olivenöl in einer Pfanne bei mittlerer Temperatur erhitzen und die Tofustifte auf beiden Seiten in jeweils 4 bis 5 Minuten darin knusprig braten.

4 Auf einen mit Küchenpapier belegten Teller geben und abtropfen lassen. Küchenpapier entfernen und die Tofustifte mit Chiliöl beträufeln.

5 Die Nudeln nach Packungsanleitung garen, abgießen und auf Suppenschalen verteilen. Mit Suppe auffüllen und den Chilitofu darauf anrichten. Mit Frühlingszwiebeln sowie Sesamsamen bestreut servieren.

Protein-Boost

Mehr Tofu oder Edamame zugeben.

Protein 49,8 g

Ballaststoffe 10,8 g

Pflanzenpunkte 9,25

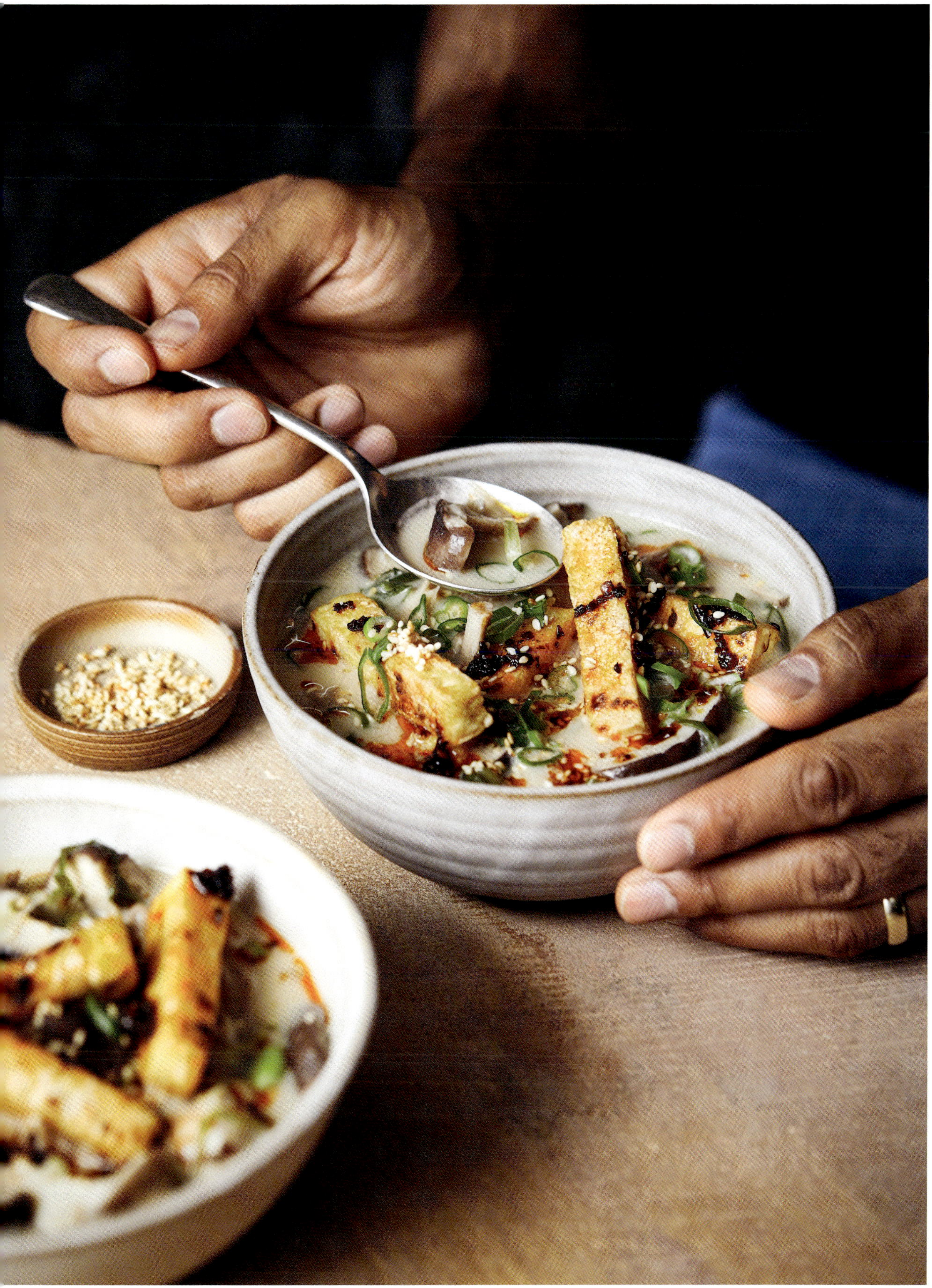

Pikantes Thymian-Linsen-Kokos-Curry

Vorbereitung: 10 Minuten
Zubereitung: 30 Minuten

Für 4 Portionen

1 EL Olivenöl
25 g frischer Ingwer, geschält und grob gerieben
200 g Zucchini, gewürfelt
2 Zweige Thymian
2 TL Kreuzkümmelsamen
2 TL Ras el-Hanout
1 TL gemahlene Kurkuma
2 EL Tomatenmark
400 g Kichererbsen aus der Dose
250 g Beluga- oder Puy-Linsen, gegart
400 ml Kokosmilch aus der Dose
Salz
Pfeffer
200 g Babyspinat
Saft von 1 Zitrone
10 g Korianderblätter zum Bestreuen (optional)

Für den knusprigen Tempeh

200 g Tempeh
1 EL Olivenöl
2 TL Ras el-Hanout
Salz
Pfeffer

Dieses prächtig orangefarbene Curry schmeckt einfach himmlisch. Wer Tempeh nicht mag, kann ihn durch Tofu oder mageres Rinderhackfleisch ersetzen, doch meiner Meinung nach funktioniert Tempeh mit diesen Gewürzen am besten. Ich bereite ihn gern auf diese Weise zu, weil er so besonders knusprig wird – ein weiterer Pluspunkt für das eiweißreiche, darmfreundliche Lebensmittel. Die Zitrone balanciert das durch die Kokosmilch eher üppige Gericht hervorragend aus.

1 Den Backofen auf 200 °C Umluft vorheizen.

2 Den Tempeh grob auf ein Backblech reiben, Olivenöl sowie Ras el-Hanout dazugeben, mit Salz und Pfeffer würzen und alles mit den Händen vermengen. In 15 bis 20 Minuten im Ofen braun und knusprig backen, dabei nach der Hälfte der Backzeit wenden.

3 In der Zwischenzeit das Olivenöl in eine Pfanne geben und bei mittlerer Temperatur erhitzen. Ingwer sowie Zucchini hineingeben und in 3 bis 4 Minuten leicht Farbe nehmen lassen. Thymian, Kreuzkümmelsamen, Ras el-Hanout, Kurkuma und Tomatenmark unterrühren. Unter Rühren einige Minuten braten, bis die Mischung dunkelrot wird. Bei Bedarf einen Spritzer Wasser hinzufügen.

4 Die Kichererbsen mitsamt Flüssigkeit sowie die Linsen dazugeben und alles vorsichtig verrühren. Kokosmilch und, falls das Curry zu trocken aussieht, 50 Milliliter Wasser angießen und alles bei niedriger bis mittlerer Temperatur unter gelegentlichem Rühren 15 Minuten köcheln lassen, bis das Curry eindickt. Großzügig mit Salz sowie Pfeffer würzen.

5 Den Spinat hinzufügen und unter Rühren in etwa 3 Minuten in der Sauce zusammenfallen lassen. Zitronensaft unterrühren und das Curry mit Korianderblättern bestreut sowie mit knusprigem Tempeh garniert servieren.

Protein-Boost

Mehr Tempeh zugeben oder Hefeflocken in die Sauce rühren.

Protein 35,5 g

Ballaststoffe 14,6 g

Pflanzenpunkte 10,75

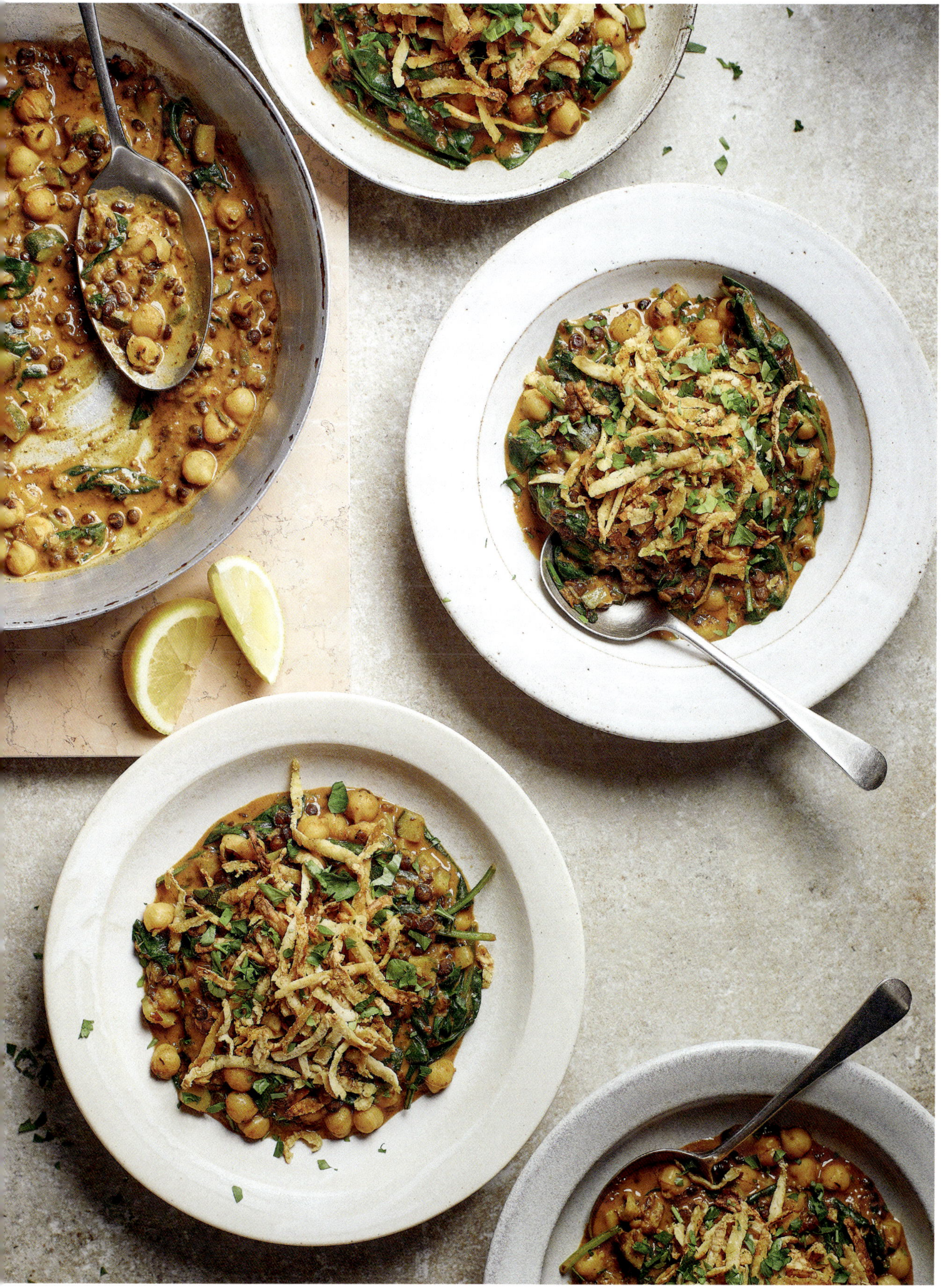

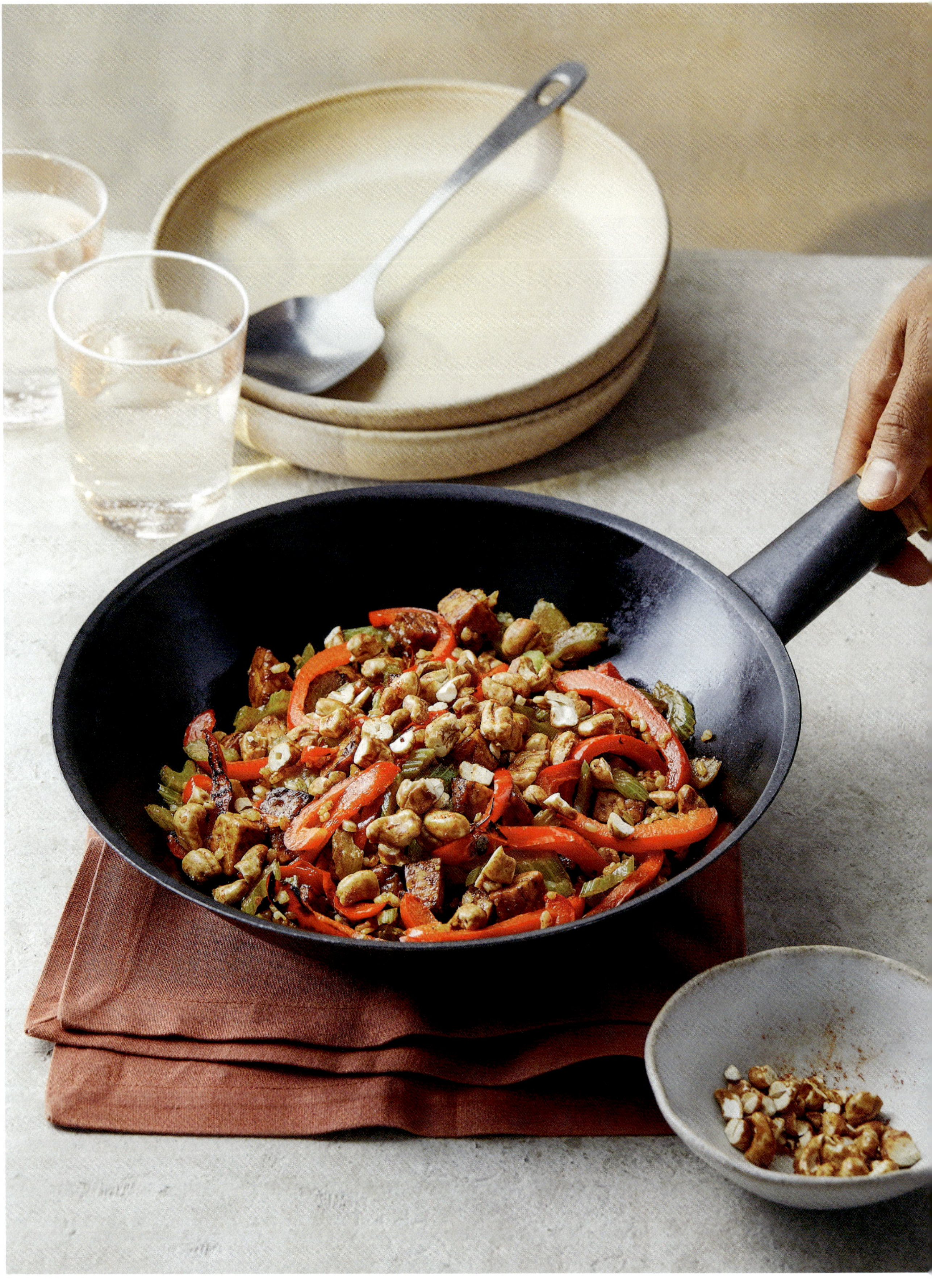

Sellerie aus dem Wok mit süßen Chili-Cashewkernen

Vorbereitung: 10 Minuten + Marinierzeit
Zubereitung: 30 Minuten

Für 2 Portionen

1 EL Olivenöl
200 g Stangensellerie, schräg in dünne Scheiben geschnitten
160 g rote Paprikaschote, entkernt und in schmale Streifen geschnitten
100 g Vollkorn-Rundkornreis, gegart
Sojasauce zum Würzen
Pfeffer

Für den Tempeh

200 g Tempeh, in 1 cm große Würfel geschnitten
2 EL Sojasauce
2 EL Austern- oder Teriyakisauce
1 EL Olivenöl

Für die süßen Chili-Cashewkerne

3 TL Kokosblüten- oder brauner Zucker
40 g Cashewkerne, grob gehackt
¼ TL Chilipulver
1 Prise Salz

Ich liebe Sellerie aus dem Wok. Das Gemüse verwandelt sich völlig, wenn es angebraten wird, und verleiht dem Gericht einen köstlich leichten Crunch. Der Tempeh versorgt unsere Darmmikroben nicht nur mit neuen Freunden, sondern auch mit Nahrung. Die Phytonährstoffe in den Sojabohnen wirken antientzündlich und schützen das Herz – eine Zutat also, die öfter auf dem Speiseplan stehen sollte. Und zusammen mit dem salzigen Umamigeschmack der Austernsauce ist sie einfach unschlagbar.

1 Tempeh, Sojasauce, Austernsauce und Olivenöl in eine Schüssel geben und gründlich vermengen. Den Tempeh mindestens 10 Minuten in der Marinade ziehen lassen.

2 Den Backofen auf 200 °C Umluft vorheizen.

3 Den Tempeh auf einem Backblech verteilen und 20 bis 25 Minuten im Ofen rösten; dabei nach der Hälfte der Röstzeit wenden.

4 In der Zwischenzeit ein zweites Backblech mit Backpapier belegen. Den Zucker bei mittlerer Temperatur in einen Topf geben, 1 Esslöffel kochendes Wasser dazugeben und beides so lange verrühren, bis sich der Zucker aufgelöst hat und zu karamellisieren beginnt.

5 Die gehackten Cashewkerne unterrühren. Weiterrühren, bis die Mischung braun und klebrig ist.

6 Die Mischung auf dem Backblech mit Backpapier verteilen. Mit Chilipulver und Salz bestreuen. Abkühlen und fest werden lassen (das dauert etwa 10 Minuten). Die Masse anschließend grob hacken.

7 Olivenöl in einen Wok geben und bei hoher Temperatur erhitzen. Sellerie sowie Paprika hineingeben und unter Rühren braten, bis das Gemüse bräunt. Den Reis hinzufügen und 2 Minuten mitbraten.

8 Den gerösteten Tempeh unterrühren und alles mit Sojasauce sowie Pfeffer würzen. Mit den süßen Chili-Cashewkernen bestreut servieren.

Protein-Boost

Mehr Tempeh oder Cashewkerne zugeben.

Protein 29 g

Ballaststoffe 10,7 g

Pflanzenpunkte 5,75

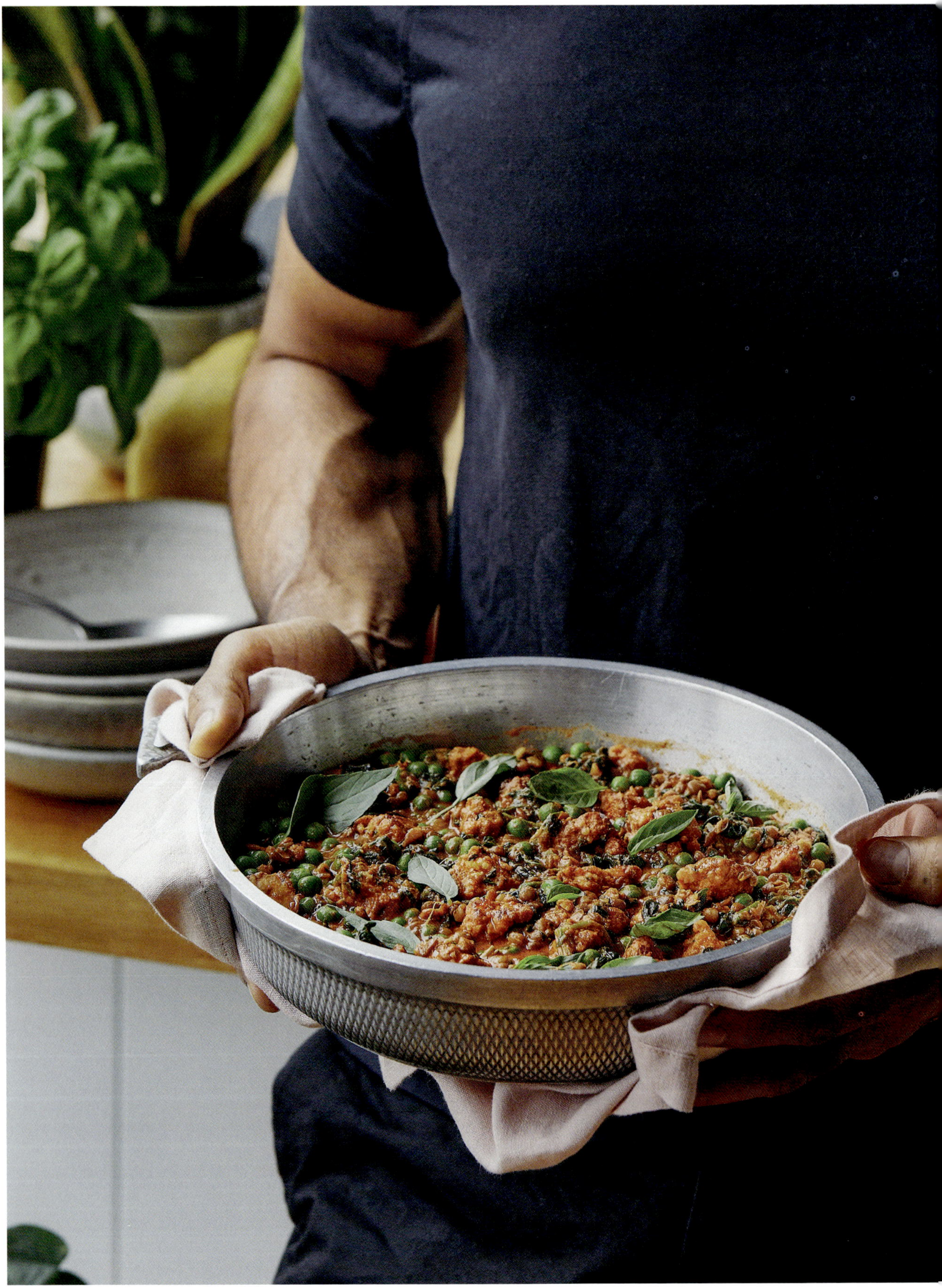

Ingwer-Erdnuss-Thai-Curry für Faule

Vorbereitung: 5 Minuten
Zubereitung: 25 Minuten

Für 2 Portionen

5 cm frischer Ingwer, geschält und gerieben
2 EL Tomatenmark
2 EL rote Thai-Currypaste
3 EL Erdnussbutter
400 g braune Linsen aus der Dose
200 g Erbsen, frisch oder TK und aufgetaut
100 g TK-Spinat, aufgetaut
Salz
Pfeffer
10 g Thai-Basilikum zum Garnieren
150 g Vollkorn-Rundkornreis, gegart, warm, zum Dazuservieren

Für den knusprigen Tempeh
2 TL rote Thai-Currypaste
1 EL Sojasauce
200 g Tempeh, in Stücke gebrochen
2 TL Speisestärke
1 EL Olivenöl

Dies ist meine Version eines Currys für Faule, also all diejenigen, die etwas Köstliches und Gesundes essen, dafür aber nicht lang am Herd stehen wollen. Das eiweißreiche Gericht tut Ihren Darmmikroben gut, erfordert aber nur minimalen Aufwand in der Küche. Die Tempehstücke sind mit Thai-Currypaste aromatisiert und werden, in Speisestärke gewendet, herrlich knusprig – ein schöner Kontrast zum buttrig-cremigen Curry.

1 Den Backofen auf 200 °C Umluft vorheizen und ein Backblech mit Backpapier belegen.

2 Für den knusprigen Tempeh Currypaste und Sojasauce verrühren. Die Tempehstücke hineingeben, mit Speisestärke bestäuben und mit Olivenöl beträufeln. Vermengen.

3 Den Tempeh auf dem Backblech verteilen und in 20 Minuten im Ofen knusprig backen. Nach der Hälfte der Backzeit wenden.

4 In der Zwischenzeit Ingwer, Tomatenmark, Currypaste und 2 Esslöffel Erdnussbutter in einen Topf geben, verrühren und bei mittlerer Temperatur erhitzen.

5 Die Linsen mitsamt Flüssigkeit sowie 150 Milliliter kochendes Wasser dazugeben und alles noch einmal gründlich verrühren. Unter weiterem häufigem Rühren zum Köcheln bringen und 10 Minuten köcheln lassen.

6 Erbsen sowie Spinat hinzufügen und 3 bis 4 Minuten mitgaren, dann den Tempeh und die restliche Erdnussbutter unterrühren. Mit Salz sowie Pfeffer würzen.

7 Das Curry mit Thai-Basilikum garniert servieren. Den Reis dazu servieren.

Protein-Boost

Mehr Tempeh zugeben.

Protein 50,3 g

Ballaststoffe 22,9 g

Pflanzenpunkte 7,75

Geschmorte Shiitakepilze mit Brokkoli und knusprig-scharfer Yuba

Vorbereitung: 5 Minuten + Einweichzeit
Zubereitung: 35 Minuten

Für 2 Portionen

125 g Yuba (Tofuhaut)
2 EL Sriracha-Sauce
1 EL Olivenöl
1 EL Tomatenmark
1 EL Sojasauce

Für die geschmorten Pilze

30 g getrocknete Shiitakepilze oder andere getrocknete Waldpilze
1 EL Olivenöl
20 g frischer Ingwer, geschält und grob gerieben
150 g frische Shiitakepilze, grob zerzupft
2 Knoblauchzehen, abgezogen und grob gerieben
200 g langstieliger Brokkoli, grob gehackt
1 EL Sojasauce
1 EL Austernsauce (optional)
1 TL Speisestärke, mit 1 EL Wasser verrührt
1 EL Reisessig
Pfeffer

Traditionellerweise würde man »Fa gu« (Blumenpilze), eine spezielle Art von Shiitakepilzen, die im Asialaden erhältlich ist, für dieses Gericht verwenden. Allerdings besitzen getrocknete Shiitakepilze eine ungeheure Aromentiefe; zudem haben sie aufgrund ihrer darmfreundlichen Ballaststoffe eine antientzündliche Wirkung.

1 Die getrockneten Pilze in eine hitzebeständige Schüssel geben, mit heißem, aber nicht mehr kochendem Wasser bedecken und 20 Minuten darin einweichen. Anschließend abgießen, dabei das Einweichwasser auffangen, und die Pilze grob hacken.

2 In der Zwischenzeit die Tofuhaut in kochendem Wasser 7 bis 8 Minuten garen. Abgießen und abtropfen lassen.

3 Den Backofen auf 200 °C Umluft vorheizen.

4 Sriracha-Sauce, Olivenöl, Tomatenmark und Sojasauce in einer Schüssel verrühren und die abgetropfte Tofuhaut in der Sauce wenden. Auf einem Backblech verteilen und 20 Minuten im Ofen rösten; dabei nach der Hälfte der Röstzeit wenden. Beiseitestellen.

5 In der Zwischenzeit einen Wok mit Deckel bei mittlerer bis hoher Temperatur erhitzen. Olivenöl sowie Ingwer hineingeben und den Ingwer unter Rühren 1 bis 2 Minuten in dem Öl braten. Eingeweichte und frische Pilze dazugeben und unter Rühren 8 bis 10 Minuten braten, bis sie bräunen und knusprig werden. Knoblauch sowie Brokkoli hinzufügen und unter Rühren 1 Minute mitbraten.

6 75 Milliliter der Einweichflüssigkeit abmessen und in eine Schüssel gießen. Sojasauce, Austernsauce, verrührte Speisestärke und Reisessig dazugeben und alles verrühren. In den Wok geben, dann die Hitze auf niedrige Temperatur reduzieren, alles mit Pfeffer würzen und zugedeckt 2 bis 3 Minuten simmern lassen.

7 Die Mischung in Schalen füllen und mit knusprig-scharfer Yuba garniert servieren. Nach Belieben Jasminreis dazu servieren.

Protein-Boost

Mehr Yuba zugeben oder festen oder marinierten Tofu verwenden. Nicht-Vegetarier können den Tofu auch durch Hähnchenschenkelstücke ersetzen.

Protein 38,2 g

Ballaststoffe 5,2 g

Pflanzenpunkte 7,25

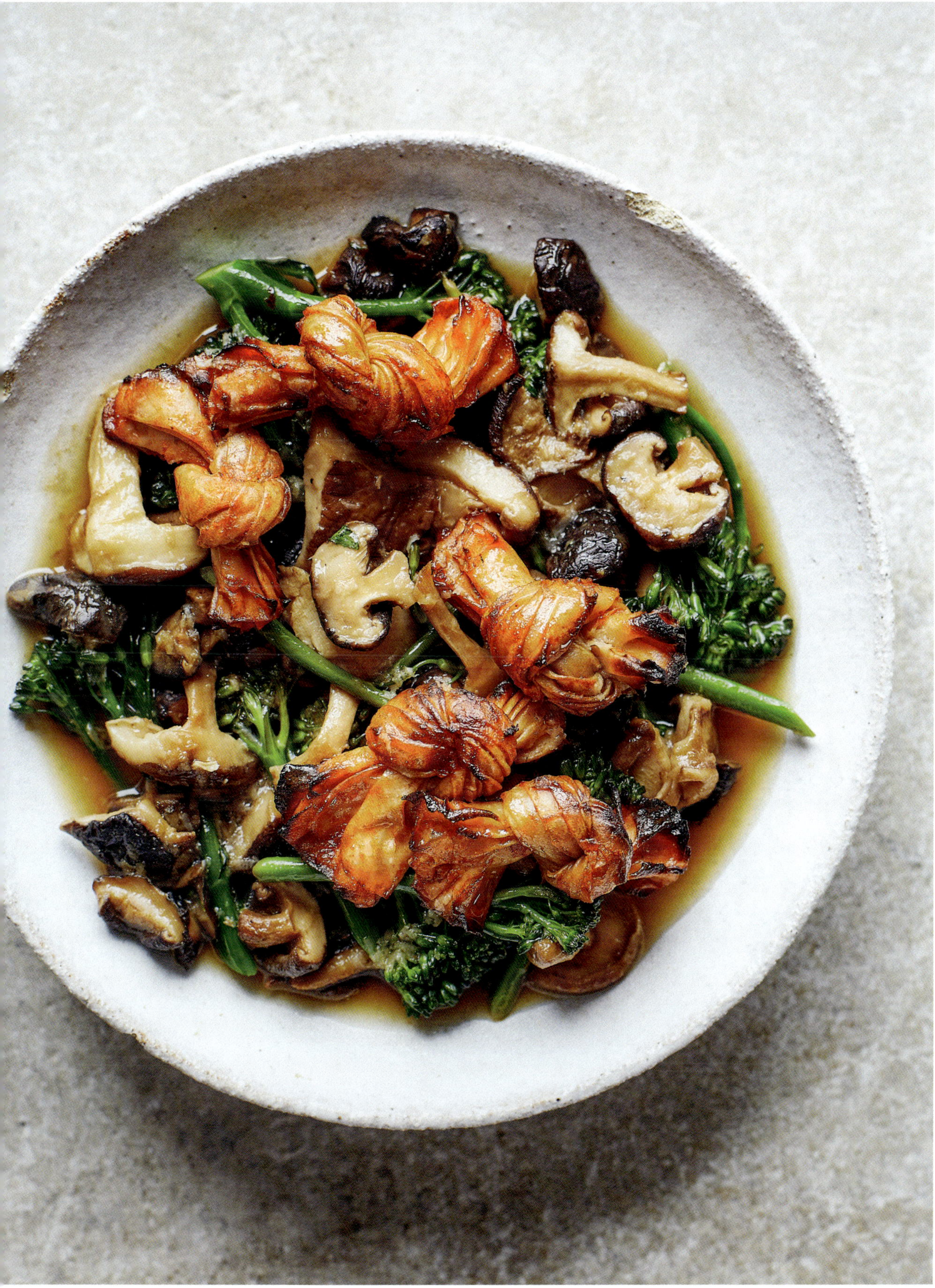

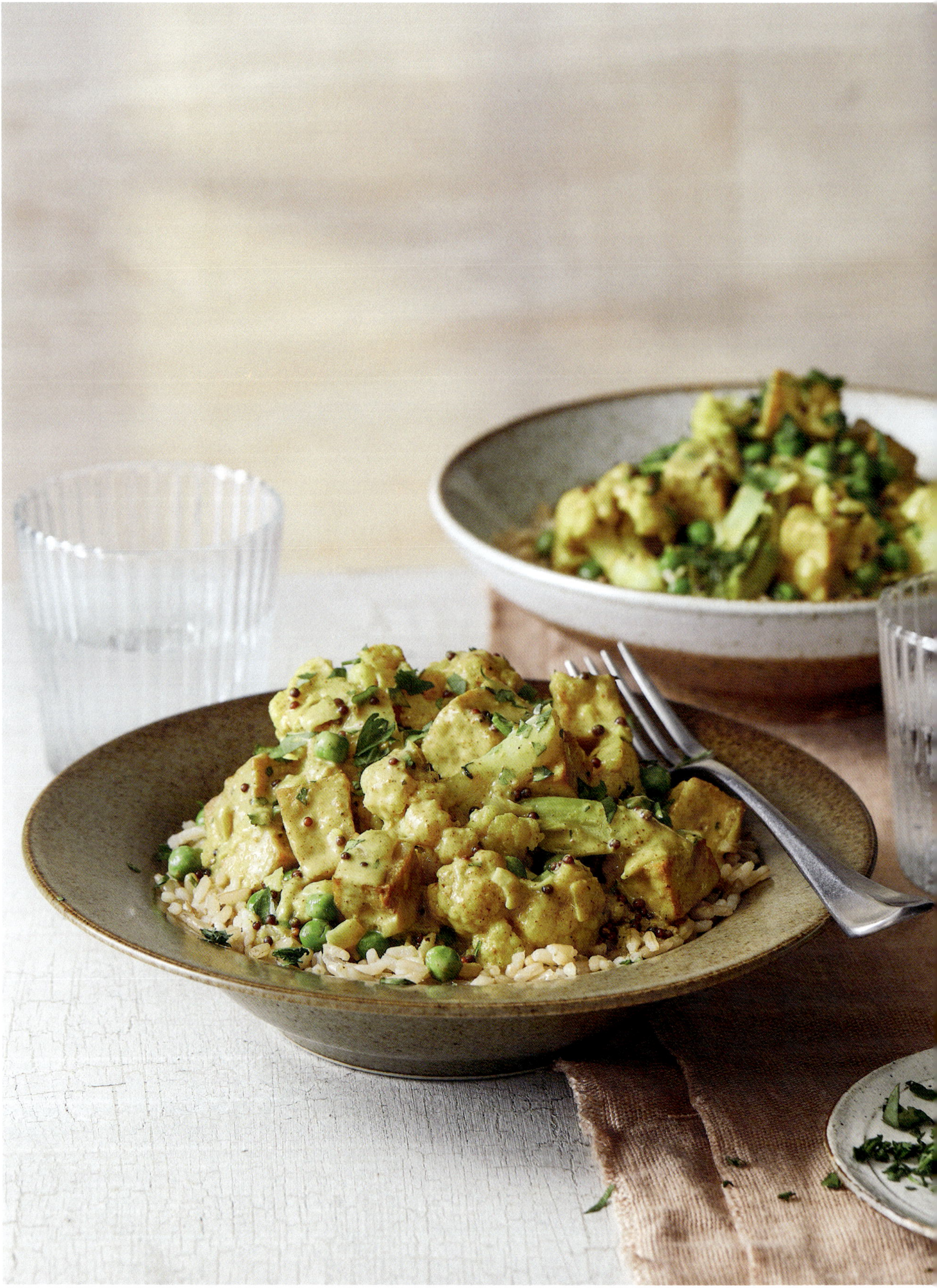

Mandel-Blumenkohl-Curry mit knusprigem Tofu

Vorbereitung: 10 Minuten
Zubereitung: 30 Minuten

Für 2 Portionen

2 EL Olivenöl
100 g Zwiebeln, abgezogen und gewürfelt
Salz
Pfeffer
2 TL mildes Currypulver
2 TL Senfkörner
1 TL gemahlene Kurkuma
200 g Blumenkohl, Röschen in 2 cm große Stücke gebrochen, Blätter gehackt
400 ml Kokosmilch aus der Dose
3 EL Mandelmus
200 g Erbsen, frisch oder TK und aufgetaut
10 g Koriander, fein gehackt, zum Bestreuen
150 g Vollkornreis, gegart

Für den knusprigen Tofu

2 TL Speisestärke
2 TL Knoblauchpulver
Salz
Pfeffer
250 g extrafester Tofu, in 2 cm große Würfel geschnitten
1 EL Olivenöl

Protein-Boost

Mehr Tofu zugeben. Das Curry schmeckt auch sehr gut mit gegarten grünen Linsen.

In der indischen Küche ist Mandelmus eine wahre Offenbarung. Ich habe schon gemahlene Mandeln, andere Nussbuttersorten und ganze Mandeln verwendet – sie alle kamen nicht an Mandelmus heran. Dessen milde Süße passt einfach perfekt zu den Gewürzen in Currys. Außerdem liefert es zusätzliches Protein sowie Ballaststoffe und verleiht dem Gericht Cremigkeit.

1 Den Backofen auf 200 °C vorheizen und ein Backblech mit Backpapier belegen.

2 Speisestärke, Knoblauchpulver, Salz und Pfeffer in einer Schüssel verrühren und die Tofuwürfel darin wenden. Auf dem Backblech verteilen und mit Olivenöl beträufeln. Den Tofu im Ofen in 20 bis 25 Minuten knusprig backen, dabei nach der Hälfte der Backzeit wenden.

3 In der Zwischenzeit Olivenöl und Zwiebeln in einen großen Schmortopf geben, mit Salz sowie Pfeffer würzen und die Zwiebeln bei mittlerer Temperatur 10 bis 12 Minuten braten, bis sie weich sind und zu bräunen beginnen. Currypulver, Senfkörner und Kurkuma unterrühren und 1 Minute mitbraten.

4 Blumenkohlröschen und -blätter hinzufügen, alles noch einmal verrühren und 2 bis 3 Minuten weiterbraten. Mit Salz und Pfeffer abschmecken.

5 Kokosmilch angießen, Mandelmus unterrühren und 100 Milliliter kochendes Wasser dazugeben. Alles gründlich verrühren. Die Mischung zum Köcheln bringen und unter gelegentlichem Rühren 8 Minuten köcheln lassen, bis der Blumenkohl gar ist. Die Erbsen unterrühren und alles 2 Minuten weiterköcheln lassen.

6 Die knusprigen Tofuwürfel unterrühren und das Curry mit Koriander bestreut servieren. Den Vollkornreis dazu servieren.

Protein 35 g

Ballaststoffe 13,8 g

Pflanzenpunkte 8,25

TOFU-BASICS

Die meisten, die keine Erfahrung mit Tofu haben, stehen dem beliebten Produkt auf Sojabohnenbasis eher reserviert gegenüber. Er schmecke eigentlich nach nichts, und den Unterschied zwischen den verschiedenen Tofuarten kennen sie auch nicht. Ich muss zugeben: Mir ging es ähnlich. Doch dann habe ich mich schlau gemacht, und heute steht Tofu bei mir fast täglich auf dem Speiseplan.

Der sowohl eiweiß- als auch ballaststoffreiche Tofu hat ganz erstaunliche gesundheitliche Vorzüge; seine sekundären Pflanzenstoffe dämmen Entzündungen ein, wirken krebshemmend und fördern die Darmgesundheit. Darüber hinaus gehört Tofu zu den vielseitigsten Lebensmitteln überhaupt.

Ich setze das Produkt schamlos und freigiebig ein, in asiatischen Gerichten, aber auch als Fleischersatz in Butter Chicken oder Bolognesesauce. Wer die Kunst beherrscht, diverse Konsistenzen einzusetzen – von knusprig über fest bis weich – und dem Tofu Aroma einzuhauchen, kann sich über eine außergewöhnliche Zutat beim Kochen und Genießen freuen.

Extrafester Tofu, vakuumverpackt (kaum oder keine Flüssigkeit)

Dieser Tofu muss weder abgetropft noch ausgepresst werden. Es gibt ihn als Naturtofu oder aromatisiert; in letzterer Form ergibt er, dünn geschnitten, einen tollen Sandwichbelag. Man kann ihn aber auch in Würfel schneiden und als ballaststoffreichen Protein-Boost Salaten oder Wokgerichten beigeben.

Extrafester Tofu, mit Flüssigkeit verpackt

Dieser Tofu wiederum muss abgetropft und ausgepresst werden. Dafür einfach abgießen, fest in ein sauberes Geschirrtuch wickeln und mit einem Gewicht obendrauf auf ein Schneidbrett legen. In der Regel reichen 10 Minuten Trockenzeit. Brauche ich den Tofu trockener, verwende ich gleich das vakuumverpackte extrafeste Produkt.

Seidentofu

Dieser ist die »feuchteste« aller Tofuarten. Seidentofu darf weder abgetropft noch ausgepresst werden, man verwendet ihn gewürfelt oder in eine Sauce gerührt. Mit heißem Wasser und Gewürzen stellt er eine ausgezeichnete Sahnealternative dar. Ebenso köstlich schmeckt er in Desserts.

Tempeh

Tempeh ist fermentierter Tofu. Für ihn werden die Sojabohnen vergoren und gepresst; da bei der Fermentierung Aminosäuren freigesetzt und besser verwertbar gemacht werden, weist dieses Produkt einen sehr hohen Eiweißgehalt auf. Es hat auch einen ganz eigenen Geschmack, der am besten zu herzhaften Gerichten passt. Tempeh muss weder abgetropft noch ausgepresst werden. Wird er gewürfelt und in etwas Öl knusprig angebraten, behält er seine Form sehr gut. Ich mag Tempeh am liebsten in asiatischen Wokgerichten mit Sesampaste, Pak Choi und jeder Menge Chiliöl.

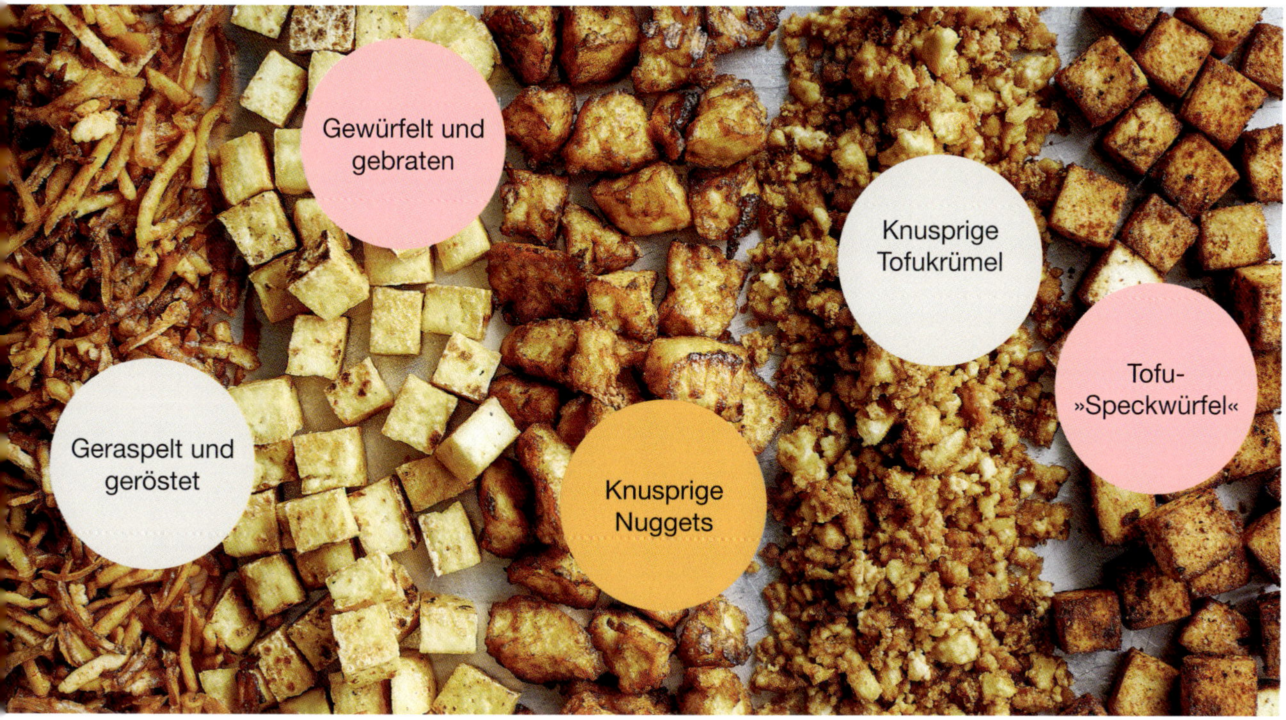

Geraspelt und geröstet

200 Gramm extrafesten Tofu (kaum oder keine Flüssigkeit) auf ein mit Backpapier belegtes Backblech raspeln. Mit **Olivenöl** beträufeln, mit **Salz** bestreuen und **1 Teelöffel Paprikapulver**, **1 Esslöffel Sojasauce** sowie **1 Esslöffel Ahornsirup** darübergeben. Bei 200 °C Umluft 20 bis 25 Minuten im Backofen rösten, dabei nach der Hälfte der Röstzeit wenden.

Gewürfelt und gebraten

Extrafesten Tofu (mit Flüssigkeit verpackt, abgetropft und ausgepresst) in 3 Zentimeter große Würfel schneiden, mit **Speisestärke** bestäuben und mit **Olivenöl** in eine Pfanne geben. Bei mittlerer Temperatur rundum goldbraun braten. Anschließend abtropfen lassen. In Eintöpfen oder Currys erhöhen die Tofuwürfel den Eiweiß- und Ballaststoffgehalt enorm.

Knusprige Nuggets

200 Gramm extrafesten Tofu (vakuumverpackt oder mit Flüssigkeit, abgetropft und ausgepresst) mit den Fingern in 2 Zentimeter große Stücke zerkrümeln. Mit **1 Esslöffel Sojasauce** sowie **1 bis 2 Teelöffel Speisestärke** vermengen, etwas **Olivenöl oder ein neutrales Pflanzenöl** darübergeben und bei 200 °C Umluft 20 bis 25 Minuten im Ofen backen.

Knusprige Tofukrümel

200 Gramm extrafesten Tofu (mit Flüssigkeit verpackt, abgetropft und ausgepresst) mit den Fingern sehr fein zerkrümeln. Mit **2 Esslöffel Sojasauce** sowie **1 bis 2 Teelöffel Speisestärke** vermengen, etwas **Olivenöl oder ein neutrales Pflanzenöl** darübergeben und bei 200 °C Umluft 20 bis 25 Minuten im Ofen backen; dabei nach der Hälfte der Backzeit am Blech rütteln. Die knusprige, kaubare Konsistenz erinnert an gebratenes Rinderhackfleisch, weshalb die Tofukrümel mit passierten Tomaten und Balsamicoessig eine eiweißreiche Nudelsauce ergeben.

Tofu-»Speckwürfel«

200 Gramm extrafesten Tofu (mit Flüssigkeit verpackt, abgetropft und ausgepresst) in 3 Zentimeter große Würfel schneiden. **2 Esslöffel Sojasauce**, **1 Esslöffel Balsamicoessig**, **1 Teelöffel edelsüßes Paprikapulver**, **1 Teelöffel frisch gemahlenen schwarzen Pfeffer** sowie **2 Esslöffel Ahornsirup** verrühren und die Tofuwürfel mindestens 20 Minuten, am besten aber über Nacht in der Mischung ziehen lassen. Anschließend bei 200 °C Umluft 20 bis 25 Minuten im Ofen backen und wie Speckwürfel verwenden. Sie passen beispielsweise gut zu Nudelgerichten.

Limabohnen-Miso-Suppe mit knusprigem Tempeh

Vorbereitung: 5 Minuten
Zubereitung: 30 Minuten

Für 2 Portionen

200 g Tempeh
3 EL Olivenöl
Salz
2 TL edelsüßes Paprikapulver
½ TL Zimtpulver
150 g Schwarzkohl, entstielt
10 g Dillblättchen, fein gehackt
10 g Schnittlauch, fein gehackt
2 TL Chiliöl (optional) zum Beträufeln

Für die Limabohnen-Miso-Suppe

1 EL helle Misopaste
400 g Limabohnen aus der Dose
20 g Hefeflocken

Seidenweiche Limabohnen mit salzigem Miso gehören zu meinen Lieblingskombis. Ich habe immer Misopaste im Kühlschrank; sie ist ein hervorragender Geschmacksträger, wobei die helle Misopaste etwas subtiler und süßlicher schmeckt als ihre dunkleren Verwandten. Bei einer Suppe denken wahrscheinlich nicht viele an »eiweißhaltig«, sie ist es aber, wenn Tempeh als Topping ins Spiel kommt. Mit Zimt und edelsüßem Paprikapulver ist geraspelter Tempeh einfach der Hit. Probieren Sie es aus – Sie werden die Köstlichkeit bald nicht mehr missen wollen.

1 Den Backofen auf 220 °C Umluft vorheizen.

2 Den Tempeh mit einer Standreibe grob raspeln und auf einem Backblech verteilen. 2 Esslöffel Olivenöl und etwas Salz darübergeben. Den Tempeh 15 Minuten im Ofen rösten, bis er zu bräunen beginnt.

3 Das Blech aus dem Ofen nehmen und den Tempeh mit Paprika- sowie Zimtpulver bestäuben. ½ Esslöffel Olivenöl darüberträufeln und in weiteren 10 bis 15 Minuten im Ofen knusprig backen.

4 In der Zwischenzeit Misopaste, Limabohnen mitsamt Flüssigkeit, 250 Milliliter kochendes Wasser und Hefeflocken in den Mixer oder die Küchenmaschine geben und glatt mixen. Die Mischung in einen Topf gießen und bei niedriger bis mittlerer Temperatur sanft erhitzen.

5 Den Schwarzkohl mit dem restlichen Olivenöl in eine Pfanne geben und bei mittlerer Temperatur in 3 bis 4 Minuten weich dünsten. Anschließend die Pfanne vom Herd nehmen.

6 Die Suppe auf Schalen verteilen, die Hälfte der Kräuter darüberstreuen und den Schwarzkohl daraufgeben. Den Tempeh darauf verteilen, mit den restlichen Kräutern bestreuen und alles mit etwas Chiliöl beträufelt servieren.

Protein-Boost

Mehr Tempeh zugeben.

Protein 37,6 g

Ballaststoffe 20,4 g

Pflanzenpunkte 4,5

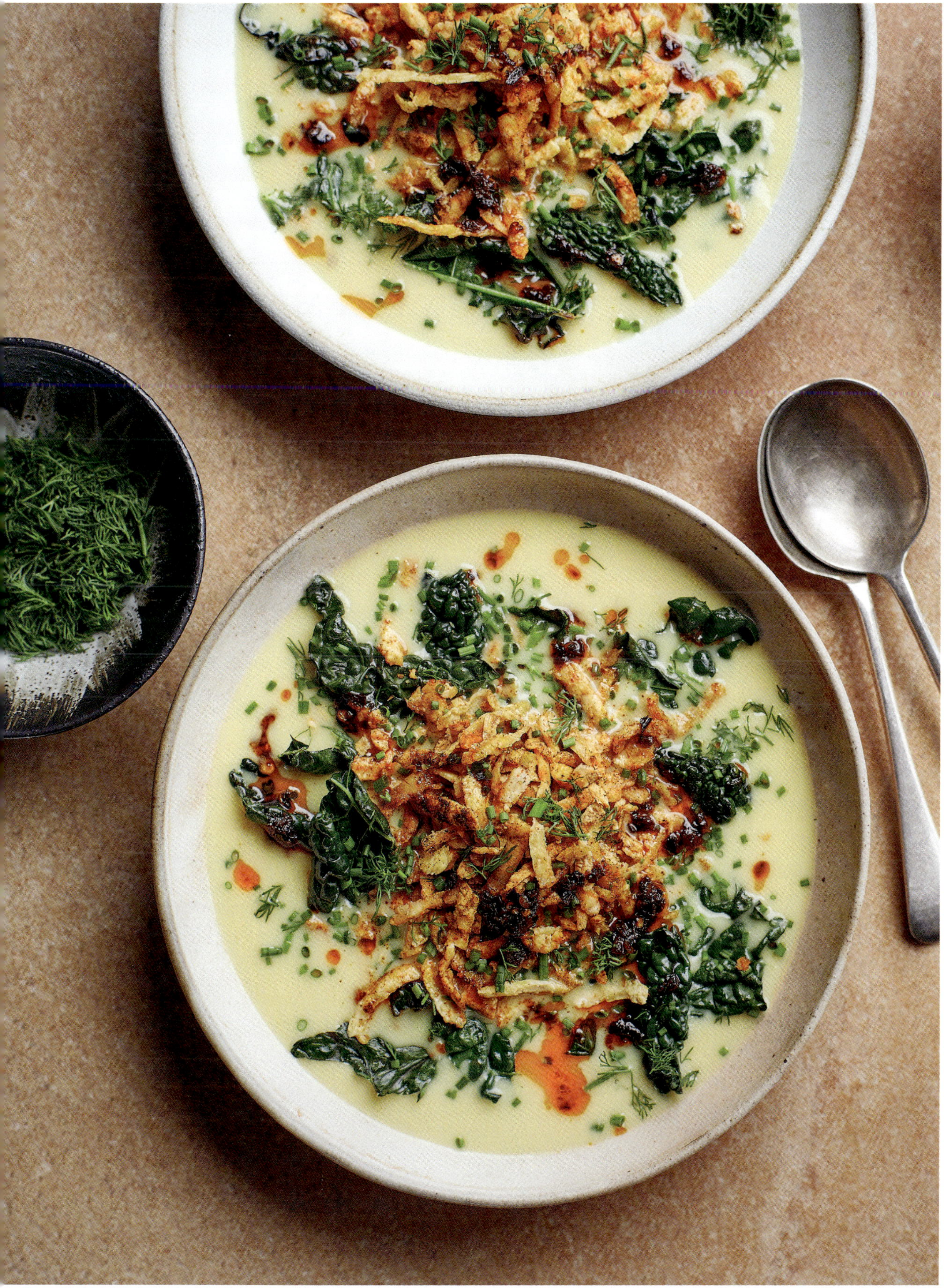

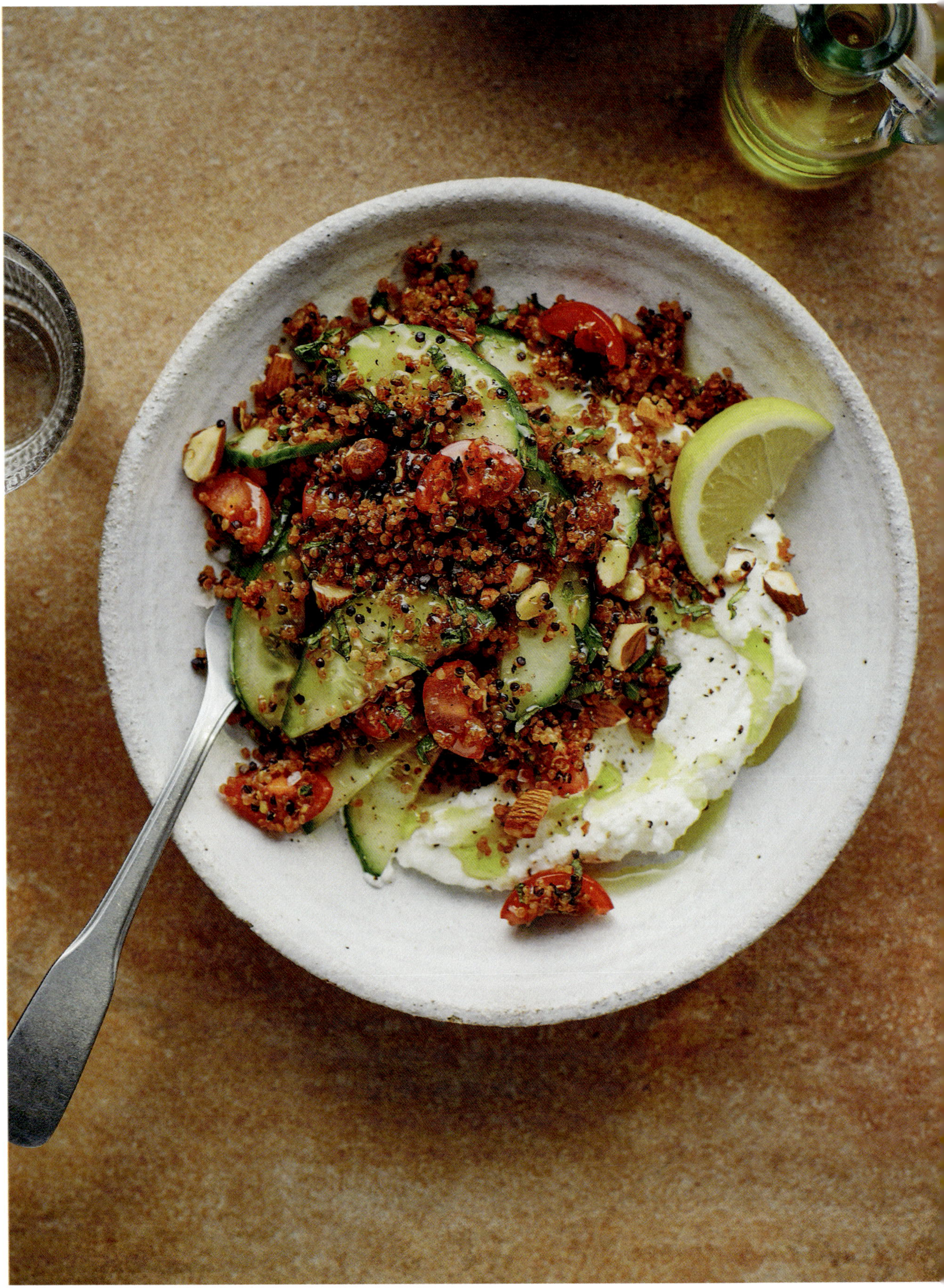

Salat mit gerösteter Harissa-Quinoa und Labneh

Vorbereitung: 5 Minuten
Zubereitung: 15 Minuten

Für 2 Portionen

250 g Quinoa, gegart
1 EL Harissa
Olivenöl, auch zum Beträufeln
150 g Salatgurke, längs halbiert und schräg in dünne Scheiben geschnitten
100 g Mini-Rispentomaten, geviertelt
25 g Minzeblätter, in Streifen geschnitten
50 g Mandeln, grob gehackt
Salz
Pfeffer
100 g Labneh oder Hüttenkäse
Saft von ½ Zitrone

Röstet man die gegarte Quinoa anschließend noch im Ofen, macht das geschmacklich einen großen Unterschied: Sie wird dann nicht nur knusprig, sondern entfaltet auch ihr herrlich nussiges Aroma. Deshalb eignet sie sich so gut für Menschen mit Nussallergie, einmal ganz davon abgesehen, dass sie fast ebenso viel Eiweiß enthält. Ich peppe die Quinoa noch mit Harissa auf, und Sie können sie in der Hälfte der Zeit auch in der Heißluftfritteuse zubereiten. Die Haupteiweißlieferanten in diesem Rezept sind Quinoa, Mandeln und Labneh, das Gemüse mildert die scharfe Harissa ab und steuert eine antientzündliche Wirkung bei.

1 Den Backofen auf 180 °C Umluft vorheizen und ein Backblech mit Backpapier belegen.

2 Die Quinoa in eine große Schüssel füllen und mit Harissa sowie etwas Olivenöl vermengen.

3 Die Mischung auf dem Backblech verteilen und 8 bis 10 Minuten im Ofen rösten. Dabei ein Auge darauf haben – sie kann leicht anbrennen.

4 In der Zwischenzeit Gurkenscheiben, Tomatenviertel, Minzestreifen und gehackte Mandeln in eine zweite große Schüssel geben und vermengen.

5 Die geröstete Quinoa unter die Gemüsemischung rühren und alles mit Salz sowie Pfeffer würzen. Auf Schalen verteilen, den Labneh daneben anrichten und mit Olivenöl sowie Zitronensaft beträufelt servieren.

Protein-Boost

Mehr Labneh oder Mandeln zugeben. Nicht-Vegetarier können auch geräucherten Fisch oder gepökelten Lachs daraufgeben.

Protein 16,6 g

Ballaststoffe 5 g

Pflanzenpunkte 5

Grünes Cashew-Tofu-Curry

Vorbereitung: 10 Minuten + Einweichzeit
Zubereitung: 30 Minuten

Für 2 Portionen

1 EL Olivenöl
1 Bund Frühlingszwiebeln, in feine Ringe geschnitten
1 Stiel Zitronengras, von den äußeren, harten Blättern befreit und zerdrückt
150 g Zuckerschoten, gehackt
Salz & Pfeffer
Saft von 1 Limette
Koriander, grob gehackt, zum Bestreuen
30 g Cashewkerne, geröstet
150 g Vollkorn-Rundkornreis, gegart

Für den knusprigen Tofu

250 g extrafester Tofu, in 2 cm große Würfel geschnitten
Salz
2 TL Speisestärke
2 TL schwarze Pfefferkörner, frisch gemahlen
1 EL Olivenöl

Für die grüne Cashewsauce

120 g Cashewkerne, 20 Minuten in heißem Wasser eingeweicht
30 g Koriander, grob gehackt
15 g Minzeblätter, gehackt
1 grüne Chilischote, gehackt
400 ml Kokosmilch aus der Dose
200 ml Gemüsebrühe

Protein-Boost

Mehr Tofu zugeben. Zu diesem Gericht passen auch grüne Linsen.

Milde Kräuter und Zitronengras – eine Kombi, die ich wirklich liebe. Das Zitrusaroma des Zitronengrases und die pikanten sekundären Pflanzenstoffe des Korianders, die ganz nebenbei antientzündlich wirken, verleihen diesem schlichten Gericht eine einzigartige Note. Ich habe noch grünes Gemüse hineingepackt, während die eingeweichten Cashewkerne das Curry cremig machen, dabei aber im Gegensatz zu Sahne Fettsäuren enthalten, die gut fürs Herz sind und leicht süßlich schmecken.

1 Den Backofen auf 200 °C vorheizen und ein Backblech mit Backpapier belegen.

2 Die Tofuwürfel in einer Schüssel mit Salz, Speisestärke und Pfeffer vermengen. Auf dem Backblech verteilen und mit Olivenöl beträufeln. In 20 bis 25 Minuten im Ofen knusprig rösten, dabei nach der Hälfte der Röstzeit wenden.

3 In der Zwischenzeit eingeweichte und abgegossene Cashewkerne, Koriander, Minze, Chili, Kokosmilch und Gemüsebrühe in den Mixer oder die Küchenmaschine geben und glatt mixen. Bei Bedarf einen Spritzer Wasser hinzufügen.

4 Das Öl in einen großen Schmortopf geben und bei mittlerer Temperatur erhitzen. Die Frühlingszwiebeln 2 bis 3 Minuten darin andünsten, dann die grüne Cashewsauce dazugeben und alles zum Köcheln bringen.

5 Das Zitronengras hinzufügen und alles unter gelegentlichem Rühren 10 Minuten köcheln lassen. Die Zuckerschoten unterrühren und 10 Minuten mitgaren. Zum Schluss die knusprigen Tofuwürfel hineingeben, alles mit Salz sowie Pfeffer würzen und die Hälfte des Limettensafts unterrühren.

6 Mit Koriander bestreut, dem restlichen Limettensaft beträufelt und gerösteten Cashewkernen garniert servieren. Den Reis dazu servieren.

Protein 41,3 g
Ballaststoffe 9,1 g
Pflanzenpunkte 7,75

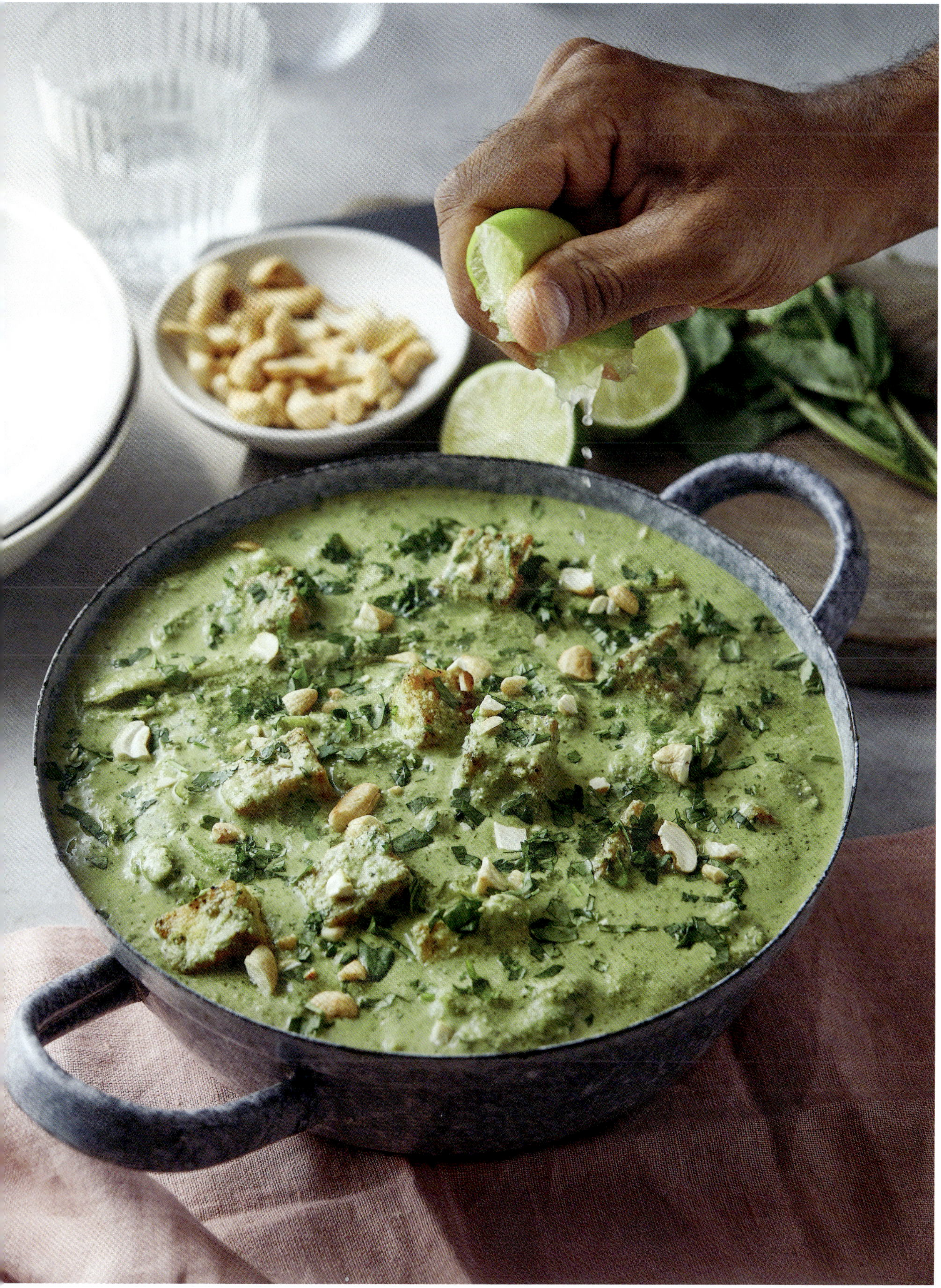

Süß-scharfer Sellerie aus dem Wok mit Yuba

Vorbereitung: 10 Minuten
Zubereitung: 20 Minuten

Für 2 Portionen

125 g Yuba (Tofuhaut)
1 EL Olivenöl
150 g Stangensellerie, gewürfelt
100 g Frühlingszwiebeln, weiße und grüne Teile getrennt, schräg in feine Ringe geschnitten
10 g frischer Ingwer, geschält und gerieben
150 g Pak Choi oder Kai-lan, die Stiele in Stücke geschnitten, die Blätter gehackt
3 EL Sojasauce
1 EL Ahornsirup
2 TL chinesisches Fünf-Gewürze-Pulver

Außerdem

1 EL Chiliöl
15 g Sesamsamen

Yuba, auch bekannt als Tofuhaut oder Tofublatt, ist online sowie in Asialäden erhältlich. Wer sie erst für sich entdeckt hat, verwendet sie immer wieder. Einfach einige Minuten kochen, und fertig ist die Zutat für Wokgerichte und Brühen. Sie enthält nicht nur ungeheuer viel Eiweiß, sondern passt sich geschmacklich auch wunderbar ihrer Umgebung an. Neben den antientzündlich wirkenden Stoffen des Pak Choi, des Fünf-Gewürze-Pulvers und des Ingwers steuert die Yuba noch Isoflavone bei, die Immunsystem und Darmgesundheit schützen.

1 In einem Topf Wasser zum sprudelnden Kochen bringen, die Yuba hineingeben und in 7 bis 8 Minuten gar kochen. In ein Sieb abgießen und gut abtropfen lassen, beiseitestellen und etwas abkühlen lassen.

2 Das Öl in einen Wok geben und bei mittlerer bis hoher Temperatur erhitzen. Sellerie, weiße Teile der Frühlingszwiebeln, Ingwer sowie Pak-Choi-Stiele hineingeben und unter Rühren 2 bis 3 Minuten braten, bis das Gemüse Farbe nimmt und weich wird.

3 Pak-Choi-Blätter und Yuba hinzufügen und unter Rühren 1 Minute mitbraten.

4 Sojasauce, Ahornsirup sowie Fünf-Gewürze-Pulver in den Wok geben, die Hitze etwas erhöhen und alles unter Rühren braten, bis die Sauce goldfarben und klebrig ist.

5 Mit etwas Chiliöl beträufelt sowie mit den grünen Teilen der Frühlingszwiebeln und den Sesamsamen bestreut servieren.

Protein-Boost

Mehr Yuba zugeben oder festen oder marinierten Tofu verwenden.

Protein 38,5 g

Ballaststoffe 3,7 g

Pflanzenpunkte 6,5

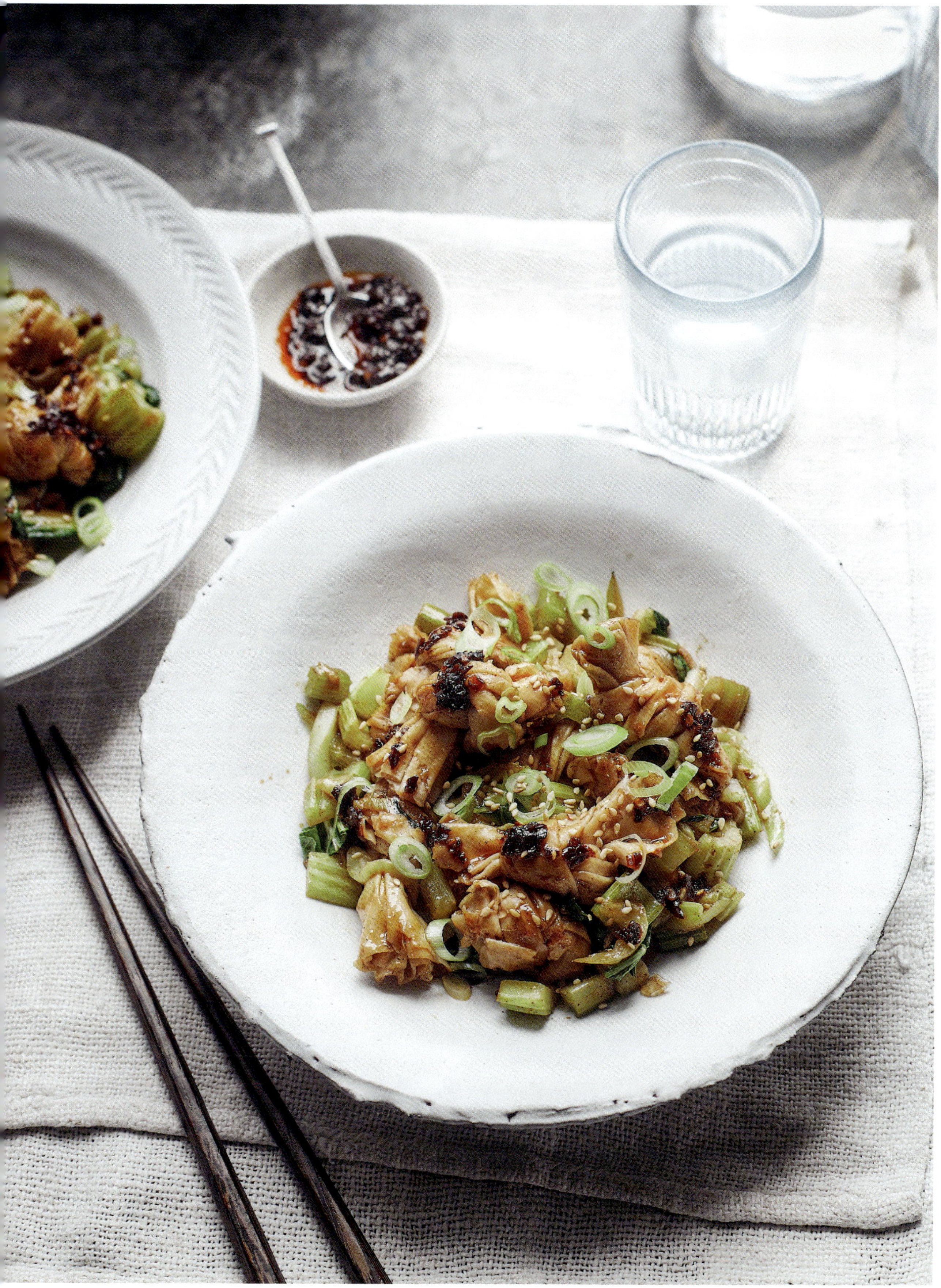

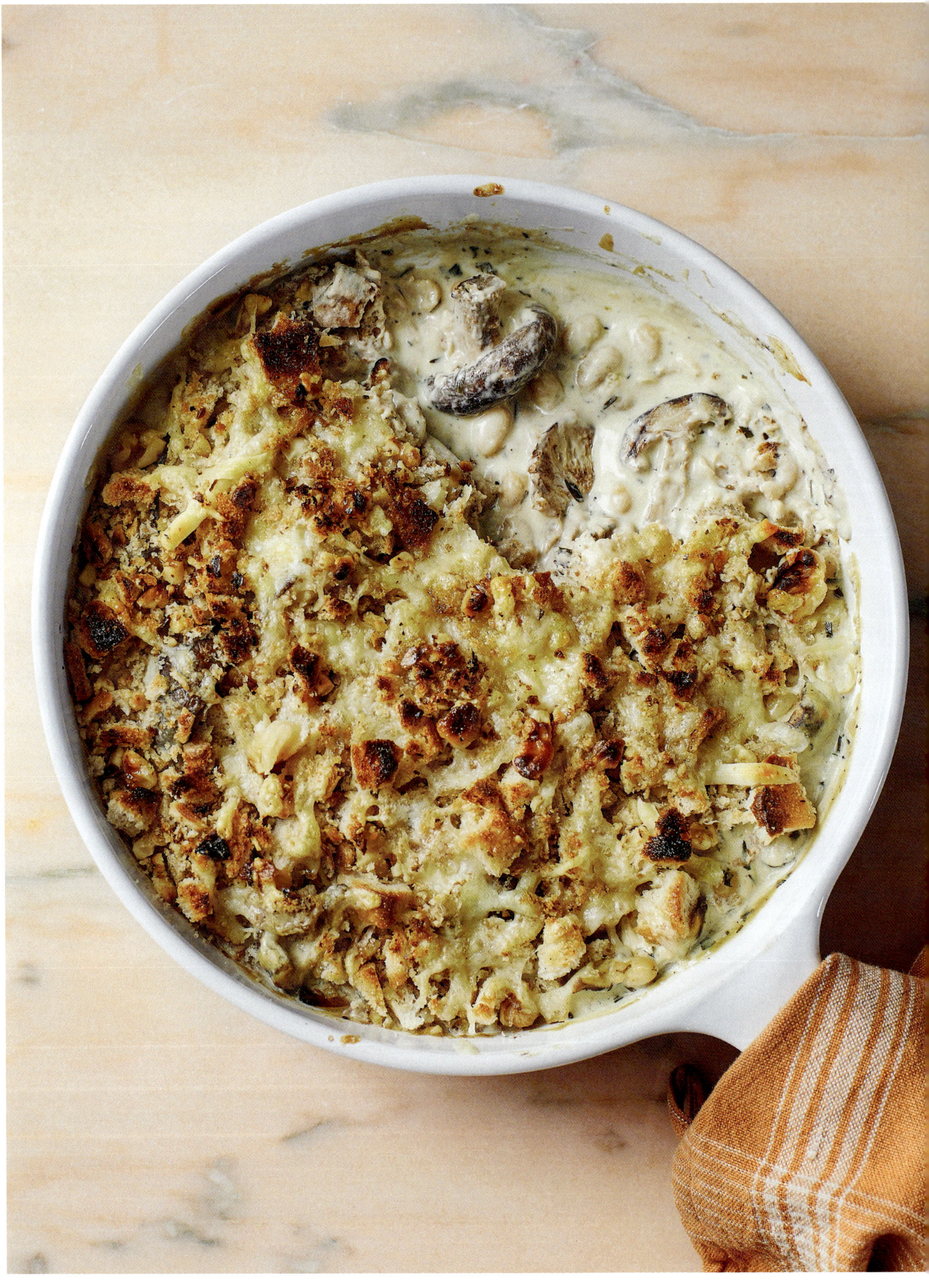

Pilz-Bohnen-Auflauf mit Estragon

Vorbereitung: 5 Minuten
Zubereitung: 25 Minuten

Für 2 Portionen

300 g Seidentofu
20 g Hefeflocken
2 TL Dijonsenf
1 TL Knoblauchpulver
Saft von ½ Zitrone
Salz
Pfeffer
2 EL Olivenöl + etwas mehr zum Beträufeln
300 g Shiitakepilze, grob zerzupft
400 g weiße Bohnen aus der Dose
2 TL getrockneter Estragon

Für das Topping

50 g Walnüsse, grob gehackt
50 g altbackenes Brot
50 g Gruyère oder Cheddar, grob gerieben

Bei diesem herrlich cremigen, unglaublich leckeren Auflauf würde man nicht sofort auf die Idee kommen, dass er Tofu enthält. Er ist leicht, aber noch mit so viel Käse bestreut, dass er auch Käsefans verzückt. Bohnen und Pilze sorgen für eine gute Portion Ballaststoffe sowie einzigartige Antioxidanzien, die das Immunsystem bei Schmuddelwetter schützen – die Zeit im Jahr, in der ich solche Aufläufe am liebsten genieße. Glutenfrei wird das Topping, wenn man die Brotkrümel durch Haferflocken ersetzt.

1 Walnüsse und Brot in der Küchenmaschine zu einer groben, krümeligen Mischung verarbeiten, in eine Schüssel geben und beiseitestellen.

2 Anschließend Seidentofu, Hefeflocken, Senf, Knoblauchpulver, Zitronensaft und 50 Milliliter kochendes Wasser in die Küchenmaschine geben und zu einer glatten, cremigen Masse mixen. Mit Salz sowie Pfeffer würzen und ebenfalls beiseitestellen.

3 Das Öl in eine ofenfeste Pfanne geben und bei mittlerer Temperatur erhitzen. Die Pilze hineingeben und in etwa 8 Minuten goldbraun braten.

4 Bohnen mitsamt Flüssigkeit und Estragon unterrühren. Die Tofumischung ebenfalls unterrühren und alles zum Köcheln bringen.

5 Den Grill des Backofens auf höchster Stufe vorheizen.

6 Die Walnuss-Brot-Krümel gleichmäßig auf dem Auflauf verteilen, den Käse daraufstreuen. Mit Olivenöl beträufeln und den Auflauf so lange im Ofen überbacken, bis der Käse geschmolzen und leicht braun ist. Heiß servieren.

Protein-Boost

Mehr Seidentofu oder Walnüsse zugeben.

Protein 37,6 g

Ballaststoffe 16,1 g

Pflanzenpunkte 5

Tacos mit Avocado, Rotkohl-Slaw und Limetten-Sour-Cream

Vorbereitung: 15 Minuten
Zubereitung: 25 Minuten

Für 2 Portionen

2 EL Olivenöl
150 g Zwiebeln, abgezogen und fein gehackt
250 g Pilze, fein gehackt
200 g Tempeh, grob gerieben
2 große Knoblauchzehen, abgezogen und fein gehackt
50 g Walnüsse, fein gehackt
Salz & Pfeffer
2 TL Paprikapulver
2 TL Fajita-Gewürzmischung
2 EL Sojasauce
2 EL Tomatenmark
20 g Hefeflocken
3 EL Sauerrahm
1 EL Limettensaft

Für den Rotkohl-Slaw

100 g Rotkohl, in feine Streifen gehobelt
1 EL Limettensaft
1 kleine rote Zwiebel, abgezogen und in dünne Scheiben geschnitten
1 großzügige Prise Salz

Außerdem

4 Maistortillas, warm
1 Romanasalatherz, in feine Streifen geschnitten
1 Avocado, halbiert, entkernt, geschält und in Scheiben geschnitten
30 g Jalapeños aus dem Glas
1 Bio-Limette, die Schale in Zesten abgezogen, die Frucht geviertelt

Diese Tacos sind zwar vegetarisch, schmecken aber wie Tacos mit Fleischfüllung, was nicht zuletzt am tollen Umamigeschmack der Mischung aus Gewürzen, Walnüssen, Pilzen und Tempeh liegt. Darüber hinaus liefern sie dem Körper jede Menge Eiweiß – ganz im Gegensatz zu Fleischersatzprodukten, die nur die Konsistenz von Fleisch nachahmen. Die anderen Zutaten vereinen alles zu einer vollwertigen, darmfreundlichen Mahlzeit. Wer die Mengen verdoppelt, bekommt gleich eine ganze Familie mit diesen köstlichen Tacos satt.

1 Das Öl in eine große Pfanne geben und bei mittlerer bis hoher Temperatur erhitzen. Die Zwiebeln hineingeben und in 5 Minuten darin goldfarben dünsten. Pilze sowie Tempeh hinzufügen und unter häufigem Rühren 8 Minuten braten, bis die Flüssigkeit verdampft ist und alle Zutaten leicht gebräunt sind. Knoblauch sowie Walnüsse unterrühren und 2 Minuten mitbraten, dann alles mit Salz und Pfeffer würzen.

2 Paprikapulver, Fajita-Gewürzmischung, Sojasauce, Tomatenmark, Hefeflocken und 6 Esslöffel Wasser in die Pfanne geben und verrühren. Die Hitze auf niedrige bis mittlere Temperatur reduzieren und die Tacofüllung unter gelegentlichem Rühren 6 bis 8 Minuten köcheln lassen. Bei Bedarf noch mit etwas Wasser auflockern.

3 In der Zwischenzeit Rotkohl, Limettensaft, Zwiebel und Salz in eine Schüssel geben und alles mit den Händen einige Minuten gründlich vermengen. Beiseitestellen.

4 Sauerrahm und Limettensaft in einer kleinen Schüssel verrühren, mit Salz würzen und ebenfalls beiseitestellen.

5 Auf jeden Teller 1 warme Maistortilla legen und Salatstreifen, Tacofüllung, Rotkohl-Slaw, Avocadoscheiben, Sour Cream sowie Jalapeños daraufgeben. Mit Limettensaft beträufeln und mit Limettenzesten bestreuen. Offen oder aufgerollt servieren.

Protein-Boost

Mehr Tempeh oder Walnüsse zugeben.

Protein 41,1 g

Ballaststoffe 21,1 g

Pflanzenpunkte 12,75

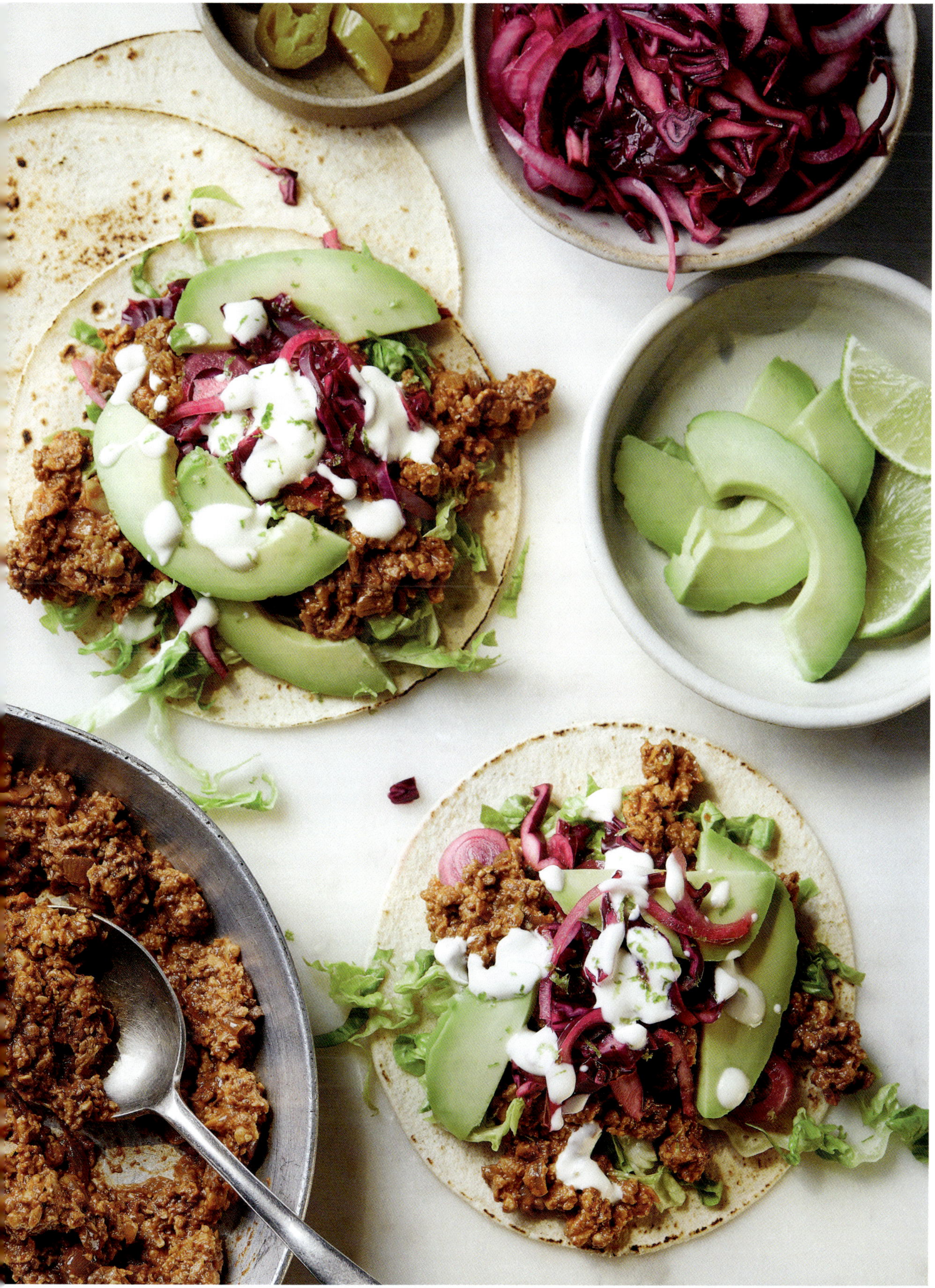

Grünes Gemüse mit Reisnudeln aus dem Wok

Vorbereitung: 10 Minuten
Zubereitung: 20 Minuten

Für 2 Portionen

120 g Vollkornreisnudeln
2 EL Olivenöl
200 g Tempeh, in 1 cm große Würfel geschnitten
2 Eier, leicht verquirlt
3 Knoblauchzehen, abgezogen und fein gewürfelt
1 TL schwarzer Pfeffer, frisch gemahlen
150 g grüne Paprikaschote, entkernt und in feine Streifen geschnitten
150 g Zuckerschoten, in Streifen geschnitten
150 g langstieliger Brokkoli, grob gehackt
1 Bio-Limette, in Spalten geschnitten, zum Dazuservieren

Für die Sauce

1 EL dunkle Sojasauce
1 EL Austernsauce
2 TL Ahornsirup
2 TL Chiliöl

Dieses Gericht basiert lose auf einem Pad See Ew, einer thailändischen Reisnudelpfanne, enthält aber mehr grünes Gemüse und deshalb auch viel mehr Ballaststoffe. Die süß-salzige Wok-Leckerei eignet sich perfekt für Abende, wenn man etwas Gesundes essen möchte, aber nicht mehr die Energie zum aufwendigen Kochen hat. Am besten schmeckt das Gemüse aus dem Wok, wenn die Zutaten separat zubereitet und erst am Ende in der Sauce vereint werden. Und glauben Sie mir: Dieser kleine Extraaufwand lohnt sich!

1 Die Reisnudeln 8 Minuten in heißem, aber nicht mehr kochendem Wasser einweichen. Abgießen und beiseitestellen.

2 In der Zwischenzeit Sojasauce, Austernsauce, Ahornsirup und Chiliöl zu einer Sauce verrühren und ebenfalls beiseitestellen.

3 Einen Wok bei mittlerer bis hoher Temperatur erhitzen und 1 Esslöffel Olivenöl hineingeben. Die Tempehwürfel hinzufügen und in 8 Minuten rundum knusprig braten. Mit einem Schaumlöffel aus dem Wok nehmen und beiseitestellen.

4 Etwas mehr Öl sowie die verquirlten Eier in den Wok geben und 45 Sekunden unter Rühren braten. Herausnehmen und beiseitestellen.

5 Das restliche Öl in den Wok geben und Knoblauch sowie Pfeffer 30 Sekunden darin braten. Paprika, Zuckerschoten und Brokkoli hinzufügen und 3 bis 4 Minuten mitbraten, bis das Gemüse weich wird.

6 Die Hälfte der Sauce unterrühren, dann Tempeh, Eier und Nudeln zugeben. Erhitzen und anschließend mit der restlichen Sauce vermengen. Mit Limettenspalten zum Auspressen servieren.

Protein-Boost

Mehr Tempeh oder knusprigen Tofu zugeben. Nicht-Vegetarier können auch Hähnchenfleisch verwenden.

Protein 39,6 g

Ballaststoffe 14,2 g

Pflanzenpunkte 6,5

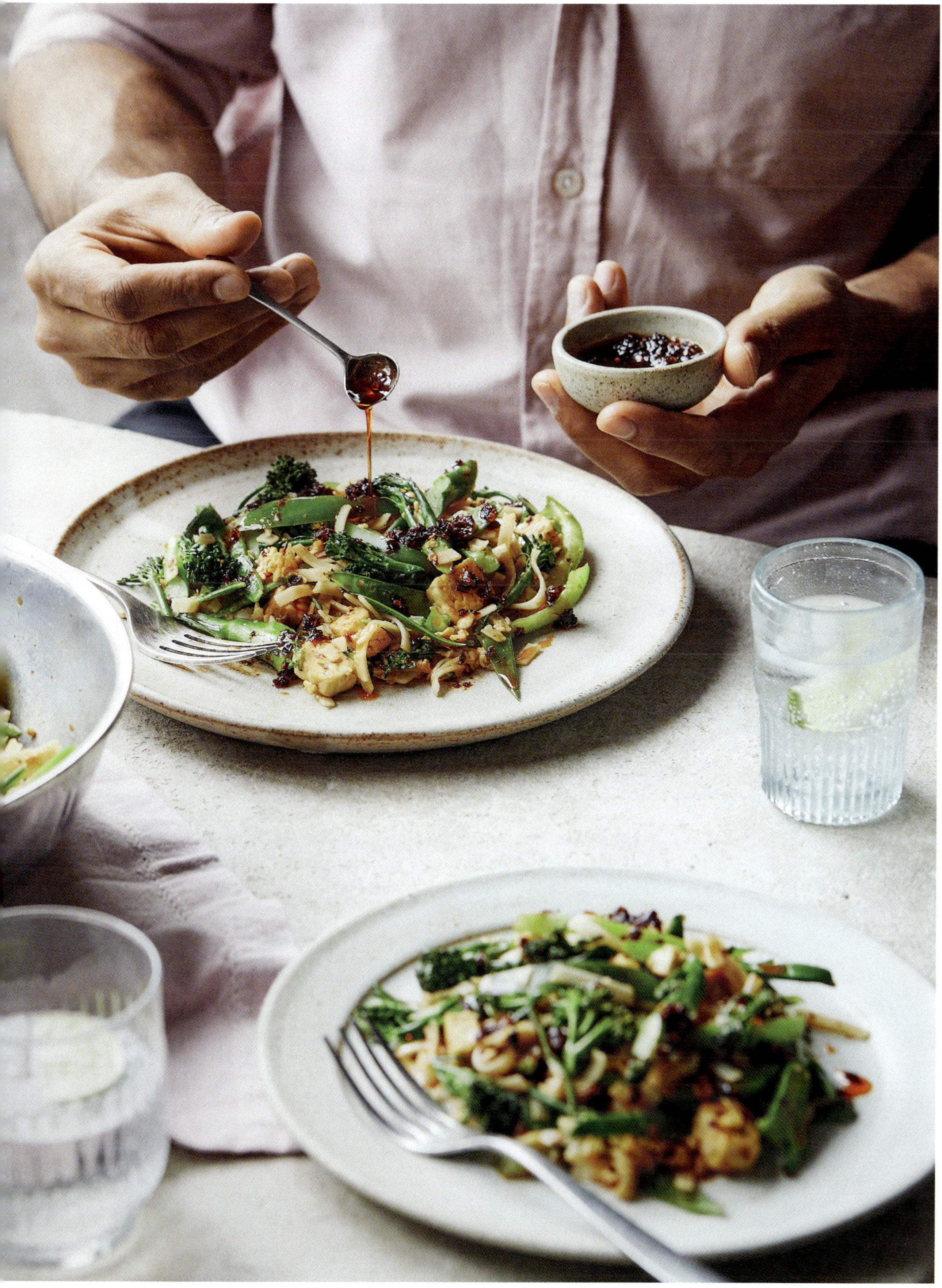

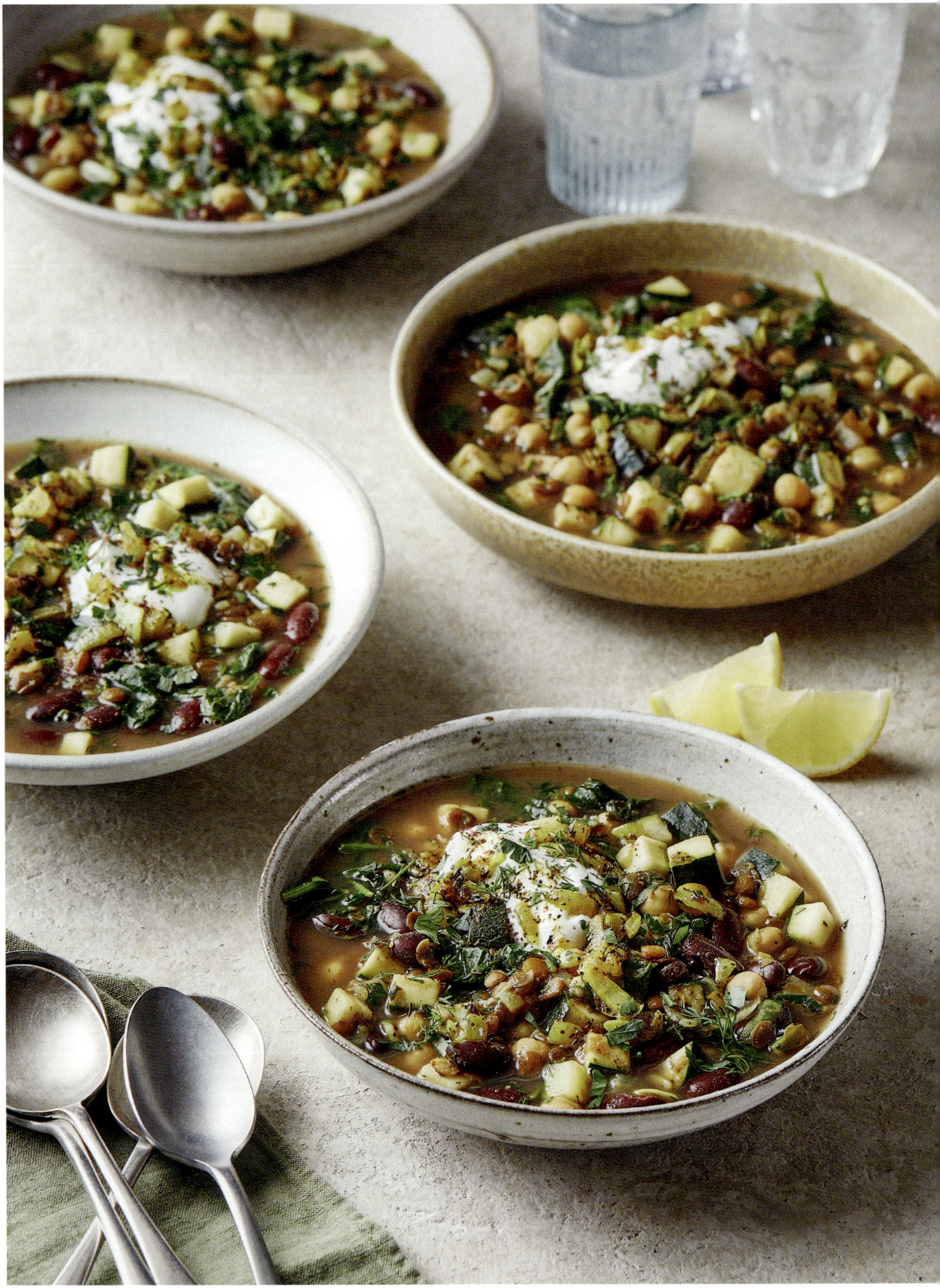

Sumach-Hülsenfrucht-Eintopf mit Minze und Knoblauch

Vorbereitung: 10 Minuten
Zubereitung: 25 Minuten

Für 4 Portionen

400 g Kichererbsen aus der Dose
400 g Kidneybohnen aus der Dose
400 g grüne Linsen aus der Dose
200 g Zucchini, gewürfelt
2 TL Gemüsebrühpulver
4 TL Sumach + etwas mehr zum Bestäuben
4 EL Olivenöl
150 g Gemüsezwiebel, abgezogen und gewürfelt
6 Knoblauchzehen, abgezogen und in feine Scheiben geschnitten
2 TL gemahlene Kurkuma
3 TL getrocknete Minze
2 TL getrockneter Oregano
250 g Spinat, gehackt
30 g Petersilie, gehackt
40 g Dill, gehackt
20 g frische Minzeblätter, gehackt
Salz
Pfeffer

Außerdem
100 g griechischer Joghurt
2 Bio-Zitronen, in Spalten geschnitten

Protein-Boost

Nicht-Vegetarier können Hähnchenreste in den Hülsenfruchteintopf geben. Sehr gut schmeckt er auch mit einem pochierten Ei.

Dieser Eintopf voller Hülsenfrüchte ist von einem traditionellen persischen Gericht inspiriert und strotzt nur so vor Geschmack, Proteinen und köstlichen Gewürzen. Sumach und Kurkuma gehören zu den am stärksten antientzündlich wirkenden Gewürzen in unserer Küche. Studien zeigen außerdem, dass Sumach, die leuchtend roten, getrockneten und gemahlenen Beeren des Essigbaums, zu den Lebensmitteln gehört, die den höchsten Antioxidanziengehalt überhaupt aufweisen. Der scharf-säuerliche Geschmack des Sumachs passt ausgezeichnet zu den Hülsenfrüchten und den zurückhaltenderen Kräutern.

1 Kichererbsen, Kidneybohnen und grüne Linsen mitsamt Flüssigkeit sowie Zucchiniwürfel in einen großen Topf geben. 200 Milliliter Wasser angießen und die Mischung bei mittlerer Temperatur zum Köcheln bringen. Gemüsebrühpulver und Sumach unterrühren und alles 10 Minuten köcheln lassen.

2 Das Olivenöl in eine Pfanne geben und bei mittlerer Temperatur erhitzen. Die Gemüsezwiebel hinzufügen und 8 Minuten in dem Öl braten, bis sie bräunt. Knoblauch dazugeben und 2 Minuten mitbraten, bis auch er Farbe nimmt. Kurkuma, getrocknete Minze sowie Oregano darüberstreuen und 45 Sekunden lang unterrühren, dann die Pfanne vom Herd nehmen. Die Hälfte des Pfanneninhalts zur Hülsenfruchtmischung in den Topf geben.

3 Den Spinat sowie die Hälfte der frischen Kräuter ebenfalls in den Topf geben, einige Minuten unterrühren, dann auch den Topf vom Herd nehmen. Den Topfinhalt mit Salz und Pfeffer würzen.

4 Den Eintopf auf Schalen verteilen und jeweils einen Klecks Joghurt daraufgeben. Mit etwas Zwiebel-Knoblauch-Öl aus der Pfanne beträufeln. Mit Sumach bestäuben und mit den restlichen frischen Kräutern bestreuen. Den Eintopf mit Zitronenspalten zum Auspressen servieren.

Protein 21,4 g

Ballaststoffe 16,6 g

Pflanzenpunkte 9

Zatar-Tahini-Bohnen mit knusprigem Tofu

Vorbereitung: 15 Minuten
Zubereitung: 30 Minuten

Für 2 Portionen

Ich liebe Tahini – sie sorgt für viel Cremigkeit, lässt aber die Schwere der Sahne außen vor. Da sie außerdem eine anständige Proteinquelle ist, versuche ich, sie so oft wie möglich zum Einsatz zu bringen. Sie muss mit Wasser aufgelockert und vor der Verwendung gut durchgerührt werden. Traditionellerweise kommt dieses Gericht zwar ohne Tofu aus, doch verleiht er ihm eine herrlich hackfleischähnliche Konsistenz und einen tollen Geschmack.

Für den knusprigen Tofu
2 EL Sojasauce
2 TL brauner Zucker
1 TL edelsüßes Paprikapulver
1 EL Olivenöl
200 g fester Tofu, abgetropft und ausgepresst

Für die Zatar-Tahini-Bohnen
1 EL Olivenöl + etwas mehr zum Beträufeln
100 g Gemüsezwiebel, abgezogen und gewürfelt
3 Knoblauchzehen, abgezogen und fein gerieben
1½ EL Zatar + etwas mehr zum Bestreuen
400 g weiße Bohnen aus der Dose
150 g Spinat, fein gehackt
30 g glatte Petersilie, Blätter und Stängel getrennt, fein gehackt
4 EL Tahini
Salz
Pfeffer
Saft von 1 Zitrone (optional)

1 Den Backofen auf 200 °C Umluft vorheizen und ein Backblech mit Backpapier belegen.

2 Sojasauce, Zucker, Paprikapulver und Öl in einer Schüssel verrühren. Den Tofu in kleinen Stücken dazukrümeln und alles noch einmal gründlich verrühren. Die Mischung auf dem Backblech verteilen.

3 Den Tofu im Ofen in 20 bis 25 Minuten dunkelbraun und knusprig rösten, dabei nach der Hälfte der Röstzeit umrühren.

4 In der Zwischenzeit das Olivenöl in eine große Pfanne mit Deckel geben und bei mittlerer Temperatur erhitzen. Die Zwiebel hineingeben und 6 bis 8 Minuten in dem Öl braten, bis sie weich ist und leicht bräunt. Knoblauch sowie Zatar hinzufügen und 1 Minute mitbraten.

5 Bohnen mitsamt Flüssigkeit, Spinat und Petersilienstängel sowie -blätter unterrühren, dabei einige Blätter zum Bestreuen aufbewahren. Das Tahini mit 150 Milliliter heißem, aber nicht mehr kochendem Wasser verrühren.

6 Die Hitze auf niedrige Temperatur reduzieren und die Tahinimischung unter die Bohnenmischung rühren. Alles zugedeckt 5 Minuten köcheln lassen, bis der Spinat zusammengefallen ist und die cremige Sauce leicht eindickt.

7 Mit Salz sowie Pfeffer würzen und den Zitronensaft unterrühren. Mit dem knusprigen Tofu, etwas Zatar und den aufbewahrten Petersilienblättern bestreuen und mit etwas Olivenöl beträufelt servieren.

Protein-Boost

Mehr Tofu zugeben. Nicht-Vegetarier können auch Rinderhackfleisch verwenden.

Protein 32,5 g

Ballaststoffe 18 g

Pflanzenpunkte 8,5

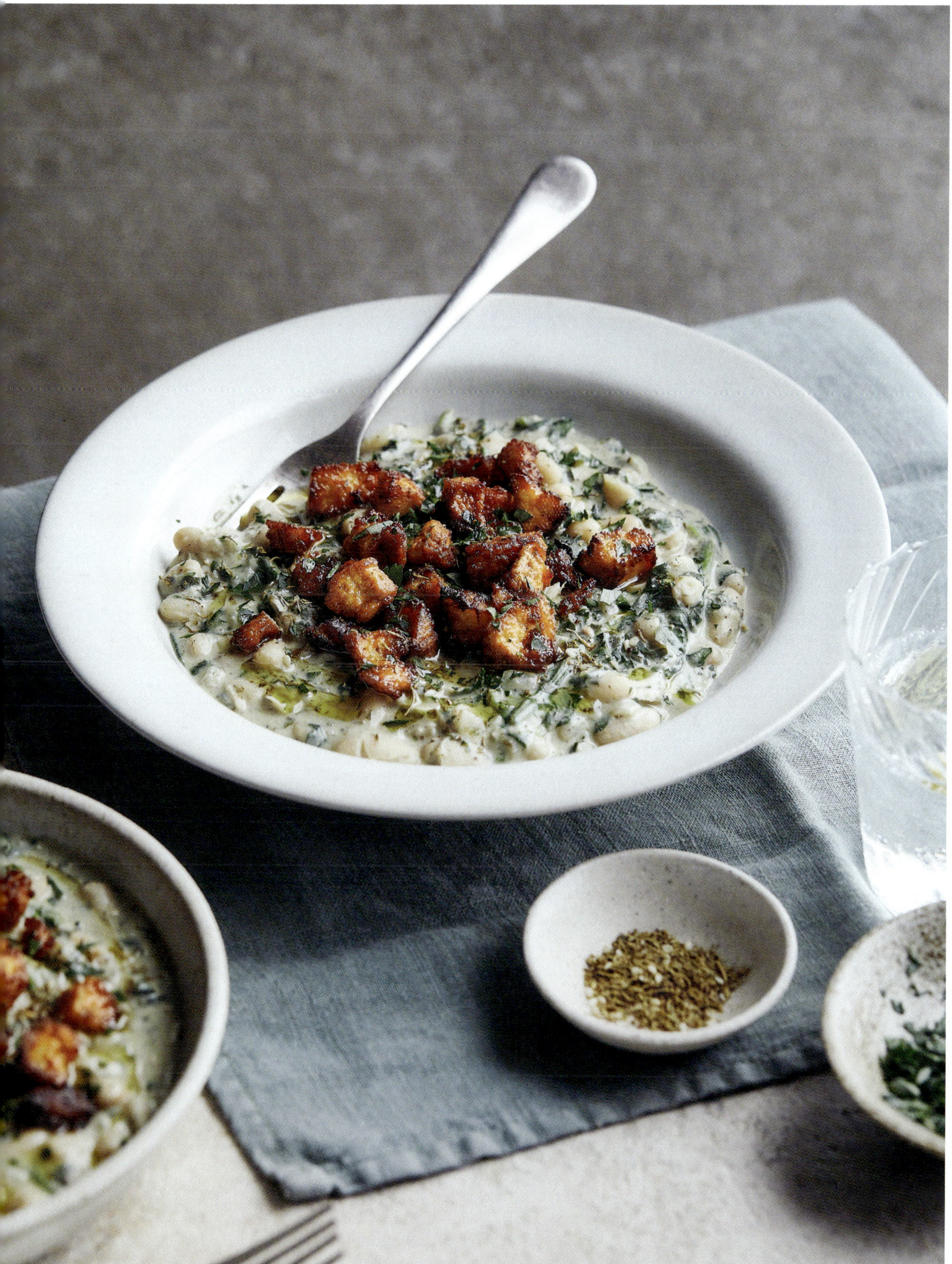

FLEISCH & FISCH

UNTER DER WOCHE

Zimt-Kreuzkümmel-Curry mit knusprigem Hähnchen

Vorbereitung: 15 Minuten
Zubereitung: 55 Minuten

Für 4 Portionen

600 g Hähnchenschenkel mit Knochen und Haut
Salz & Pfeffer
1 EL Olivenöl + etwas mehr zum Beträufeln
200 g TK-Spinat, aufgetaut
150 g Erbsen, frisch oder TK und aufgetaut
450 g geröstete rote Paprika aus dem Glas, in Wasser oder Salzlake, abgegossen
1 Gemüsebrühwürfel, zerkrümelt
150 g Gemüsezwiebel, abgezogen und fein gewürfelt
30 g frischer Ingwer, geschält und gerieben oder in feine Stifte geschnitten
2 TL Kreuzkümmelsamen, zerdrückt
2 TL Koriandersamen, zerdrückt
1 TL Senfkörner
1 TL Chiliflocken
1 TL Zimtpulver
1 TL gemahlene Kurkuma
30 g Trockenpflaumen ohne Stein, grob gehackt
200 g getrocknete grüne Linsen, 20 Minuten in Wasser eingeweicht, abgegossen und gründlich abgespült
20 g Korianderblätter, gehackt, zum Bestreuen

Dieses ausgewogen süß-scharfe Gericht ist in meiner Familie besonders beliebt. Die Trockenpflaumen harmonieren perfekt mit den Koriandersamen – eine Verneigung vor der nahöstlichen Küche. Da sich das Curry locker in einem Topf zubereiten lässt, eignet es sich gut zur Vorbereitung am Wochenende. Es enthält Eiweiß, Ballaststoffe und antientzündlich wirkende Zutaten, verzichtet dabei geschmacklich aber auf nichts!

1 Die Hähnchenschenkel mit Salz und Pfeffer würzen. Das Olivenöl in einen großen, ofenfesten Schmortopf mit Deckel geben und bei mittlerer bis hoher Temperatur erhitzen. Das Fleisch mit der Hautseite nach unten hineinlegen und in 6 bis 8 Minuten goldbraun und knusprig anbraten. Wenden und einige Minuten auf der anderen Seite braten; anschließend auf einen Teller legen und ruhen lassen.

2 In der Zwischenzeit Spinat, Erbsen, Paprika, Gemüsebrühwürfel und 300 Milliliter kochendes Wasser in den Mixer oder die Küchenmaschine geben, glatt mixen und beiseitestellen.

3 Zwiebel und Ingwer in den Schmortopf geben und unter regelmäßigem Rühren in 5 Minuten weich braten.

4 Kreuzkümmel, Koriander, Senfkörner sowie Chiliflocken unterrühren und alles 1 Minute weiterbraten. Zimt, Kurkuma, Trockenpflaumen und Linsen hinzufügen und verrühren. Die Spinatmischung unterrühren, alles zum Köcheln bringen und zugedeckt 15 Minuten köcheln lassen, bis die Linsen halb gar sind. Bei Bedarf noch etwas Wasser zugeben.

5 In der Zwischenzeit den Backofen auf 200 °C Umluft vorheizen.

6 Das Fleisch mit der Hautseite nach oben in die Linsenmischung setzen und 20 Minuten im Ofen rösten.

7 Das Zimt-Kreuzkümmel-Curry mit Olivenöl beträufelt sowie mit Korianderblättern bestreut servieren.

Protein-Boost

Mehr Hähnchen zugeben.

Protein 45,6 g

Ballaststoffe 13,3 g

Pflanzenpunkte 9

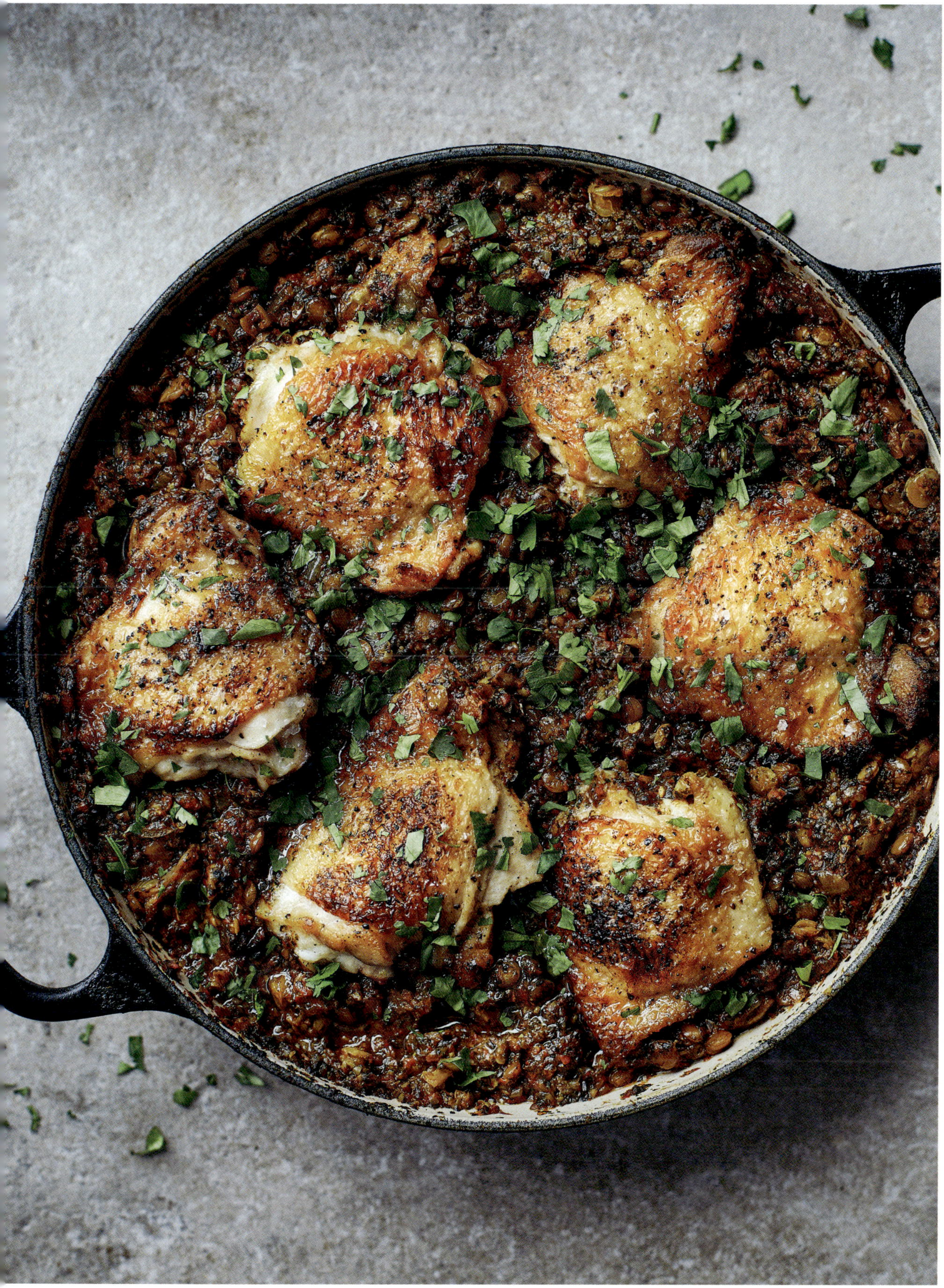

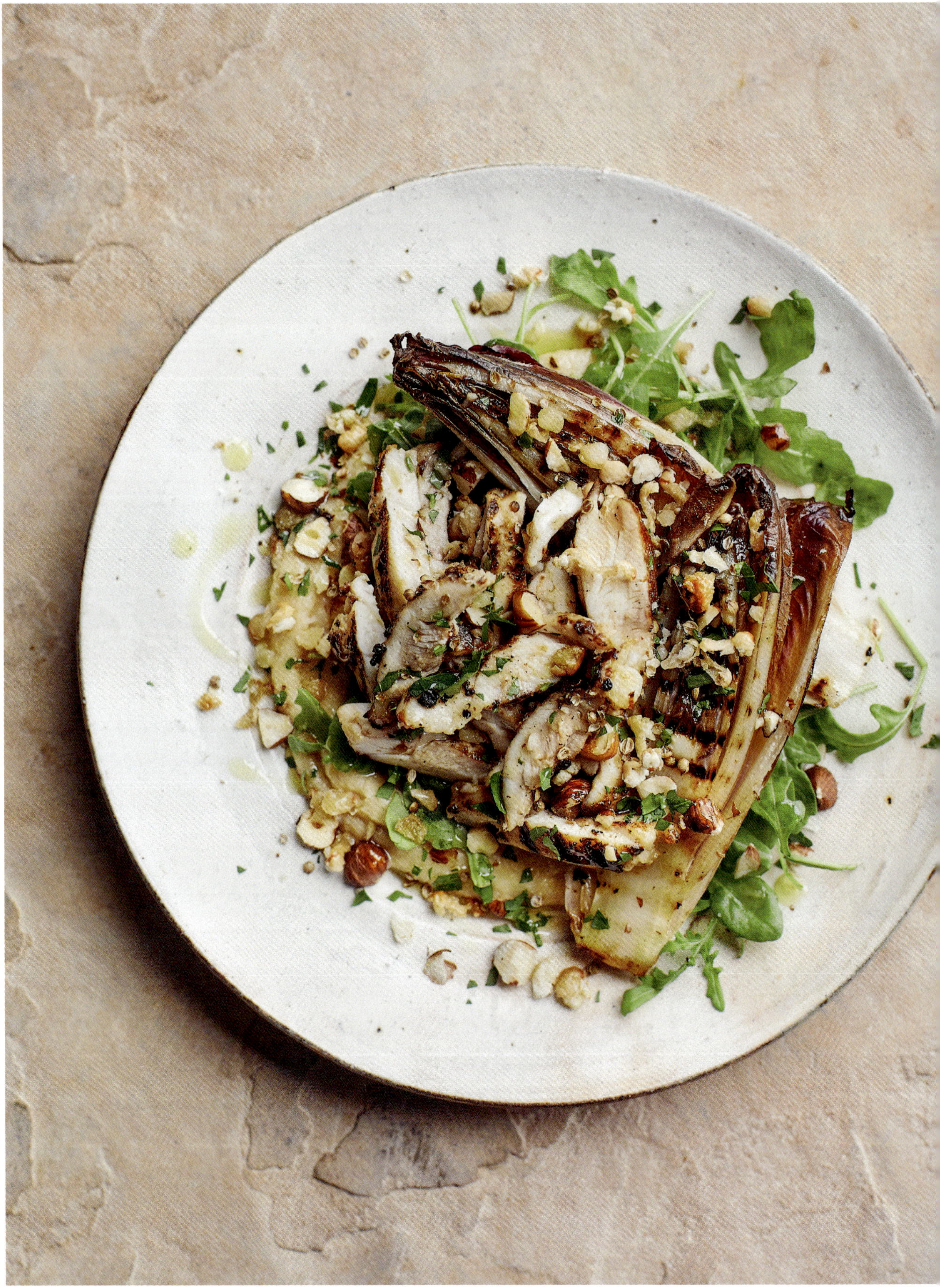

Gegrilltes Hähnchen mit Miso-Bohnen, Radicchio und Haselnüssen

Vorbereitung: 10 Minuten
Zubereitung: 25 Minuten

Für 2 Portionen

- 1 EL helle Misopaste
- 400 g weiße Bohnen aus der Dose
- 1 großzügige Prise Salz
- 2 EL Olivenöl + etwas mehr zum Beträufeln
- 2 Hähnchenschenkel ohne Knochen und ohne Haut, im Schmetterlingsschnitt geschnitten
- 2 Köpfe Radicchio Rosso di Treviso, längs halbiert
- 100 g Rucola
- 50 g Haselnüsse, grob gehackt
- 2 TL Koriandersamen, leicht geröstet und zerdrückt
- 10 g Petersilie, fein gehackt, zum Bestreuen

Was man alles mit Bohnen machen kann, ist einfach phänomenal, und dieses Rezept demonstriert dies auf zweifache Weise: glatt, cremig und salzig mit der Misopaste und knusprig mit Öl sowie Salz aus dem Ofen. Radicchio ist ein tolles Gemüse mit vielen Bitternoten, er ist reich an Polyphenolen und passt hervorragend zur hellen Misopaste. Wie man knusprige Bohnen in der Heißluftfritteuse zubereitet, erfahren Sie auf Seite 156.

1 Den Backofen auf 200 °C Umluft vorheizen und ein Backblech mit Backpapier belegen.

2 25 Milliliter kochendes Wasser, die Hälfte der Misopaste und die Hälfte der Bohnen, aber die ganze Flüssigkeit aus der Dose in den Mixer oder die Küchenmaschine geben. Zu einem Püree mixen, dabei bei Bedarf etwas mehr heißes Wasser zugeben. Beiseitestellen.

3 Die restlichen Bohnen abgießen, abspülen und mit Küchenpapier trocken tupfen. Mit Salz und 1 Esslöffel Olivenöl in einer Schüssel vermengen und anschließend auf dem Backblech verteilen. In 15 bis 20 Minuten im Ofen goldbraun und knusprig rösten, dabei nach der Hälfte der Röstzeit am Backblech rütteln.

4 Die restliche Misopaste mit 1 weiteren Esslöffel Öl verrühren und das Fleisch damit bestreichen. Eine Grillpfanne bei mittlerer bis hoher Temperatur erhitzen und das Fleisch 5 bis 6 Minuten auf jeder Seite darin braten. Anschließend auf einen Teller legen und ruhen lassen.

5 Die halbierten Radicchioköpfe mit Olivenöl beträufeln und mit der Schnittfläche nach unten in die Grillpfanne legen. Bei hoher Temperatur 2 Minuten braten, dann wenden und auch auf der anderen Seite 2 Minuten braten. Aus der Pfanne nehmen, beiseitestellen.

6 Das Bohnenpüree auf Teller geben und Rucola sowie Radicchio darauf anrichten. Das Fleisch in Scheiben schneiden und darauflegen. Mit den knusprigen Bohnen sowie Haselnüssen, Koriandersamen und Petersilie bestreuen und mit Olivenöl beträufeln.

Protein-Boost

Mehr Hähnchen zugeben.

Protein 43,4 g

Ballaststoffe 17,9 g

Pflanzenpunkte 5

Hühnerbrühe mit Salbei und Knoblauch

Vorbereitung: 5 Minuten
Zubereitung: 1 Stunde

Für 4 Portionen

500 g Hähnchenober- und -unterkeulen
Salz
Pfeffer
4 EL Olivenöl
1 große Knoblauchknolle, quer halbiert
200 g Stangensellerie, schräg in dünne Scheiben geschnitten
30 g Salbeiblätter
250 g Schwarzkohl, entstielt und grob gehackt
200 g Spinat, grob gehackt
200 g Orzo

Sowohl Knoblauch als auch Salbei verfügen über starke antioxidative und entzündungshemmende Wirkungen. Darüber hinaus nähren und schützen die Fettsäuren der Hähnchenhaut und das Kollagen der Knochen unsere Darmbarriere. Eine Reihe von Studien ist insbesondere den darmgesundheitsfördernden Wirkungen der Brühe aus Knochen nachgegangen und kann zumindest punktuell belegen, dass sich durch ihren Verzehr Darmbeschwerden verbessern. Meine Hühnerbrühe wärmt, ist gesund und genau das, was ich an einem Herbstwochenende brauche, um mich durch die kommenden fünf Tage zu powern. Eine wirklich nahrhafte Köstlichkeit!

1 Das Fleisch mit Salz und Pfeffer würzen. Einen großen Topf bei mittlerer Temperatur erhitzen und 3 Esslöffel Olivenöl hineingeben. Das Fleisch auf der Hautseite in den Topf legen und die Haut einige Minuten bräunen lassen, dann das Hähnchen aus dem Topf nehmen und beiseitestellen.

2 Das restliche Öl in den Topf gießen, den Knoblauch mit der Schnittfläche nach unten hineinlegen, den Sellerie und die Hälfte der Salbeiblätter dazugeben und alles 4 bis 5 Minuten braten, bis der Knoblauch Farbe genommen hat.

3 Anderthalb Liter kochendes Wasser angießen und den Schwarzkohl hinzufügen. Alles zum Köcheln bringen und das Fleisch wieder in den Topf legen.

4 40 Minuten kochen lassen, bis das Hähnchen gar ist.

5 Das Hähnchen aus der Brühe nehmen, die Haut entfernen und das Fleisch vom Knochen schneiden. Dieses mit Spinat, Orzo und den restlichen Salbeiblättern zurück in den Topf geben. Unter häufigem Rühren alles noch einmal 8 Minuten kochen lassen, bis die Orzo al dente sind. Mit Salz sowie Pfeffer abschmecken und in Suppenschalen servieren.

Protein-Boost

Mehr Hähnchen zugeben.

Protein 48,2 g

Ballaststoffe 8,7 g

Pflanzenpunkte 5,5

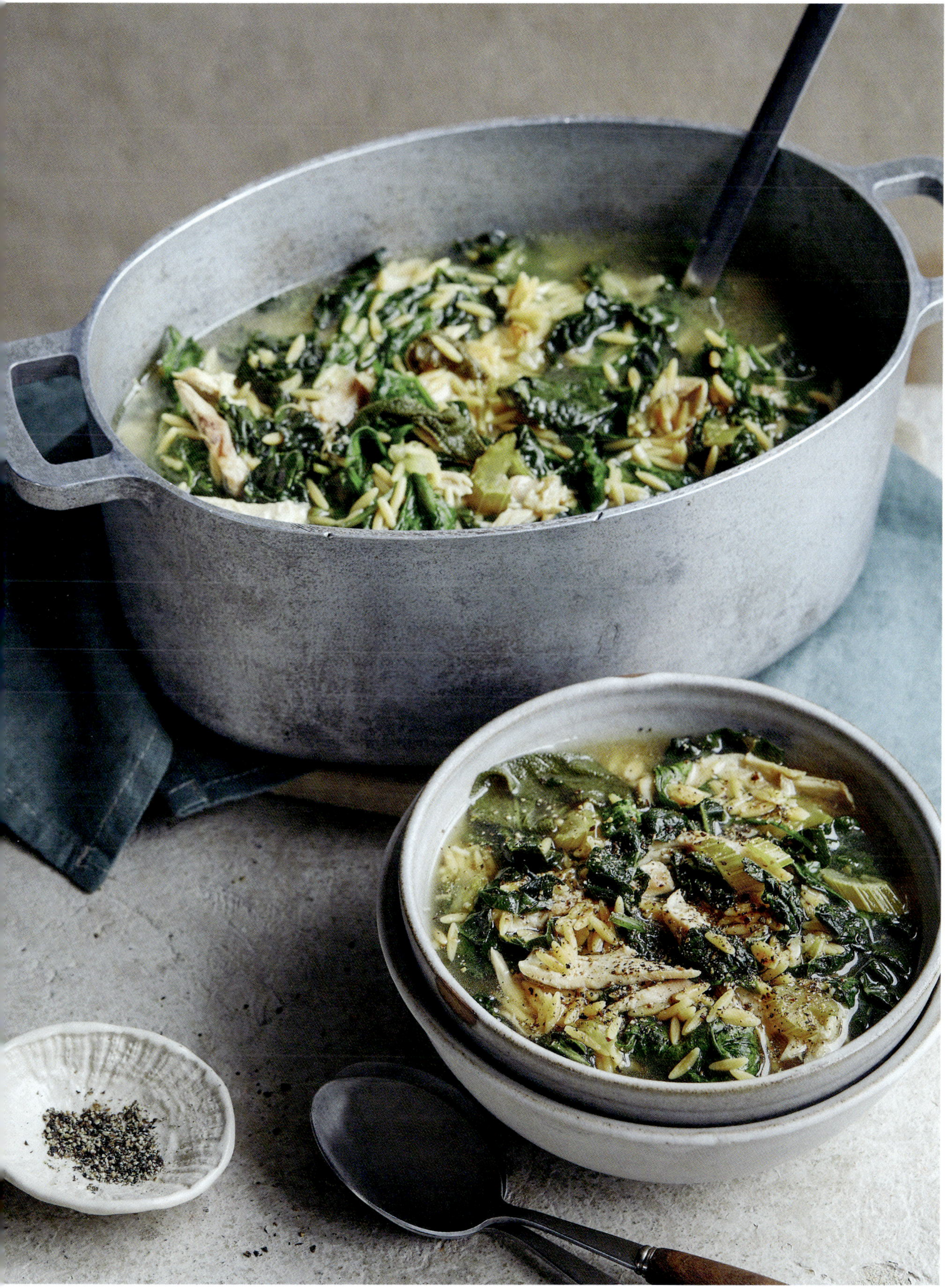

Tahini-Gochujang-Nudelsuppe mit Pute

Vorbereitung: 5 Minuten
Zubereitung: 20 Minuten

Für 2 Portionen

2 EL Olivenöl
200 g mageres Puten- oder Hähnchenhackfleisch
150 g Shiitakepilze, in Stücke gezupft
100 g Frühlingszwiebeln, schräg in Ringe geschnitten + etwas mehr zum Bestreuen
150 g Zuckerschoten, schräg in Streifen geschnitten
1 EL Sojasauce
100 g verzehrfertige Konjak- bzw. Shirataki-, Reis-, Vermicelli- oder Udon-Nudeln

Für die Brühe

3 EL Tahini
2 EL Sojasauce
1 EL Gochujang
Salz
Pfeffer

Außerdem

10 g schwarze Sesamsamen
2 TL Chiliöl
1 Bio-Limette, in Spalten geschnitten

Die wunderbare Cremigkeit von Tahini, kombiniert mit süßscharfem Gochujang, finde ich einfach unwiderstehlich. Das folgt zwar keiner Tradition, funktioniert mit dem Hackfleisch und den knackigen Zuckerschoten aber wirklich gut. Die schwarzen Sesamsamen sorgen für einen ungewöhnlichen Farbkontrast sowie ein etwas volleres Aroma, Sie können sie aber natürlich durch helle Sesamsamen ersetzen. Auch diese steuern Kalzium und Eiweiß bei.

1 Für die Brühe Tahini, Sojasauce und Gochujang in einen großen Topf geben und bei niedriger Temperatur erhitzen. Nach und nach 300 Milliliter kochendes Wasser unterrühren. Mit Salz und Pfeffer würzen.

2 1 Esslöffel Olivenöl in eine große Pfanne geben und bei mittlerer bis hoher Temperatur erhitzen. Das Hackfleisch hineingeben und in 6 bis 8 Minuten in dem Öl krümelig braten. Mit einem Schaumlöffel aus der Pfanne nehmen, in eine Schüssel geben und beiseitestellen.

3 Das restliche Öl in die Pfanne geben, die Pilze dazugeben und unter häufigem Rühren in 3 Minuten goldbraun braten. Frühlingszwiebeln sowie Zuckerschoten hinzufügen und 2 bis 3 Minuten mitbraten. Das Fleisch zurück in die Pfanne geben, Sojasauce unterrühren und alles noch einmal kurz erhitzen.

4 Die Nudeln zur Brühe in den Topf geben und bei niedriger bis mittlerer Temperatur erhitzen. Die Nudelsuppe auf Schalen verteilen, Hackfleisch-Gemüse-Mischung hineingeben und mit Frühlingszwiebeln sowie Sesamsamen bestreut und Chiliöl beträufelt servieren. Die Limettenspalten zum Ausspressen dazu servieren.

Protein-Boost

Mehr Pute oder Hähnchen zugeben.

Protein 43,7 g

Ballaststoffe 9,1 g

Pflanzenpunkte 5,5

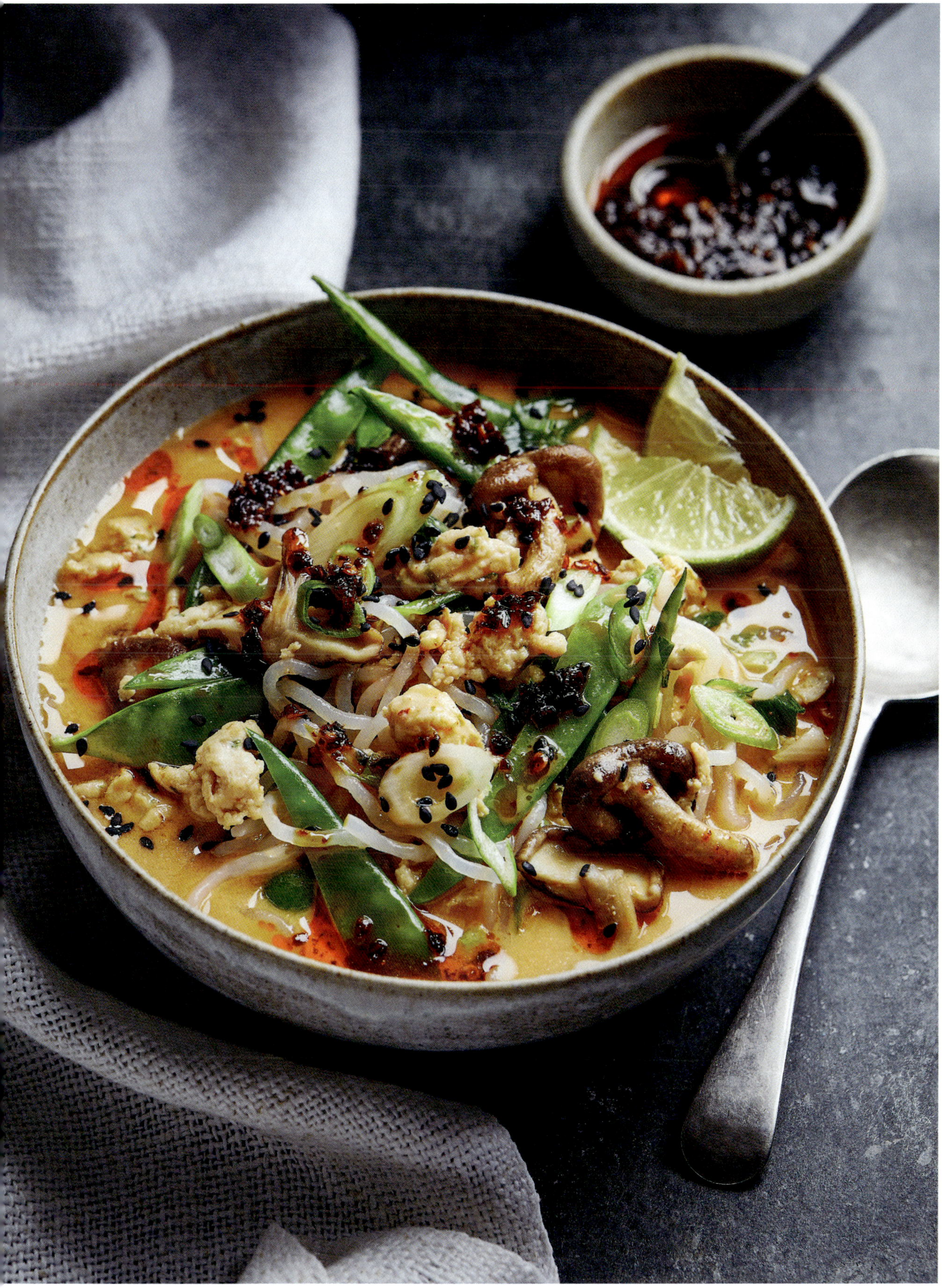

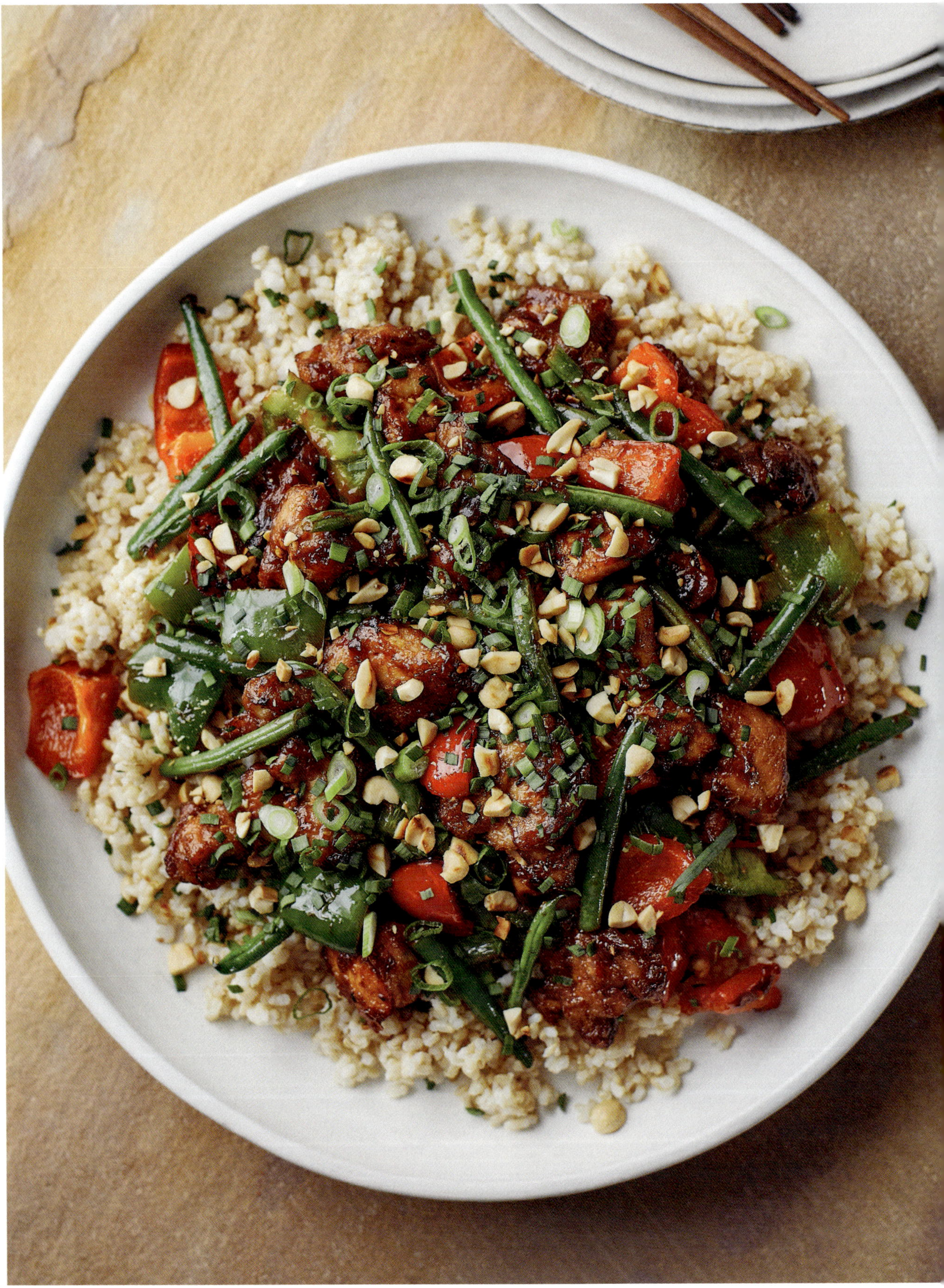

Hähnchen im Takeaway-Stil

Vorbereitung: 10 Minuten + Marinierzeit
Zubereitung: 25 Minuten

Für
4 Portionen

2 EL Sojasauce
500 g Hähnchenfleisch aus der Keule, ohne Haut und Knochen, in 3 cm große Stücke geschnitten
2 EL Speisestärke
2 EL Olivenöl + etwas mehr zum Braten
3 Knoblauchzehen, abgezogen und gerieben
10 g frischer Ingwer, geschält und gerieben
200 g rote Paprikaschote, entkernt und in 3 cm große Stücke geschnitten
200 g grüne Paprikaschote, entkernt und in 3 cm große Stücke geschnitten
200 g grüne Bohnen oder Zuckerschoten, halbiert

Für die Sauce

2 EL dunkle Sojasauce
2 EL Reisessig
2 EL Hoisin-Sauce
1 EL Speisestärke
1 TL Chiliflocken
½ TL Szechuanpfefferkörner, zerdrückt (optional)

Außerdem

300 g Vollkorn-Rundkornreis, gegart, warm
20 g Frühlingszwiebeln, in feine Ringe geschnitten
20 g Knoblauch-Schnittlauch, fein gehackt
80 g Erdnüsse, geröstet und grob gehackt, zum Bestreuen

Dieses süß-pikante Gericht steht im Handumdrehen auf dem Tisch. Der Seelentröster punktet zudem mit einem überraschend hohen Ballaststoff- und Proteingehalt sowie einer gesunden Nahrungsmittelvielfalt. Wer sich pflanzenbasiert ernährt, ersetzt das Hähnchenfleisch einfach durch Tofu. Was das Gemüse angeht, so verwende ich meist, was ich gerade im Kühlschrank habe – allerdings ist die klassische Kombi aus Paprika und grünen Bohnen nahezu unschlagbar. Das aromenreiche Gericht steckt voller sekundärer Pflanzenstoffe, die jeden Bissen gesundheitsfördernd machen. Erhöht werden kann der Eiweißgehalt, indem mehr Fleisch zugegeben wird.

1 In einer Schüssel Sojasauce und Fleisch vermengen. Die Speisestärke darüberstäuben, alles noch einmal gründlich mischen und die Mischung 15 bis 20 Minuten ziehen lassen.

2 Das Öl über das Fleisch geben, vermengen und alles gleichmäßig ausgebreitet in der mit Backpapier ausgekleideten Heißluftfritteuse bei 200 °C in 15 Minuten knusprig garen. Alternativ bei 200 °C Umluft für 20 bis 25 Minuten in den Backofen geben.

3 Die Zutaten für die Sauce mit 4 Esslöffel Wasser verrühren und beiseitestellen.

4 Einen Wok bei mittlerer bis hoher Temperatur erhitzen, etwas Olivenöl hineingeben und Knoblauch sowie Ingwer 30 Sekunden anbraten. Paprika und Bohnen hinzufügen und 3 bis 4 Minuten mitbraten.

5 Fleisch und Sauce in den Wok geben und gründlich vermengen. Da die Sauce rasch eindickt, sollte ständig weitergerührt werden.

6 Hat die Sauce die gewünschte Konsistenz erreicht, den Wok vom Herd nehmen. Den Reis auf eine Servierplatte geben, die Fleisch-Gemüse-Mischung darauf verteilen und mit Frühlingszwiebelringen, Knoblauch-Schnittlauch sowie Erdnüssen bestreut servieren.

Protein
44,3 g

Ballaststoffe
7,5 g

Pflanzenpunkte 8,25

Hühnersuppe mit Zimt und Linsen

Vorbereitung: 10 Minuten
Zubereitung: 45 Minuten

Für 4 Portionen

3 EL Olivenöl
300 g Hähnchenschenkel ohne Knochen und ohne Haut, in mundgerechte Stücke geschnitten
300 g Stangensellerie, schräg in Scheiben geschnitten
2 TL Zimtpulver
2 TL gemahlener Ingwer
1 TL gemahlene Kurkuma
3 EL Tomatenmark
400 g grüne Linsen aus der Dose
400 g Kichererbsen aus der Dose
400 g geschälte, ganze Tomaten aus der Dose
1 Gemüse- oder Hühnerbrühwürfel
100 g Orzo
25 g Petersilie, fein gehackt
25 g Koriander, fein gehackt
Saft von 1 Zitrone
Salz
Pfeffer

Auf dieses Rezept mit Kurkuma und Linsen greife ich immer dann zurück, wenn ich mein Immunsystem unterstützen muss oder eine lange, anstrengende Woche hinter mir habe. Ich bereite die Suppe gern auf Vorrat zu, damit ich mehrmals davon essen oder sie einfrieren und bei Bedarf rasch auftauen kann. Die gemischten Hülsenfrüchte steuern jede Menge Ballaststoffe bei, die den Darm gesund erhalten, und durch die Orzo-Nudeln tut das Gericht auch der Seele gut.

1 Das Öl in einen großen Topf geben und bei mittlerer Temperatur erhitzen. Das Fleisch hineingeben und 6 bis 7 Minuten darin braten, bis es rundum gebräunt ist. Aus dem Topf nehmen und beiseitestellen.

2 Den Sellerie in den Topf geben und unter regelmäßigem Rühren 5 Minuten braten. Zimt, Ingwer, Kurkuma sowie Tomatenmark hinzufügen und 2 Minuten mitbraten.

3 Linsen und Kichererbsen mitsamt Flüssigkeit sowie Tomaten (mit den Händen zerdrücken) unterrühren, 700 Milliliter kochendes Wasser angießen und den Brühwürfel hineinbröseln. Die Mischung zum Kochen bringen, anschließend die Hitze auf niedrige Temperatur reduzieren und die Suppe 10 Minuten köcheln lassen.

4 Das Fleisch wieder in den Topf geben, die Orzo dazugeben und alles unter gelegentlichem Rühren, damit die Nudeln nicht zusammenkleben, weitere 10 Minuten köcheln lassen. Drei Viertel der Kräuter sowie den Zitronensaft unterrühren und die Suppe mit Salz und Pfeffer würzen.

5 Die Suppe in Schalen füllen und mit den restlichen Kräutern bestreut servieren.

Protein-Boost

Mehr Hähnchen zugeben.

Protein 31,5 g

Ballaststoffe 11,6 g

Pflanzenpunkte 6,75

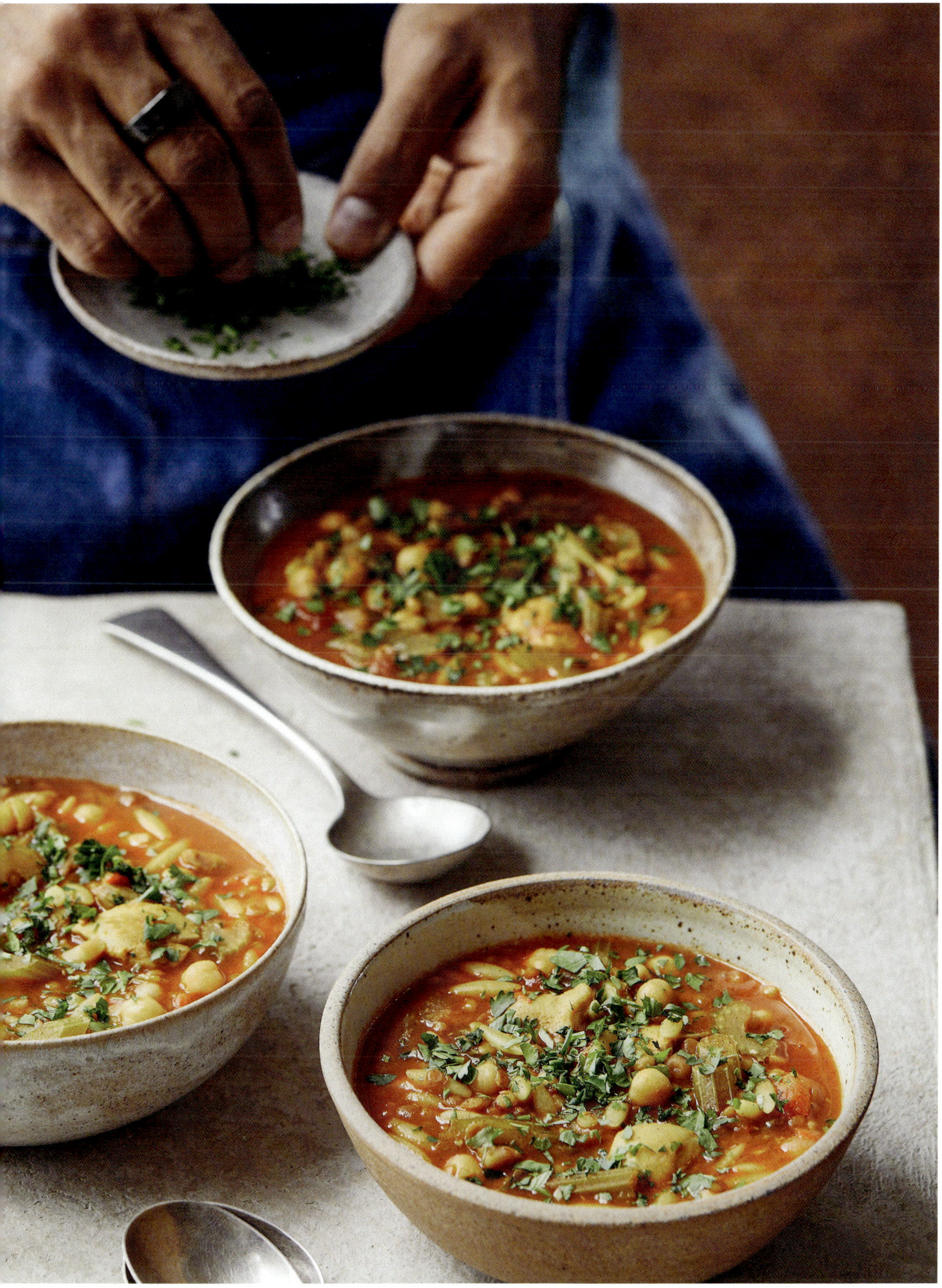

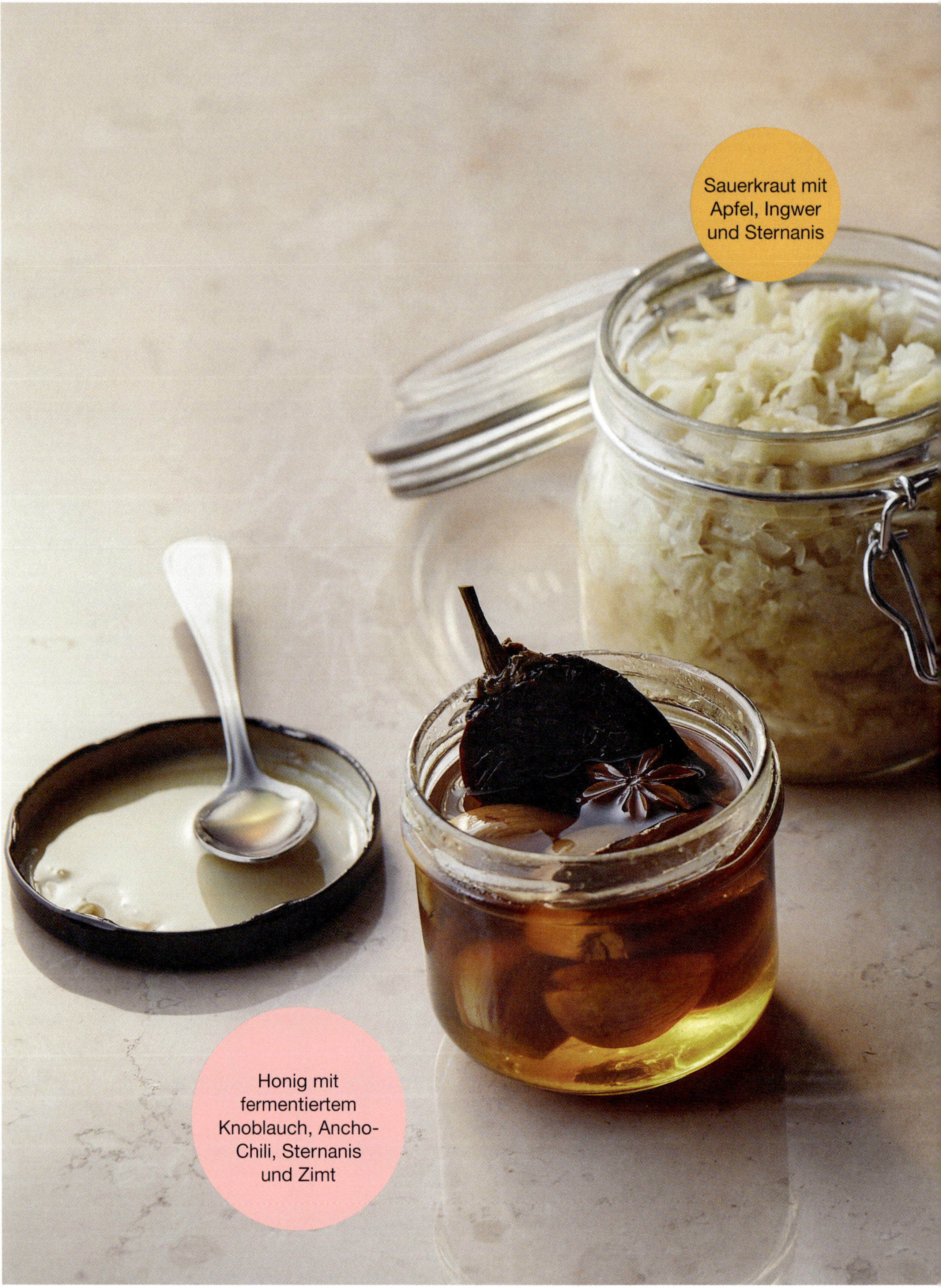
Sauerkraut mit Apfel, Ingwer und Sternanis
Honig mit fermentiertem Knoblauch, Ancho-Chili, Sternanis und Zimt

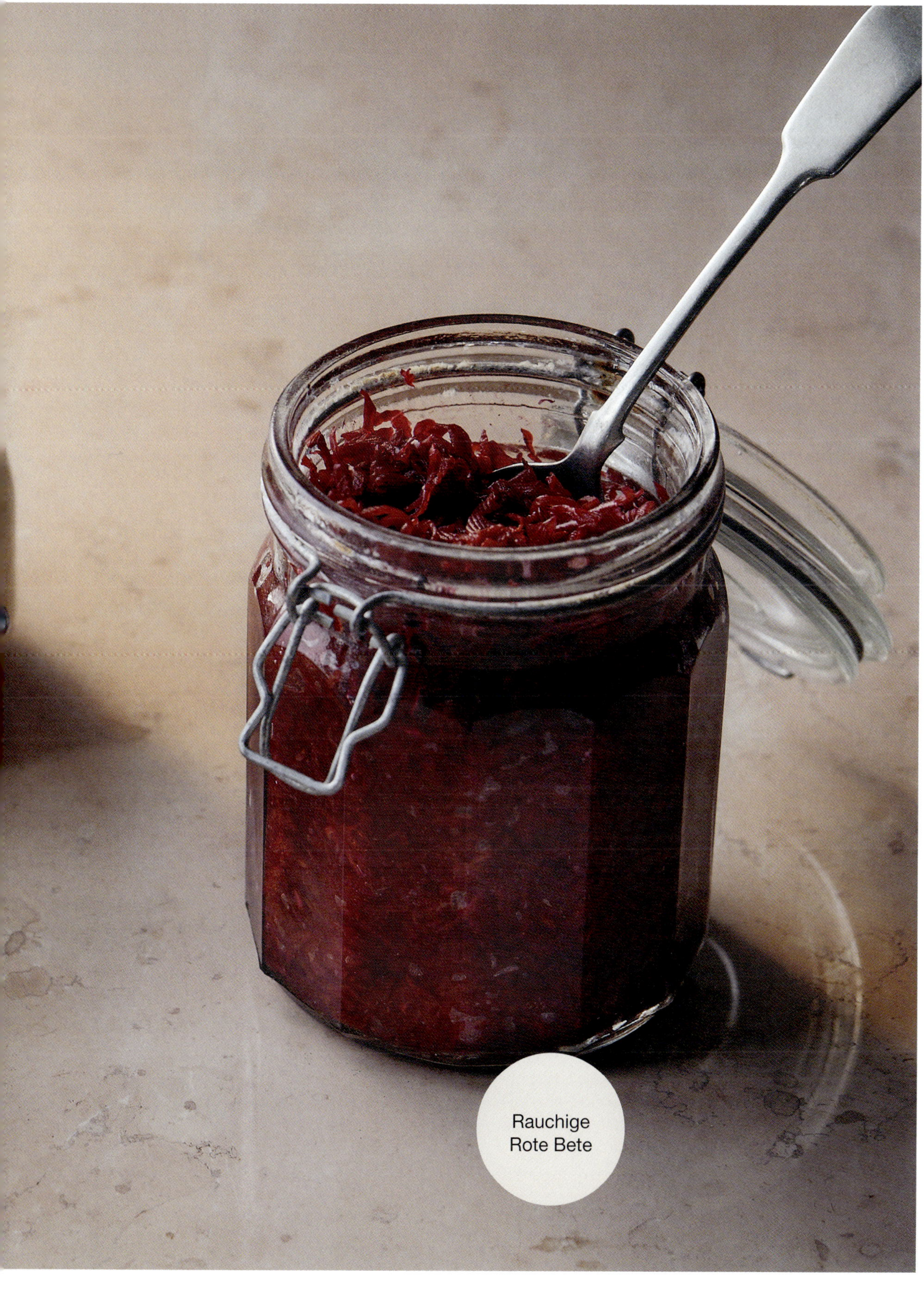

Rauchige
Rote Bete

FERMENTIERTES: KÖSTLICH UND GESUND

Da ich es in der Küche gern einfach habe, mache ich mir die Milchsäuregärung mit zweiprozentiger Milchsäure zunutze, um eine Reihe von schlichten, probiotikareichen vergorenen Lebensmitteln herzustellen. Mit der Methode können Sie nichts falsch machen, gleichzeitig lässt Sie Ihnen Raum zum Experimentieren.

Meine grobe Formel lautet: Kombinieren Sie etwas Süßes (etwa Apfel, Birne oder Karotte) mit einem aromatischen Gewürz (etwa Zimt, Nelke, Fenchel oder Sternanis) und etwas Scharfem (etwa Zwiebel oder Ingwer). Lassen Sie Ihrer Fantasie freien Lauf, folgen Sie dabei jedoch stets diesen Grundschritten:

- Messen/Wiegen Sie die Zutaten, die Sie benutzen, ab und geben Sie zwei Prozent Salz dazu.
- Stellen Sie sicher, dass das Gemüse vollständig mit Salzlake bedeckt ist, damit kein Sauerstoff die Lebensmittel verdirbt.
- »Lüften« Sie Ihr vergärendes Lebensmittel regelmäßig: Öffnen Sie, je nachdem, wie warm Ihre Küche ist, täglich oder alle zwei Tage den Gärbehälter, damit sich bildende Gase entweichen können. Nach ein paar Wochen, wenn Sie den charakteristisch säuerlichen Geruch eines vergorenen Lebensmittels wahrnehmen können, stellen Sie den Behälter in den Kühlschrank, wo sich das Lebensmittel mindestens drei Monate hält.

Ich verarbeite mit dieser Methode auch Reste, die bei der Zubereitung von Gemüse übrig bleiben: Das Rezept funktioniert mit Brokkolistielen ebenso gut wie mit Radieschen, Blumenkohlstrünken, Pastinake, Zwiebeln und Roter Bete.

Honig mit fermentiertem Knoblauch, Ancho-Chili, Sternanis und Zimt

Dieses wirklich einfache Rezept hat mir die bekannte »Fermentista« und Co-Autorin von *Fermented Vegetables*, Kirsten Shockey, im Doctor's-Kitchen-Studio verraten. Das Würzmittel schmeckt schlicht fantastisch zu allem, vom Ei über die Quiche bis zum Wokgericht. Darüber hinaus wirkt es mit heißem Wasser vermischt bei einer Erkältung Wunder.

1 Sternanis
1 Zimtstange
5 Knoblauchzehen, abgezogen und leicht angedrückt
1 getrocknete Ancho-Chilischote
300 g Rohhonig aus dem Glas

1 Sternanis, Zimt, Knoblauch und Ancho-Chilischote in das Glas mit Honig geben; die Zutaten sollten vollständig vom Honig bedeckt sein. Das Glas verschließen und an einem kühlen, dunklen Ort aufbewahren. Einmal am Tag auf den Kopf stellen und anschließend öffnen, damit die Gase entweichen können.

2 Nach etwa 2 Wochen hat der Honig ein herrlich rauchiges, süß-scharfes Aroma und kann vielseitig verwendet werden.

Sauerkraut mit Apfel, Ingwer und Sternanis

1 rote Zwiebel, abgezogen und in dünne Scheiben geschnitten
2 Sternanis
20 g frischer Ingwer, geschält und grob gerieben
1 Kopf Weißkohl, einige äußere Blätter aufbewahrt, der Rest in Streifen gehobelt
Salz
2 Äpfel, vom Kerngehäuse befreit und in dünne Scheiben geschnitten

1 Zwiebel, Ingwer und Weißkohl abwiegen, um das Gesamtgewicht in Gramm zu ermitteln. Dieses mit 0,02 multiplizieren – so viel Salz (in Gramm) muss zugegeben werden. Wiegen alle genannten Zutaten zusammen beispielsweise 1200 Gramm, sind 24 Gramm Salz erforderlich (1200 x 0,02 = 24).

2 Zwiebel, Sternanis, Ingwer, Weißkohl und Salz in eine große Schüssel geben. Das Salz so lange in die Zutaten einmassieren, bis sich eine Lake bildet und die Zutaten weich und feucht sind. Apfelscheiben hinzufügen und alles gründlich vermengen.

3 Die Zutaten in ein großes, luftdicht verschließbares Glas füllen. Die Lake darübergießen; sie sollte die Zutaten vollständig bedecken.

4 Zum Schluss ein großes oder mehrere kleine äußere Weißkohlblätter auf die Zutaten legen und alles mit einem kleinen Gewicht beschweren. Das könnte beispielsweise ein kleineres, mit Wasser gefülltes Glas sein. An die Zutaten im großen Glas darf keine Luft kommen, sonst könnten sie schimmeln.

5 Das Glas verschließen und an einen kühlen, dunklen Ort stellen – etwa hinten in einen Küchenschrank. Sie können das Sauerkraut sobald Sie möchten probieren, doch normalerweise dauert es mindestens 7 bis 10 Tage, bis der Weißkohl vergoren ist. Öffnen Sie das Glas alle zwei Tage vorsichtig, damit sich bildende Gase entweichen können.

6 Das Sauerkraut ist fertig, wenn es seinen charakteristisch säuerlichen Geruch entwickelt hat. Dann den Inhalt des Glases in kleinere verschließbare Behälter umfüllen und diese im Kühlschrank aufbewahren. Dort hält sich das Sauerkraut mindestens 3 Monate.

Rauchige Rote Bete

1 Kopf Rotkohl, einige äußere Blätter aufbewahrt, der Rest in Streifen gehobelt
2 Chioggia-Rüben oder gewöhnliche Rote Beten, geschält und grob geraspelt oder in dünne Scheiben geschnitten (Achtung: Einmalhandschuhe anziehen!)
1 Knoblauchzehe, abgezogen und gerieben
Salz
1 TL geräuchertes Paprikapulver
½ TL gemahlene Kurkuma
1 TL Fenchelsamen

1 Rotkohl, Chioggia-Rüben und Knoblauch in eine große Schüssel geben. Wiegen und das Gewicht in Gramm mit 0,02 multiplizieren – dies ist die erforderliche Menge Salz.

2 Das Salz dazugeben und so lange in die Zutaten einmassieren, bis sich eine Lake bildet und die Zutaten weich und feucht sind. Paprikapulver, Kurkuma und Fenchelsamen hinzufügen und alles gründlich vermengen.

3 Die Zutaten in ein großes, luftdicht verschließbares Glas füllen. Die Lake darübergießen; sie sollte die Zutaten vollständig bedecken.

4 Zum Schluss ein großes oder mehrere kleine äußere Rotkohlblätter auf die Zutaten legen und alles mit einem kleinen Gewicht beschweren. Das könnte beispielsweise ein kleineres, mit Wasser gefülltes Glas sein. An die Zutaten im großen Glas darf keine Luft kommen, sonst könnten sie schimmeln.

5 Das Glas verschließen und an einen kühlen, dunklen Ort stellen – etwa hinten in einen Küchenschrank. Sie können die Rauchige Rote Bete sobald Sie möchten probieren, doch normalerweise dauert es mindestens 7 bis 10 Tage, bis der Rotkohl vergoren ist. Öffnen Sie das Glas alle zwei Tage vorsichtig, damit sich bildende Gase entweichen können.

6 Die Rauchige Rote Bete ist fertig, wenn sie einen charakteristisch säuerlichen Geschmack entwickelt hat. Dann den Inhalt des Glases in kleinere verschließbare Behälter umfüllen und diese im Kühlschrank aufbewahren. Dort hält sich die Rauchige Rote Bete mindestens 3 Monate.

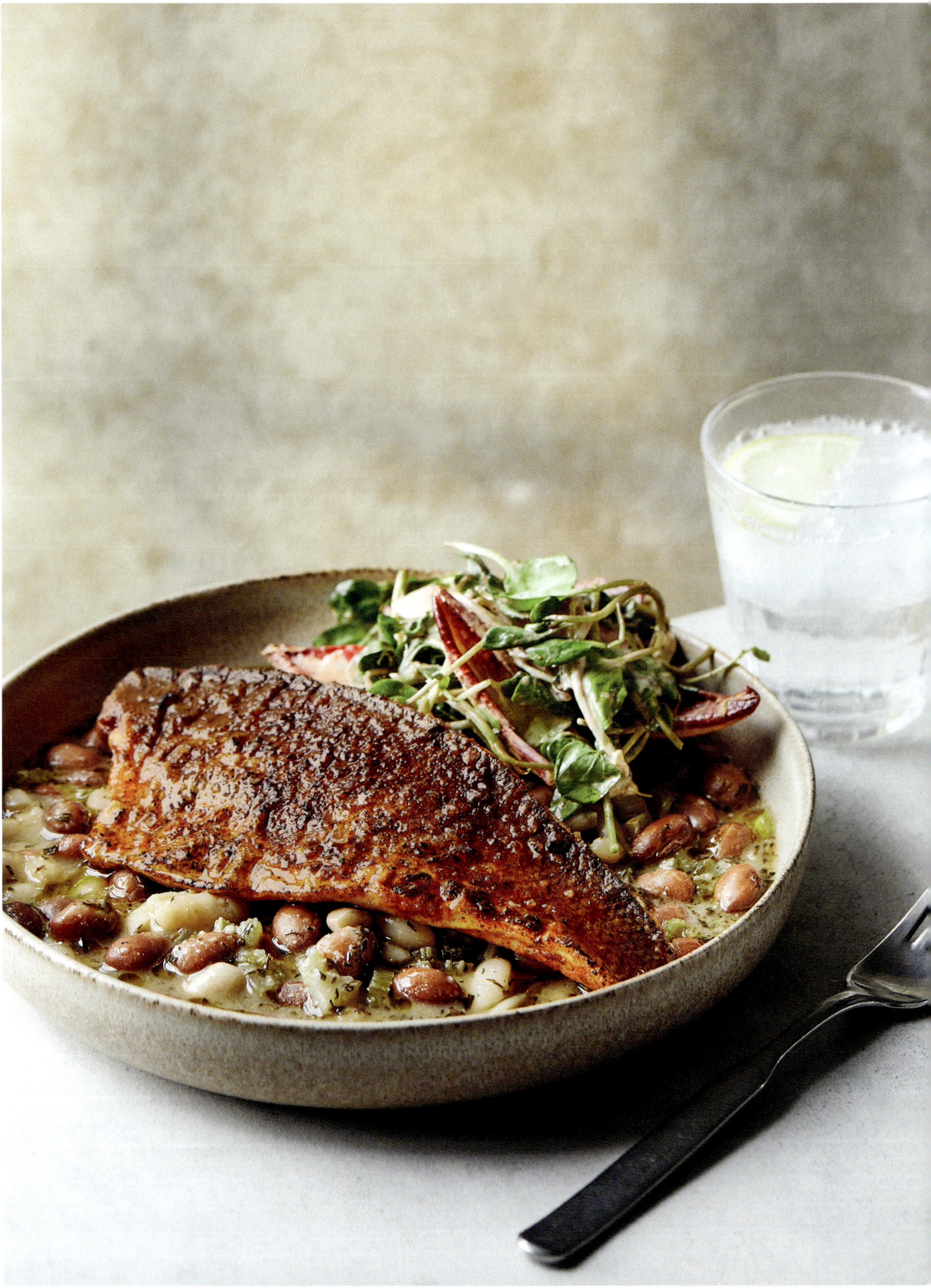

Estragon-Thymian-Bohnen mit würzigem Wolfsbarsch

Vorbereitung: 15 Minuten
Zubereitung: 30 Minuten

Für 4 Portionen

Dieses darmfreundliche Gericht bringe ich immer dann gern auf den Tisch, wenn Gäste kommen oder ich vorkochen möchte. Die Fischfond-Miso-Kombi ist lächerlich einfach und dabei ungeheuer köstlich, außerdem liebe ich verschiedene Bohnensorten in einer Mahlzeit. Das Gericht steckt voller antientzündlich wirkender Kräuter, verschiedener Ballaststoffarten und Eiweiß.

Für die Bohnen
1 EL Olivenöl
150 g Stangensellerie, fein gewürfelt
2 TL getrockneter Estragon
2 TL getrockneter Thymian
1 EL Butter
250 ml Fischfond
400 g Cannellini-Bohnen aus der Dose, abgegossen und abgespült
400 g Borlotti-Bohnen aus der Dose, abgegossen und abgespült
150 g Erbsen, frisch oder TK und aufgetaut
1 TL helle Misopaste

Für den würzigen Wolfsbarsch
1 EL Mehl (eventuell glutenfrei)
1 TL gemahlener Kreuzkümmel
1 TL edelsüßes Paprikapulver
½ TL Zimtpulver
Salz & Pfeffer
2 EL Olivenöl
4 Wolfsbarschfilets; alternativ Filets von der Brasse oder vom Roten Schnapper

Für den Radicchiosalat
2 EL Mayonnaise
1 EL Apfelessig
1 TL Paprikapulver
200 g Radicchio, grob zerzupft
100 g Brunnenkresse, zerzupft
Salz & Pfeffer

1 Das Olivenöl in einen großen Schmortopf mit Deckel geben und bei mittlerer Temperatur erhitzen. Den Sellerie hineingeben und in 6 bis 8 Minuten in dem Öl glasig und weich dünsten.

2 Estragon, Thymian sowie Butter hinzufügen und die Kräuter 2 Minuten mitdünsten; anschließend den Fischfond angießen und alles zum Köcheln bringen.

3 Die Hitze auf niedrige bis mittlere Temperatur reduzieren und Bohnen, Erbsen sowie Misopaste unter die Kräutermischung rühren. Alles wieder zum Köcheln bringen und zugedeckt 5 Minuten köcheln lassen.

4 Für den Fisch das Mehl in eine flache Schale geben und mit Kreuzkümmel, Paprikapulver, Zimt, Salz und Pfeffer verrühren. Das Olivenöl in eine Pfanne geben und bei mittlerer bis hoher Temperatur erhitzen. Die Fischfilets in dem gewürzten Mehl wenden und mit der Hautseite nach unten in die Pfanne legen. Je nach Pfannengröße portionsweise vorgehen. Den Fisch zu etwa 80 Prozent gar braten – je nach Dicke der Filets in 3 bis 4 Minuten –, dann wenden und auf der anderen Seite 1 Minute braten. Auf einen Teller legen und ruhen lassen.

5 In der Zwischenzeit für den Salat Mayonnaise, Essig, Paprikapulver und einen Spritzer Wasser in ein sauberes Glas geben, dieses verschließen und schütteln. Radicchio und Brunnenkresse in einer großen Schüssel vermengen, mit Salz sowie Pfeffer bestreuen und mit dem Mayonnaisedressing beträufeln.

6 Die Bohnenmischung auf tiefen Tellern verteilen und den Fisch darauf sowie den Radicchiosalat daneben anrichten.

Protein-Boost

Mehr Fisch zugeben.

Protein 36,5 g

Ballaststoffe 14,9 g

Pflanzenpunkte 8,75

Kokos-Garnelen-Ananas-Curry

Vorbereitung: 10 Minuten
Zubereitung: 30 Minuten

Für 2 Portionen

Dieses Curry ist von einem köstlichen Gericht der Nyonya-Kultur inspiriert, das ich auf der malaysischen Insel Penang kennengelernt habe. Die pikanten Noten der Garnelen werden wunderbar durch die Süße der Ananas ausbalanciert – eine ungewöhnliche, aber wirklich gelungene Kombination. Zitrusaromen und die säuerliche Tamarindenpaste runden das Ganze geschmacklich ab. Die Gewürze in diesem Curry wirken entzündungshemmend, und die Polyphenole des grünen Gemüses sind ein wahrer Leckerbissen für unsere Darmmikroben.

Für die Currypaste

2 rote Chilischoten, entkernt und grob gehackt
120 g Zwiebeln, abgezogen und grob gehackt
3–4 Kaffirlimettenblätter, gehackt
6 Knoblauchzehen, abgezogen
5 cm frischer Ingwer, geschält und grob gehackt
1 Stiel Zitronengras, von den äußeren, harten Blättern befreit und gehackt
1 TL gemahlene Kurkuma

Für das Curry

1 EL Kokosöl
400 ml fettreduzierte Kokosmilch aus der Dose
1 EL Tamarindenpaste
200 g Ananas, in mundgerechte Stücke geschnitten
150 g Pak Choi, weiße Teile in feine Streifen geschnitten, Blätter grob gehackt
1 Bund Frühlingszwiebeln, grüne und weiße Teile getrennt, in Ringe geschnitten
Salz
Pfeffer
100 g Bohnensprossen
200 g Riesengarnelen, von Panzer und Darmfaden befreit

1 Chili, Zwiebeln, Kaffirlimettenblätter, Knoblauch, Ingwer, Zitronengras und Kurkuma mit etwas Wasser in den Mixer oder die Küchenmaschine geben und zu einer Currypaste verarbeiten.

2 Das Kokosöl in eine große Pfanne mit Deckel geben und bei mittlerer Temperatur erhitzen. Die Currypaste hineingeben und 4 bis 5 Minuten in dem Öl braten, bis sie dunkler wird. Die Kokosmilch unterrühren.

3 Tamarindenpaste, Ananas, Pak-Choi-Streifen und weiße Frühlingszwiebelringe hinzufügen und alles zum Köcheln bringen. Unter gelegentlichem Rühren zugedeckt 4 bis 5 Minuten köcheln lassen, bis das Gemüse weich ist und die Ananas ihr süßes Aroma an die Sauce abgegeben hat. Mit Salz sowie Pfeffer würzen.

4 Pak-Choi-Blätter sowie Bohnensprossen unterrühren und 2 Minuten mitgaren. Die Garnelen in die Pfanne legen und 3 bis 4 Minuten ebenfalls mitgaren, dabei nach der Hälfte der Garzeit wenden. Die Pfanne vom Herd nehmen und das Kokos-Garnelen-Ananas-Curry mit grünen Frühlingszwiebelringen bestreut servieren.

Protein-Boost

Mehr Garnelen zugeben. Gewürfelter Tofu oder Bohnenquark passt ebenfalls zu diesem Curry.

Protein 25 g

Ballaststoffe 6,2 g

Pflanzenpunkte 7,5

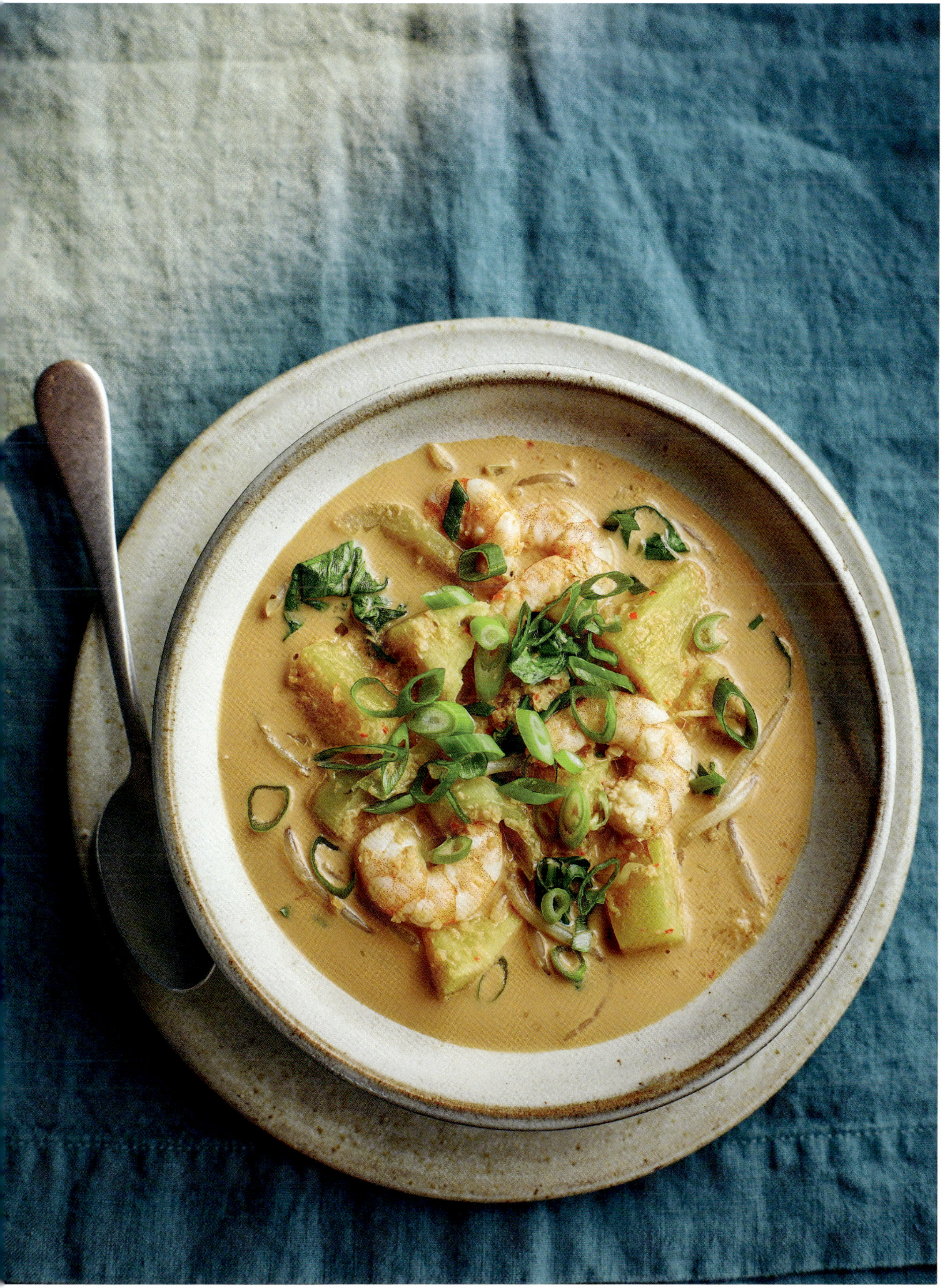

Masala-Kabeljau mit Spinat und scharfem Fenchelöl

Vorbereitung: 5 Minuten
Zubereitung: 20 Minuten

Für 2 Portionen

1 EL Olivenöl
20 g frischer Ingwer, geschält und gerieben
100 g Erbsen, frisch oder TK und aufgetaut
100 g TK-Spinat, aufgetaut
400 g Limabohnen aus der Dose
½ Gemüsebrühwürfel
2 TL Garam Masala
Salz
Pfeffer
300 g Kabeljaufilets ohne Haut
10 g Korianderblätter, fein gehackt, zum Bestreuen

Für das scharfe Fenchelöl

3 EL Olivenöl
1 TL Fenchelsamen
½ TL Chiliflocken
Salz
Pfeffer

Das scharfe Öl für dieses Gericht zuzubereiten lohnt den kleinen Mehraufwand – durch das Öl werden Kabeljau und Gemüse auf ein ganz neues Niveau gehoben. Fenchel und Chili sind ein einfaches, aber wirkungsvolles Gespann, das den Fisch hervorragend ergänzt. Statt Garam Masala können Sie auch ein milderes Currypulver verwenden. Doch wofür auch immer Sie sich entscheiden: Sie gönnen Ihrem Körper mit diesem One-Pot-Gericht jede Menge antientzündlich wirkende Stoffe.

1 Das Olivenöl in eine große Pfanne mit Deckel geben und bei mittlerer Temperatur erhitzen. Den Ingwer hineingeben und 1 Minute andünsten.

2 Erbsen sowie Spinat dazugeben, dann die Limabohnen mitsamt Flüssigkeit hinzufügen und den Brühwürfel dazukrümeln. Alles zum Köcheln bringen und 5 Minuten köcheln lassen; bei Bedarf 50 Milliliter kochendes Wasser angießen. Garam Masala unterrühren und die Mischung mit Salz sowie Pfeffer würzen.

3 Die Kabeljaufilets auf das Gemüse in der Pfanne legen und alles zugedeckt 5 bis 6 Minuten garen.

4 In der Zwischenzeit für das scharfe Fenchelöl Olivenöl, Fenchelsamen sowie Chiliflocken in eine kleine Pfanne geben und bei niedriger Temperatur 2 Minuten sanft erhitzen, um das Öl mit den Gewürzen zu aromatisieren. Dabei darauf achten, dass das Öl nicht raucht und die Gewürze nicht verbrennen. Die Pfanne vom Herd nehmen und die Mischung mit Salz sowie Pfeffer würzen.

5 Den Kabeljau mit etwas scharfem Fenchelöl beträufeln und mit Korianderblättern bestreut servieren.

Protein-Boost

Mehr Fisch zugeben.

Protein 39,9 g

Ballaststoffe 12,3 g

Pflanzenpunkte 5,25

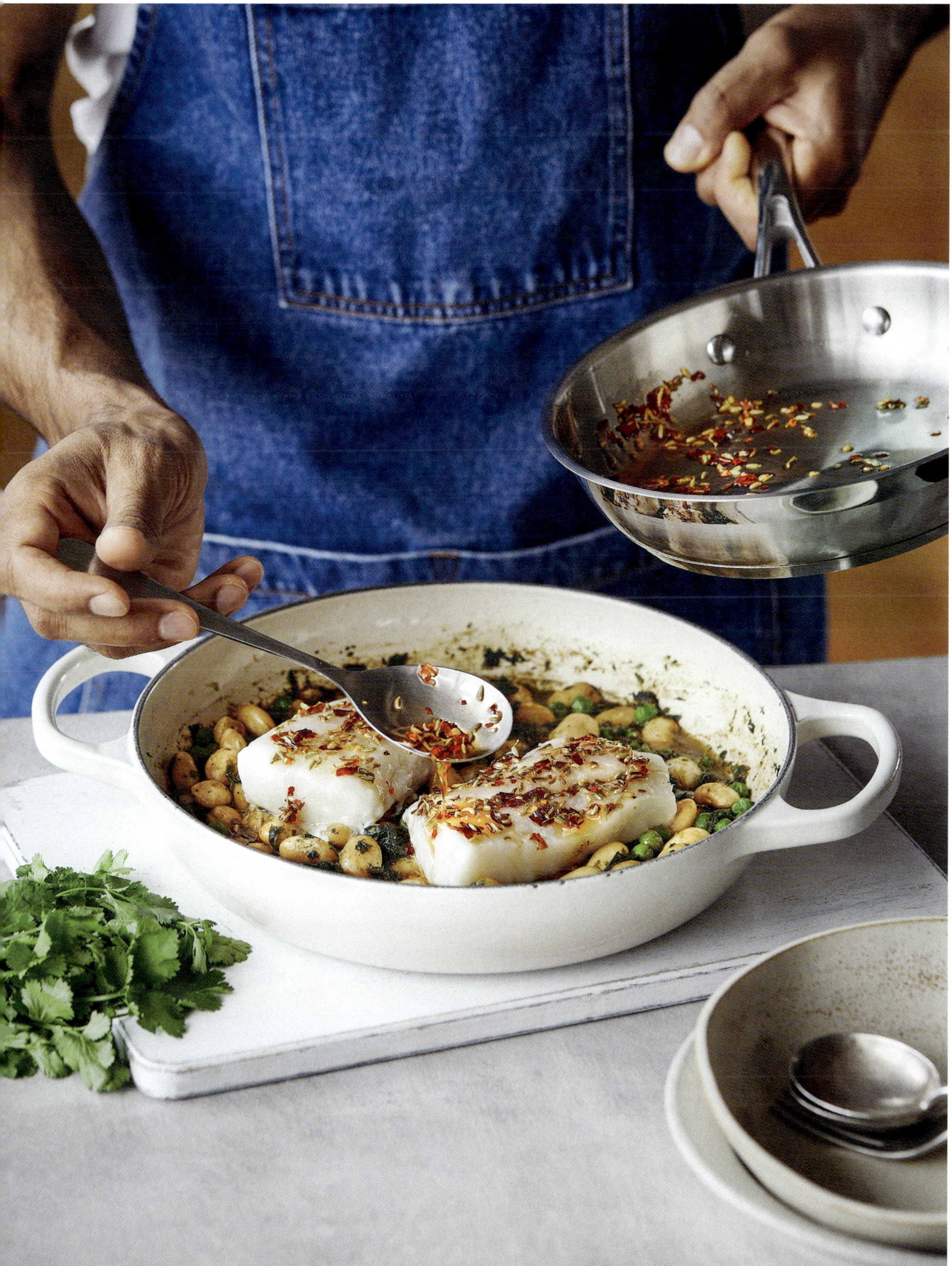

Gegrillte Makrele mit Radieschen und Chili-Erbsen-Pesto

Vorbereitung: 15 Minuten
Zubereitung: 40 Minuten

Für 2 Portionen

100 g junge grüne Bohnen, schräg gedrittelt
100 g Mangoldblätter ohne Stiel
1 EL Olivenöl + etwas mehr zum Bestreichen
Salz
Pfeffer
2 Makrelenfilets mit Haut
Saft von ½ Zitrone

Für das geröstete Gemüse
200 g Kartoffeln, vorzugsweise die Sorte Rosa Tannenzapfen oder Charlotte, längs geviertelt
1 rote Zwiebel, abgezogen und in breite Spalten geschnitten
1 EL Olivenöl + etwas mehr zum Beträufeln
Salz
200 g Radieschen, je nach Größe halbiert
2 Knoblauchzehen, abgezogen und zerdrückt
2 TL Kreuzkümmelsamen
2 TL Koriandersamen

Für das Chili-Erbsen-Pesto
25 g Basilikum
10 g Oreganoblätter
10 g glatte Petersilie
100 g Erbsen, frisch oder TK und aufgetaut
Salz
Pfeffer
125 g Pinienkerne
1 EL Olivenöl
Saft von ½ Zitrone
20 g Parmesan, fein gerieben
½ TL Chiliflocken

Dieses unaufwendige Gericht macht wirklich etwas her. Knetet man die Mangoldblätter vor der Weiterverarbeitung gründlich durch, bricht man die Zellwände auf, was den rohen Mangold leichter verdaulich macht. Zudem bekommen Sie auch mehr Vitamin C und andere Phytonährstoffe ab, die beim Kochen größtenteils verloren gehen.

1 Den Backofen auf 200 °C Umluft vorheizen.

2 Die grünen Bohnen in wenig kochendem Wasser 3 Minuten blanchieren und anschließend abgießen. Mit den Mangoldblättern in eine Schüssel geben, mit Olivenöl beträufeln, mit Salz sowie Pfeffer würzen und beiseitestellen.

3 Die Kartoffeln 6 Minuten kochen, abgießen und kurz ausdampfen lassen. Anschließend auf ein Backblech geben.

4 Die Zwiebel zu den Kartoffeln geben. Alles mit Öl beträufeln, mit Salz würzen und vermengen. 15 Minuten im Ofen rösten, bis die Kartoffeln Farbe zu nehmen beginnen. Radieschen, Knoblauch, Kreuzkümmel und Koriander dazugeben und alles bei Bedarf mit etwas mehr Öl beträufeln. Weitere 15 Minuten im Ofen rösten, bis die Kartoffeln goldbraun und knusprig und die Radieschen weich sind.

5 Für das Pesto Basilikum, Oregano, Petersilie und Erbsen in der Küchenmaschine grob mixen und großzügig mit Salz sowie Pfeffer würzen. Pinienkerne, Olivenöl und Zitronensaft hinzufügen und kurz mitmixen. Die Mischung in eine Schüssel geben und Parmesan sowie Chiliflocken unterrühren. Beiseitestellen.

6 Die Makrelenfilets mit etwas Öl bestreichen und mit Salz sowie Pfeffer würzen. Mit der Hautseite nach unten in eine Grillpfanne legen und bei mittlerer bis hoher Temperatur 3 bis 4 Minuten braten. Wenden und auf der anderen Seite in 1 bis 2 Minuten fertig braten.

7 Das Chili-Erbsen-Pesto auf einer Platte verteilen und die Bohnen-Mangold-Mischung sowie das geröstete Gemüse darauf anrichten. Die Makrelenfilets darauflegen und mit Zitronensaft beträufelt servieren.

Protein 40,9 g

Ballaststoffe 13,7 g

Pflanzenpunkte 9,25

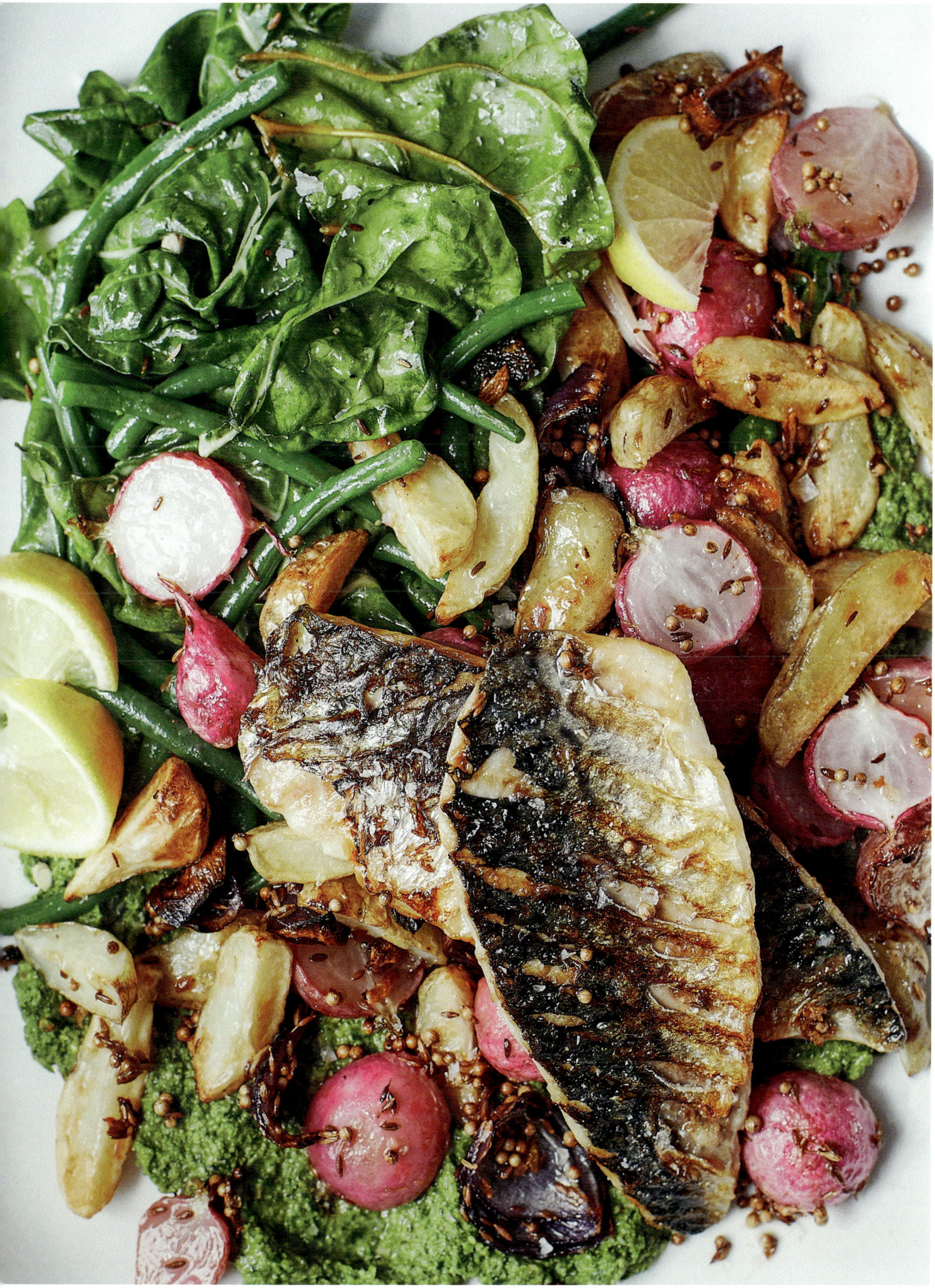

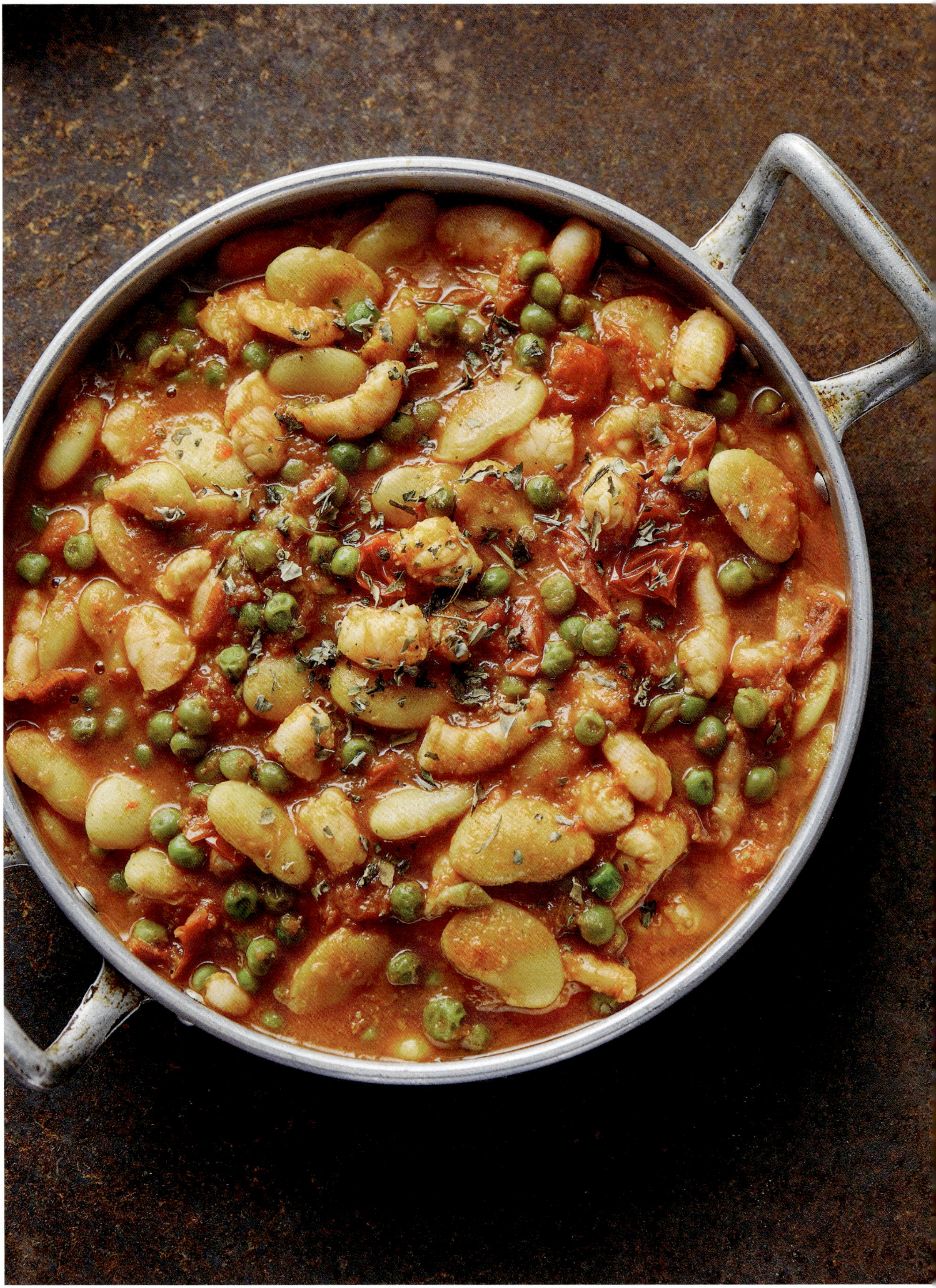

Schnelles Tomatencurry mit Garnelen und Erbsen

Vorbereitung: 10 Minuten
Zubereitung: 25 Minuten

Für 2 Portionen

Für die Currypaste

2 Knoblauchzehen, abgezogen und grob gehackt
5 cm frischer Ingwer, geschält und grob gehackt
50 g Gemüsezwiebel, abgezogen und grob gehackt
1 kleine rote Chilischote, entkernt und grob gehackt
1 EL Kokosöl
2 TL mildes Currypulver
2 EL Tomatenmark

Für das Curry

1 EL Kokosöl
200 g Riesengarnelen, von Panzer und Darmfaden befreit
Salz
Pfeffer
200 g Mini-Rispentomaten, halbiert
400 g Limabohnen aus der Dose
150 g Erbsen, frisch oder TK und aufgetaut
1 TL getrocknete Bockshornkleeblätter zum Bestreuen (optional)

Currypaste lässt sich wirklich leicht zubereiten – und wer den Dreh erst raushat, verwendet gekaufte Currypaste nur noch, wenn es einmal superschnell gehen muss. Der Geschmack einer selbst gemachten Currypaste ist einfach unvergleichlich, und außerdem haben Sie dann die Kontrolle über die Qualität der Zutaten; in gekauften Currypasten sind leider oft Zucker und andere Zusatzstoffe enthalten. Die Tomaten sorgen für eine herrlich leichte Sauce, und die getrockneten Bockshornkleeblätter runden dieses eiweißreiche, darmfreundliche Gericht mit den antientzündlich wirkenden Zutaten perfekt ab.

1 Knoblauch, Ingwer, Zwiebel, Chili, Kokosöl, Currypulver und Tomatenmark mit einem Spritzer Wasser in den Mixer oder die Küchenmaschine geben und zu einer Paste verarbeiten.

2 Etwas Kokosöl in eine große Pfanne mit Deckel geben und bei mittlerer Temperatur erhitzen. Die Garnelen hineingeben und 2 bis 3 Minuten auf jeder Seite braten, bis sie rosa und gar sind. Herausnehmen und beiseitestellen.

3 Das restliche Kokosöl in der Pfanne erhitzen und die Currypaste bei niedriger Temperatur unter Rühren 3 bis 4 Minuten darin braten, bis sie dunkler wird und leicht einreduziert. Großzügig mit Salz sowie Pfeffer würzen.

4 Tomaten sowie einen Spritzer Wasser zugeben und mit der Currypaste verrühren. Alles zugedeckt bei niedriger bis mittlerer Temperatur 10 bis 12 Minuten köcheln lassen, bis die Tomaten auseinanderfallen und eine Sauce entstanden ist.

5 Limabohnen mitsamt Flüssigkeit hinzufügen und 5 Minuten mitköcheln lassen. Die Erbsen unterrühren und einige Minuten mitgaren.

6 Die Garnelen grob zerteilen, ins Curry geben und kurz erhitzen. Mit Bockshornkleeblättern bestreut servieren.

Protein-Boost

Mehr Garnelen oder Bohnen zugeben.

Protein 32,6 g

Ballaststoffe 15 g

Pflanzenpunkte 5,5

Grüner Spargel, Bärlauch und Orzo mit Lachs

Vorbereitung: 10 Minuten
Zubereitung: 20 Minuten

Für 2 Portionen

400 g weiße Bohnen aus der Dose
100 g Spinat, grob gehackt
25 g Bärlauch oder Basilikum, mit Stielen gehackt; wird Basilikum verwendet, 2 abgezogene und zerdrückte Knoblauchzehen dazugeben
Salz
Pfeffer
2 EL Olivenöl
150 g grüner Spargel, grob gehackt
125 g Orzo
325 ml Gemüsebrühe
20 g Parmesan, frisch gerieben
Schalenabrieb und Saft von 1 Bio-Zitrone
300 g Lachsfilets mit Haut
10 g Basilikumblätter, zerzupft, zum Garnieren

Die weißen Bohnen und das grüne Gemüse boosten die Orzo-Nudeln, ein ansonsten eher kohlenhydratlastiges Produkt, mit Ballaststoffen. Ich balanciere Weißmehlpasta, die den Blutzucker in die Höhe treibt, gern mit anderen Zutaten aus, weil mir Vollkornnudeln hin und wieder etwas zu schwer sind. Der Lachs sorgt für ausreichend Eiweiß sowie antientzündlich wirkende Fettsäuren, und der mit Zitronenschale gepimpte Parmesan rundet das schlichte, aber köstliche Mahl zum Schluss ab.

1 Bohnen mitsamt Flüssigkeit, Spinat, Bärlauch, 1 Prise Salz und etwas Pfeffer in den Mixer oder die Küchenmaschine geben und zu einer grünen Sauce verarbeiten. Bei Bedarf einen Spritzer heißes Wasser zugeben. Beiseitestellen.

2 1 Esslöffel Olivenöl in eine große Pfanne geben und bei mittlerer Temperatur erhitzen. Den Spargel hineingeben, großzügig mit Salz sowie Pfeffer würzen und 1 Minute in dem Öl braten. Orzo unterrühren, dann die Gemüsebrühe angießen.

3 Die Mischung zum Köcheln bringen und 7 bis 9 Minuten köcheln lassen; dabei immer wieder umrühren, damit die Nudeln nicht am Pfannenboden anhaften. Bei Bedarf etwas mehr Wasser angießen, bis die Orzo al dente sind.

4 Die grüne Sauce in die Pfanne geben und die Hälfte des Parmesans sowie die Hälfte des Zitronensafts unterrühren.

5 In der Zwischenzeit das restliche Olivenöl in einer zweiten Pfanne bei mittlerer Temperatur erhitzen und die Lachsfilets auf der Hautseite 5 bis 6 Minuten darin braten. Wenden und 1 Minute weiterbraten.

6 Den Lachs auf der Spargel-Orzo-Mischung anrichten und mit dem restlichen Zitronensaft beträufelt sowie mit der Zitronenschale, dem restlichen Parmesan und Basilikumblättern bestreut servieren.

Protein-Boost

Mehr Lachs zugeben.

Protein 58,4 g

Ballaststoffe 15,8 g

Pflanzenpunkte 4

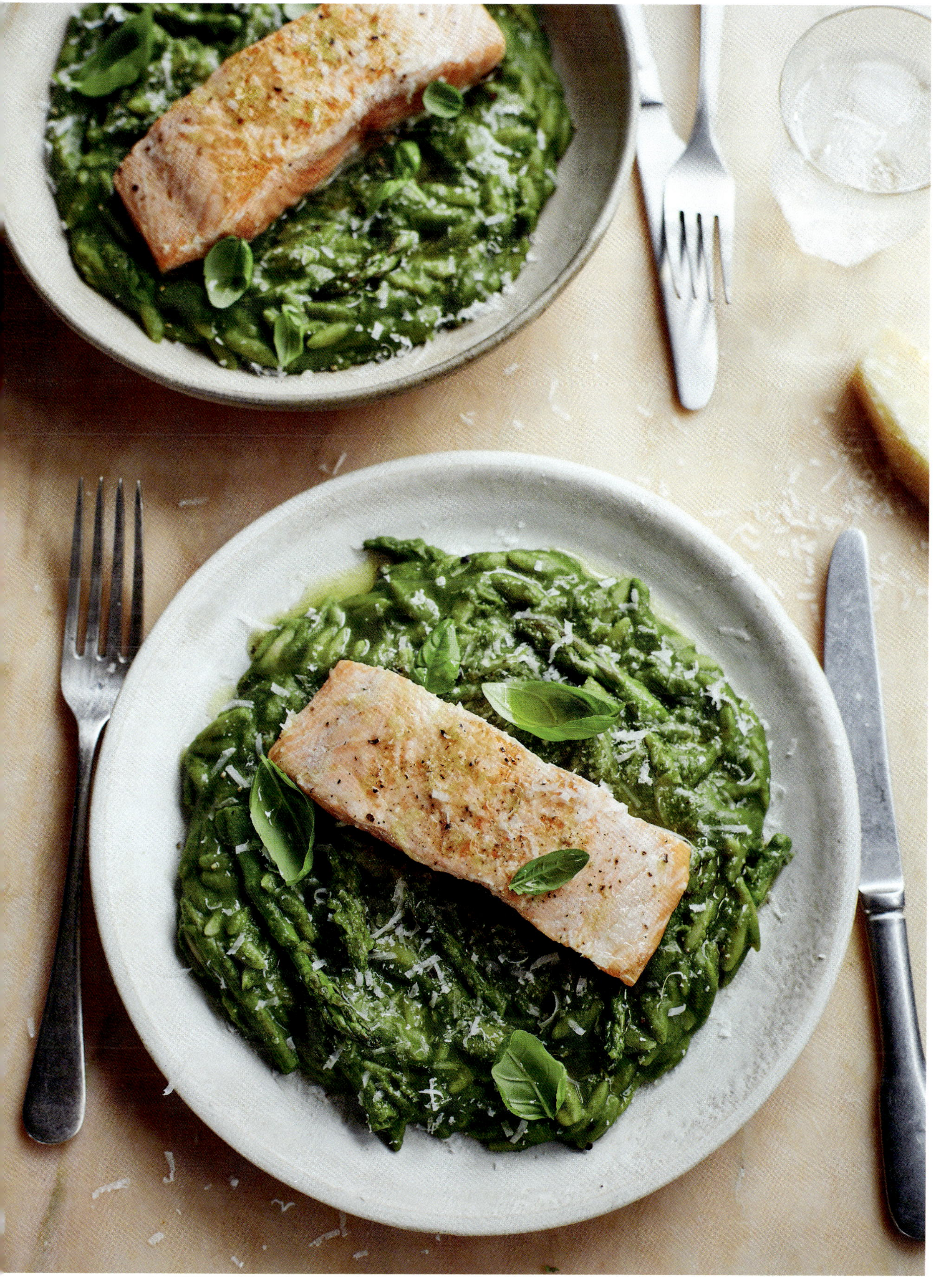

Masala-Wolfsbarsch auf Kokos-Senf-Gemüse

Vorbereitung: 15 Minuten
Zubereitung: 25 Minuten

Für 2 Portionen

Kokosnuss, Senfkörner und Curryblätter – die Kombination dieser Aromen verwandelt Gemüse wie Sellerie, Karotte und Brokkoli gleich in viel exotischere Zutaten, ganz zu schweigen vom Wolfsbarsch, der sich in seiner Panade auch sehen lassen kann. Das Gericht enthält viele Polyphenole und ordentlich Eiweiß, das die Knochengesundheit stärkt und lange satt macht.

Für das Kokos-Senf-Gemüse

- 30 g Kokosraspel
- 1 EL Olivenöl
- 50 g Schalotten, abgezogen und gewürfelt
- 2 TL Senfkörner
- 10–12 frische Curryblätter
- 150 g Karotte, gewürfelt
- 150 g Stangensellerie, gewürfelt
- 150 g Brokkoli, Röschen und Stiele getrennt, Stiele grob gehackt
- 30 g Erdnüsse, geröstet und grob gehackt
- Salz
- Pfeffer
- Saft von 2 Limetten

Für den Masala-Wolfsbarsch

- 1 EL Mehl (eventuell glutenfrei)
- 1 EL Garam Masala
- Salz
- Pfeffer
- 300 g Wolfsbarsch, in 4 cm große Stücke geschnitten
- 1 EL Olivenöl
- 1 EL Butter (optional)

1 Die Kokosraspel ohne Fett in eine große Pfanne geben und unter häufigem Rühren rösten, bis sie goldfarben sind. In eine Schüssel geben und beiseitestellen.

2 Das Olivenöl in die Pfanne geben und bei mittlerer Temperatur erhitzen. Die Schalotten 5 Minuten in dem Öl braten, bis sie leicht bräunen. Senfkörner sowie Curryblätter zugeben und unter Rühren 1 bis 2 Minuten mitbraten, bis die Senfkörner zu knacken beginnen.

3 Karotte, Sellerie sowie Brokkolistiele hinzufügen und in 3 bis 4 Minuten weich dünsten. Die Brokkoliröschen in die Pfanne geben und alles 4 bis 5 Minuten weiterdünsten, bis das Gemüse gar ist. Die Hälfte der gerösteten Kokosraspel und die Hälfte der Erdnüsse unterrühren, mit Salz sowie Pfeffer würzen und beiseitestellen.

4 Mehl und Garam Masala in eine große, flache Schale geben, etwas Salz und Pfeffer dazugeben und alles verrühren. Die Wolfsbarschstücke in der Mehlmischung wenden.

5 Olivenöl und Butter in eine große Pfanne geben und bei mittlerer Temperatur erhitzen. Den Wolfsbarsch mit der Hautseite nach unten hineinlegen und 3 Minuten braten, bis die Haut bräunt und knusprig wird und das weiße Fleisch nicht mehr glasig ist. Wenden und den Fisch auf dieser Seite 1 Minute braten. Auf einen mit Küchenpapier belegten Teller geben und abtropfen lassen.

6 Das Kokos-Senf-Gemüse auf Schalen verteilen, den Wolfsbarsch darauf anrichten und alles mit den restlichen Kokosraspeln sowie den restlichen Erdnüssen bestreuen. Mit Limettensaft beträufelt servieren.

Protein-Boost

Mehr Fisch zugeben. Zu diesem Gericht passen braune Linsen.

Protein 42,6 g

Ballaststoffe 10,5 g

Pflanzenpunkte 7,25

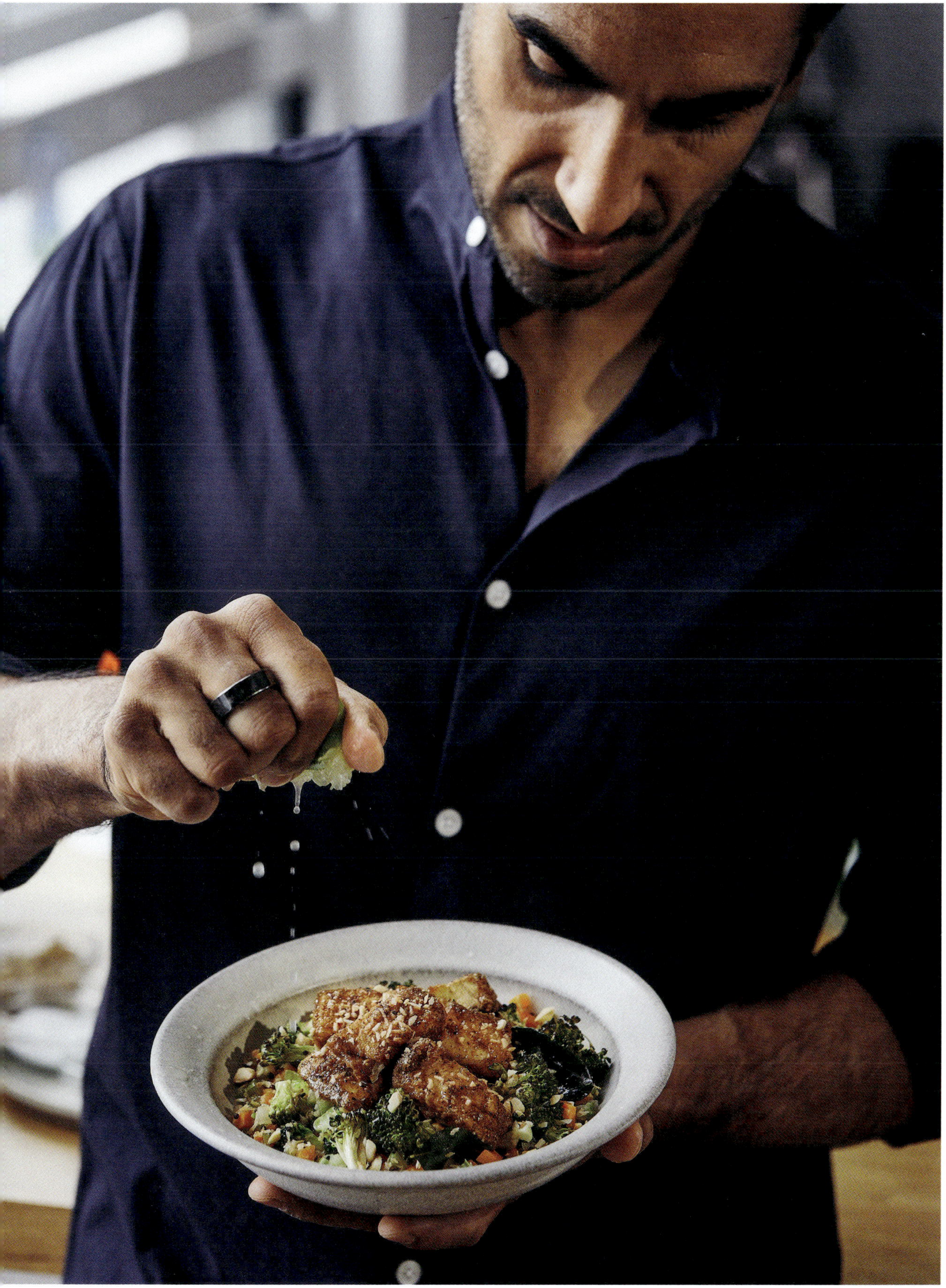

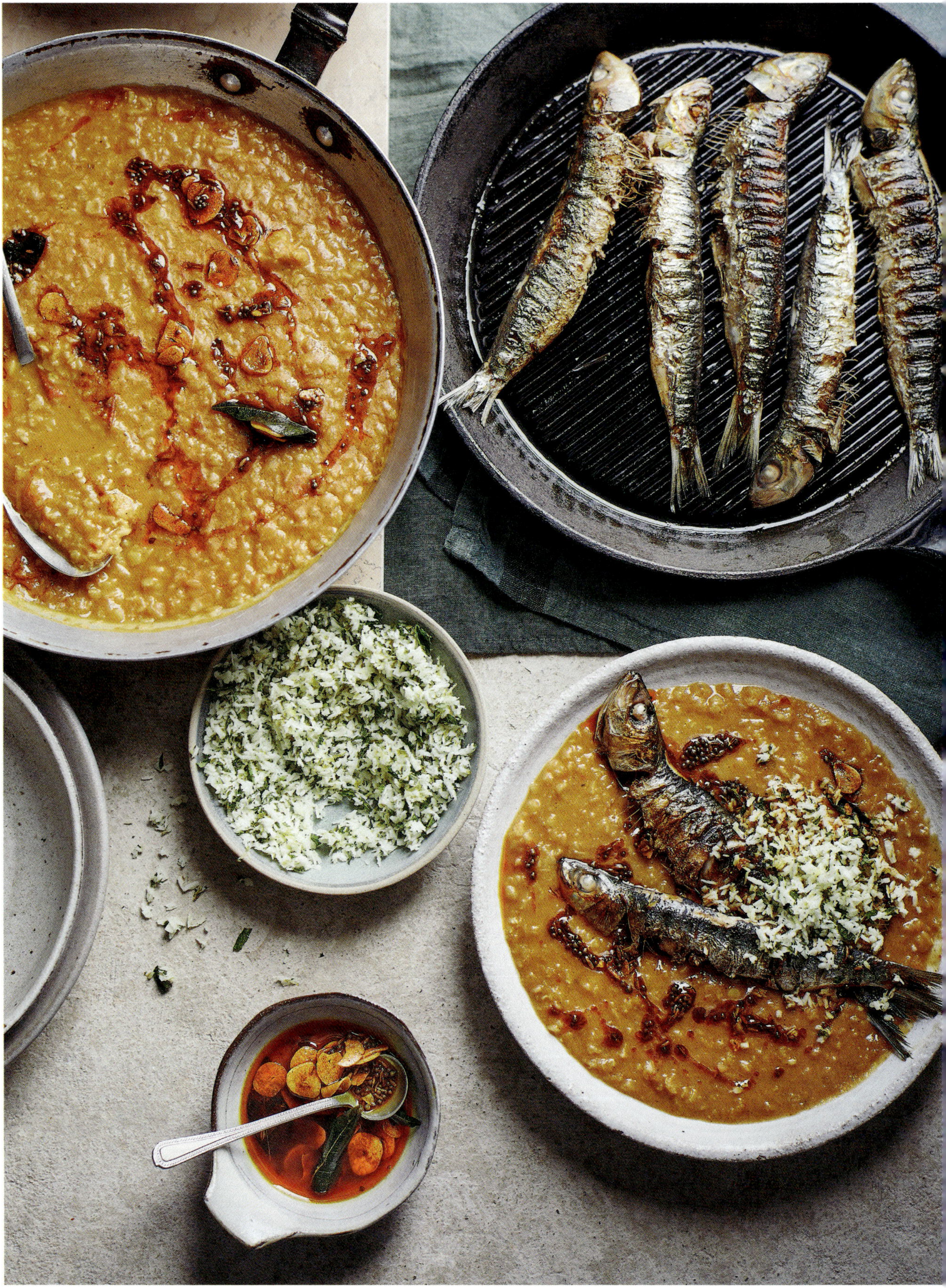

Kokoslinsen auf Sri-Lanka-Art mit gegrillten Sardinen

Vorbereitung: 15 Minuten
Zubereitung: 35 Minuten

Für 4 Portionen

12 frische Sardinen
Olivenöl
Salz

Für die Kokoslinsen

1 EL Kokosöl
10 g frischer Ingwer, geschält und gerieben
200 g rote gespaltene Linsen (Masoor Dal), 20 Minuten eingeweicht, abgegossen und abgespült
3 TL mildes Currypulver
250 g Tomaten, gehackt
1 TL Gemüsebrühpulver
400 ml Kokosmilch aus der Dose

Für das Kokoschutney

50 g Kokosraspel
15 g Minzeblätter, fein gehackt
fein abgeriebene Schale und Saft von 2 Bio-Limetten
Salz
Pfeffer

Für das scharfe Öl

3 EL Kokosöl
4 Knoblauchzehen, abgezogen und in feine Scheiben geschnitten
2 TL Senfkörner
6 Curryblätter
1 TL Kreuzkümmelsamen
1 TL gemahlene Kurkuma
1 TL Kashmiri-Chilipulver oder edelsüßes Paprikapulver

Protein-Boost

Mehr Fisch oder Linsen zugeben.

Falls Sie Currypulver aus Sri Lanka bekommen, verwenden Sie bitte unbedingt dieses, aber ein mildes Currypulver funktioniert auch sehr gut. Für das scharfe Öl eignen sich frische Curryblätter am besten. Die Linsen, die Tomaten und die Mischung herrlicher Gewürze bringen jede Menge Antioxidanzien mit, während die Sardinen sowohl Eiweiß als auch entzündungshemmende Fette liefern.

1 Für die Kokoslinsen das Kokosöl in einen Topf mit Deckel geben und bei mittlerer Temperatur erhitzen. Den Ingwer hineingeben und 1 Minute unter Rühren braten, um das Öl zu aromatisieren. Linsen, Currypulver sowie Tomaten hinzufügen und 2 Minuten mitbraten, dann 400 Milliliter kochendes Wasser angießen und das Gemüsebrühpulver unterrühren. Alles zum Köcheln bringen, anschließend die Hitze auf niedrige Temperatur reduzieren und die Kokoslinsen teilweise zugedeckt 15 Minuten köcheln lassen. Danach die Kokosmilch unterrühren.

2 In der Zwischenzeit für das Kokoschutney Kokosraspel, Minze, Limettenschale und Limettensaft in einer kleinen Schüssel verrühren. Mit Salz sowie Pfeffer würzen und beiseitestellen.

3 Für das scharfe Öl das Kokosöl in eine Pfanne geben und bei mittlerer Temperatur erhitzen. Den Knoblauch hineingeben und in 2 bis 3 Minuten hell goldfarben darin braten. Senfkörner, Curryblätter sowie Kreuzkümmelsamen hinzufügen und 1 Minute mitbraten, dann Kurkuma und Chilipulver unterrühren. Alles 3 bis 4 Minuten weiterbraten, anschließend die Pfanne vom Herd nehmen und das scharfe Öl beiseitestellen.

4 Wenn die Linsen gar sind, die Hälfte des scharfen Öls unterrühren.

5 Die Sardinen mit etwas Öl und Salz einreiben. Eine Grill- oder andere Pfanne bei mittlerer bis hoher Temperatur erhitzen und die Sardinen portionsweise auf beiden Seiten einige Minuten braten. Die fertigen Sardinen jeweils auf einen angewärmten Teller legen.

6 Die Linsen auf Tellern anrichten, die Sardinen sowie 1 Esslöffel Kokoschutney daraufgeben und mit dem restlichen scharfen Öl beträufeln.

Protein 45,2 g

Ballaststoffe 7,7 g

Pflanzenpunkte 7,25

Ofenlachs mit Radieschen, Kümmel und Mangold

Vorbereitung: 5 Minuten
Kochen: 20 Minuten

Für 2 Portionen

1 Bio-Zitrone, in Scheiben geschnitten
300 g Lachsfilets
2 EL Olivenöl
3 Knoblauchzehen, abgezogen und gerieben
Salz
Pfeffer
200 g Radieschen, halbiert oder geviertelt
200 g Mangold, Stiele und Blätter getrennt, gehackt
2 TL Kümmelsamen
30 g Kalamata-Oliven ohne Stein, geviertelt
400 g weiße Bohnen aus der Dose, abgegossen und abgespült

Außerdem

30 g eingelegte Salatgurke oder Gewürzgurke, in feine Scheiben geschnitten oder gehobelt
30 g gehobelte Mandeln, geröstet

Radieschen kurzzubraten ist eine ganz neue Verwendung für das Gemüse, das reich an Antioxidanzien ist. Normalerweise werden Radieschen roh in Salaten oder eingelegt gegessen, was ihren scharfen Geschmack noch hervorhebt; dieser wird hier durch das Öl abgemildert und durch Mangold sowie Kümmelsamen wunderbar bereichert – eine ausgezeichnete Ergänzung zum nach Knoblauch duftenden Lachs aus dem Ofen. Statt Lachs kann auch Forelle oder Sardine verwendet werden.

1 Den Backofen auf 200 °C Umluft vorheizen.

2 Die Zitronenscheiben auf ein Backblech legen. Die Lachsfilets darauflegen und mit 1 Esslöffel Olivenöl beträufeln sowie der Hälfte des geriebenen Knoblauchs bestreuen. Großzügig mit Salz und Pfeffer würzen. 10 bis 12 Minuten im Ofen backen, bis der Fisch gar und oben leicht goldfarben ist.

3 In der Zwischenzeit das restliche Öl in einer Pfanne bei mittlerer Temperatur erhitzen. Die Radieschen sowie 1 Prise Salz hineingeben und in wenigen Minuten leicht bräunen lassen. Mangoldstiele, Kümmelsamen, Oliven sowie den restlichen Knoblauch hinzufügen und 1 Minute mitbraten.

4 Die Mangoldblätter in die Pfanne geben und in 2 Minuten unter Wenden zusammenfallen lassen, anschließend die Bohnen dazugeben. Alles vorsichtig mit 1 Spritzer Wasser verrühren und 1 Minute weitergaren. Mit Salz und Pfeffer würzen.

5 Die Gemüsemischung auf Teller geben, den Lachs darauf anrichten und mit Zitronenscheiben, Gurke und Mandeln garniert servieren.

Protein-Boost

Mehr Fisch zugeben.

Protein 50,2 g

Ballaststoffe 11,7 g

Pflanzenpunkte 7

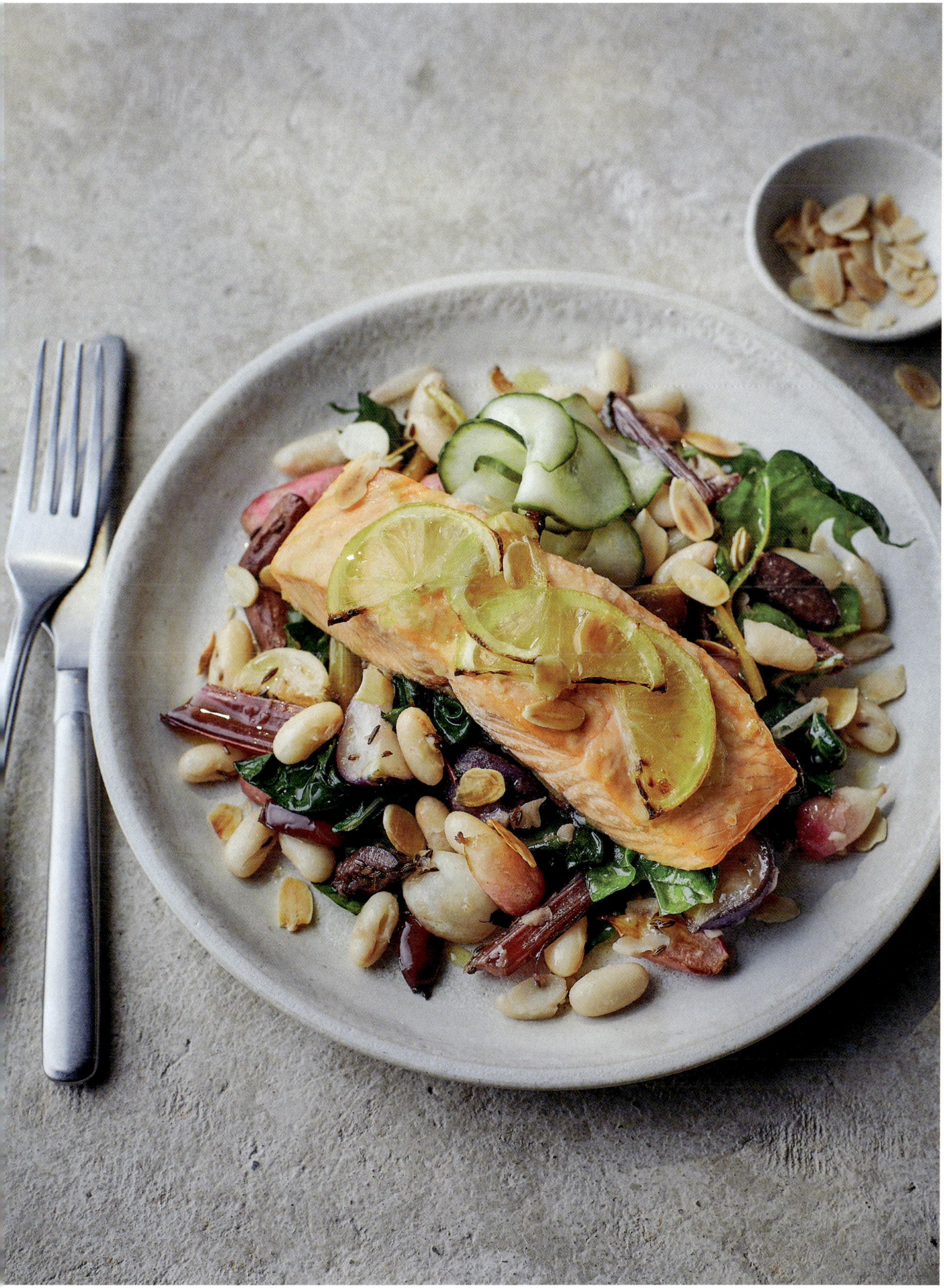

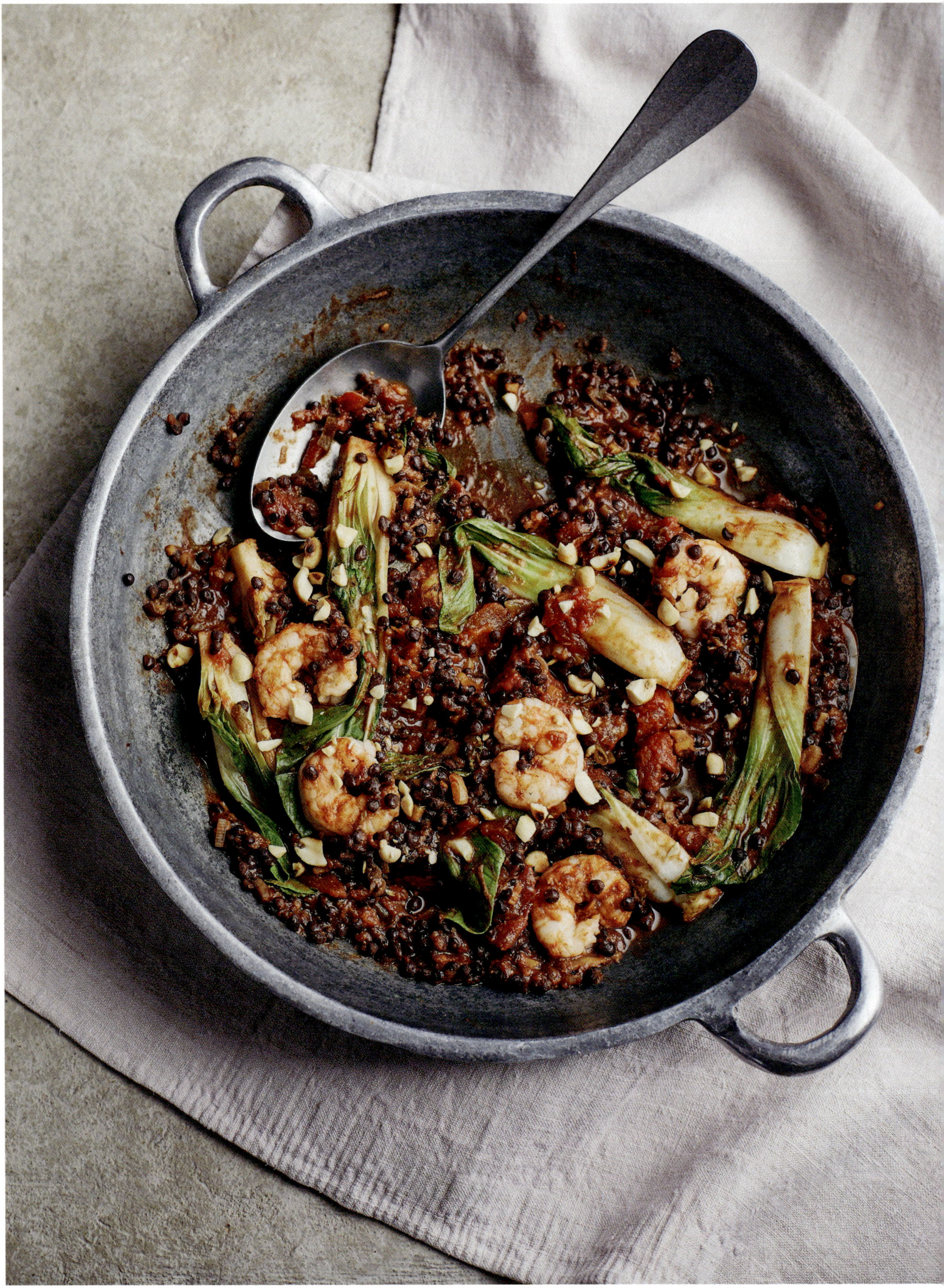

Ingwer-Miso-Tamarinden-Garnelen mit Beluga-Linsen

Vorbereitung: 10 Minuten
Zubereitung: 25 Minuten

Für
2 Portionen

2 EL Oliven- oder Kokosöl
50 g Frühlingszwiebeln, in dünne Ringe geschnitten
20 g frischer Ingwer, geschält und fein gewürfelt
6 Knoblauchzehen, abgezogen und fein gewürfelt
400 g ganze, geschälte Tomaten aus der Dose
1 gehäufter EL helle Misopaste
1 gehäufter EL Tamarindenpaste
250 g Beluga-Linsen, gegart
150 g Baby-Pak-Choi, geviertelt
200 g Riesengarnelen, von Panzer und Darmfaden befreit

Außerdem

10 g Thai-Basilikum, gehackt
10 g Koriander, gehackt
20 g Erdnüsse, grob gehackt
Saft von 1 Limette

Ich koche sehr gern in nur einem Topf – das verdichtet die Aromen und minimiert den Abwasch. Auf dieses Gericht greife ich immer dann zurück, wenn ich unter der Woche etwas Nahrhaftes und Darmfreundliches möchte, das sich ohne viel Aufwand zubereiten lässt. Ingwer, Miso- und Tamarindenpaste sorgen für eine wahre Geschmacksexplosion, die antientzündlichen Wirkstoffe in den Tomaten sowie Knoblauch und Zwiebeln machen die Mahlzeit köstlich und gesund. Und nicht zuletzt steuern Garnelen und Linsen jede Menge Eiweiß bei.

1 Das Öl in einen großen, flachen Topf mit Deckel geben und bei niedriger bis mittlerer Temperatur erhitzen. Frühlingszwiebelringe hineingeben, dabei einige zum Garnieren aufbewahren, und Ingwer sowie Knoblauch hinzufügen. Alles 2 bis 3 Minuten braten, bis die Zutaten leicht bräunen.

2 Die Tomaten dazugeben und mit einem Löffelrücken etwas zerdrücken. Miso- und Tamarindenpaste unterrühren. Die Mischung zum Köcheln bringen und zugedeckt 10 Minuten köcheln lassen.

3 Die Linsen unterrühren und den Pak Choi dazugeben. Letzteren zugedeckt in 4 Minuten zusammenfallen lassen.

4 Die Garnelen in die Mischung legen. Die Hitze etwas erhöhen und die Garnelen 5 bis 6 Minuten garen, bis sie rosa sind. Dabei nach der Hälfte der Garzeit wenden.

5 Die Ingwer-Miso-Tamarinden-Garnelen mit Beluga-Linsen mit Thai-Basilikum, Koriander und Erdnüssen bestreuen und mit Limettensaft beträufelt sowie mit den aufbewahrten Frühlingszwiebelringen garniert servieren.

Protein-Boost

Mehr Garnelen oder Linsen zugeben.

Protein
38,4 g

Ballaststoffe
10,3 g

Pflanzenpunkte 7

SNACKS, TOPPINGS

&
DRINKS

Cracker mit Fenchel, Oregano, Chiasamen und Kürbiskernen

Vorbereitung: 5 Minuten
Zubereitung: 1 Stunde 10 Minuten

Für 8 Portionen

35 g Chiasamen
100 g Kürbiskerne
125 g Sonnenblumenkerne
1 TL Fenchelsamen
2 TL getrockneter Oregano
½ TL Chiliflocken
Salz
Pfeffer

Die Cracker eignen sich perfekt als Snack, als Unterlage für Käse oder Joghurt oder als crunchiges Topping für Salate. Sie sind sehr leicht zuzubereiten, liefern antientzündlich wirkende Fette und enthalten viel Eiweiß.

1 Den Backofen auf 120 °C Umluft vorheizen und ein Backblech mit Backpapier belegen.

2 Chiasamen mit 240 Milliliter Wasser in eine Schüssel geben und verrühren. 5 Minuten quellen lassen. Kürbiskerne, Sonnenblumenkerne, Fenchelsamen, Oregano sowie Chiliflocken hinzufügen und alles gründlich vermengen. Mit Salz sowie Pfeffer würzen.

3 Die Masse auf das Backblech geben und mit einem zweiten Blatt Backpapier bedecken. Die Masse 2 Millimeter dünn ausrollen, das obere Blatt Backpapier entfernen und den Teig mit Salz bestreuen.

4 1 Stunde im Ofen backen.

5 Das Blech aus dem Ofen nehmen, den Crackerteig in 5 Zentimeter große Quadrate brechen, diese wenden und weitere 10 Minuten im Ofen backen. Auf einem Ofenrost abkühlen lassen. In einem luftdicht verschlossenen Behälter halten sich die Cracker bis zu 30 Tage.

Protein 4,6 g

Ballaststoffe 2,3 g

Pflanzenpunkte 3,75

Edamame-Erbsen-Dip mit Chiliöl

Vorbereitung: 2 Minuten

Für 4 Portionen

100 g Edamame
100 g Erbsen, frisch oder TK und aufgetaut
100 g Tahini
Saft von 1 Zitrone
1 TL Chiliöl + etwas mehr zum Beträufeln
Salz
Pfeffer

1 Alle Zutaten in den Mixer oder die Küchenmaschine geben und zu einem glatten Dip verarbeiten. Bei Bedarf etwas Wasser angießen.

2 Mit Chiliöl beträufelt servieren. Der Dip schmeckt ausgezeichnet auf Roggenbrot oder zu Rohkost. Im Kühlschrank hält er sich mindestens einige Tage.

Protein 13,2 g

Ballaststoffe 7,1 g

Pflanzenpunkte 3,25

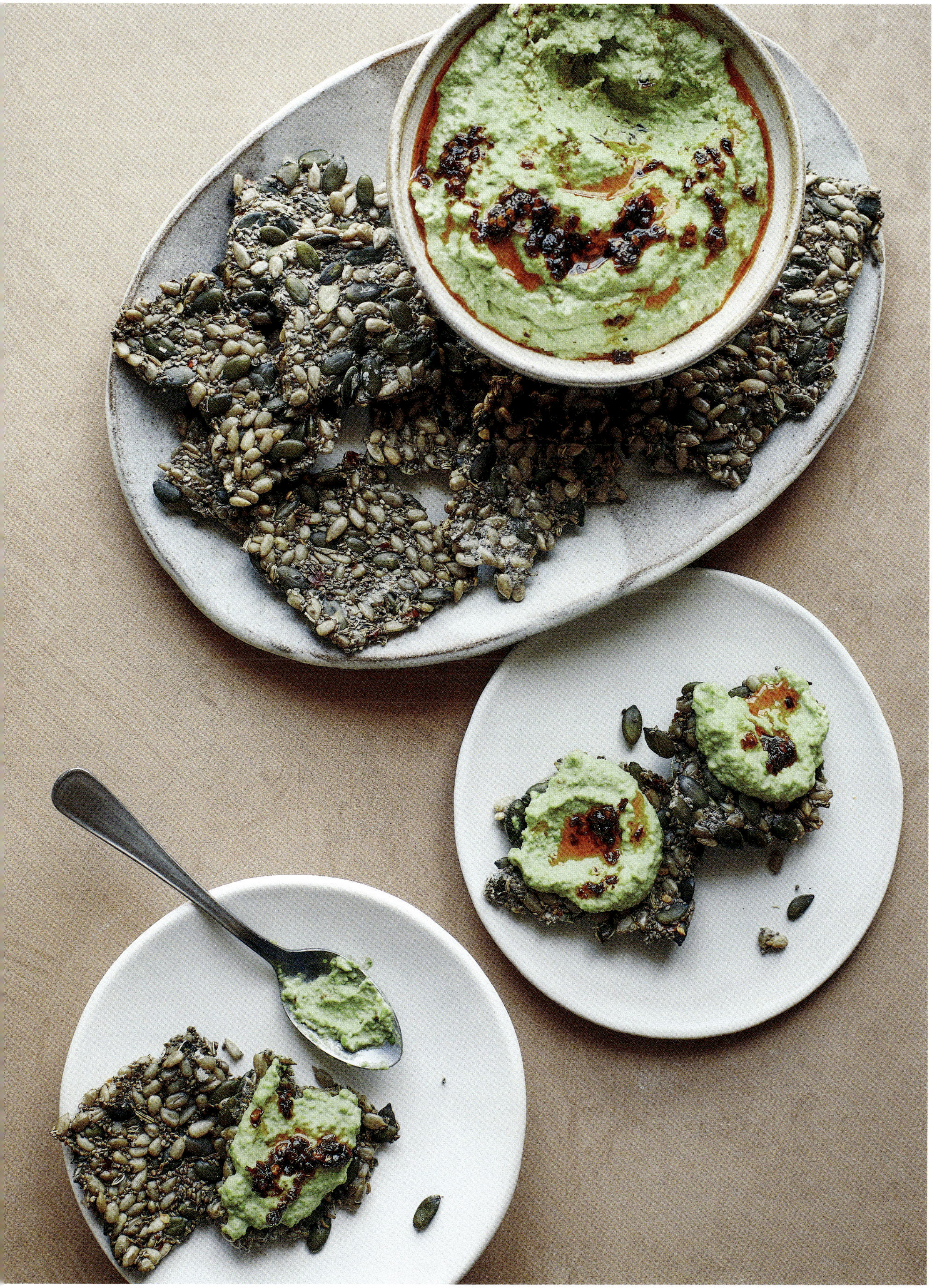

Kekse aus Frozen Yoghurt, Erdnüssen und Beeren

Vorbereitung: 10 Minuten + Gefrierzeit

Für 6 Portionen

150 g TK-Brombeeren oder gemischte Beeren
50 g Zartbitterschokolade, 75 % Kakaoanteil, grob gehackt
250 g griechischer Joghurt
50 g Haselnüsse, zerdrückt
50 g cremige Erdnussbutter
1 TL Zimtpulver
3 EL Dattelsirup oder Rohhonig

Diese leckeren Kekse haben wir immer im Haus – als kleinen Nachmittagssnack am Wochenende oder für ein schnelles Dessert unter der Woche. Sie sind süß genug, um die Naschlust zu befriedigen, und gesund genug, um ohne schlechtes Gewissen vernascht werden zu können.

1 Ein Backblech mit Backpapier belegen. Das Blech sollte in das Gefrierfach passen; falls nötig mehrere kleine Unterlagen verwenden.

2 Beeren, Schokolade, Joghurt, Haselnüsse, Erdnussbutter sowie Zimt in eine Schüssel geben und mit einem Holzlöffel verrühren.

3 Die Masse auf das Backblech geben und so verteilen, dass sie nicht dünner als eine Beere ist. Mit Dattelsirup beträufeln und für mindestens 2 Stunden ins Gefrierfach geben.

4 Die Masse in Stücke brechen und in einem Behälter im Gefrierfach aufbewahren. Etwa 5 Minuten vor dem Servieren aus dem Gefrierfach nehmen und leicht antauen lassen.

Protein 6,8 g

Ballaststoffe 3,3 g

Pflanzenpunkte 4,25

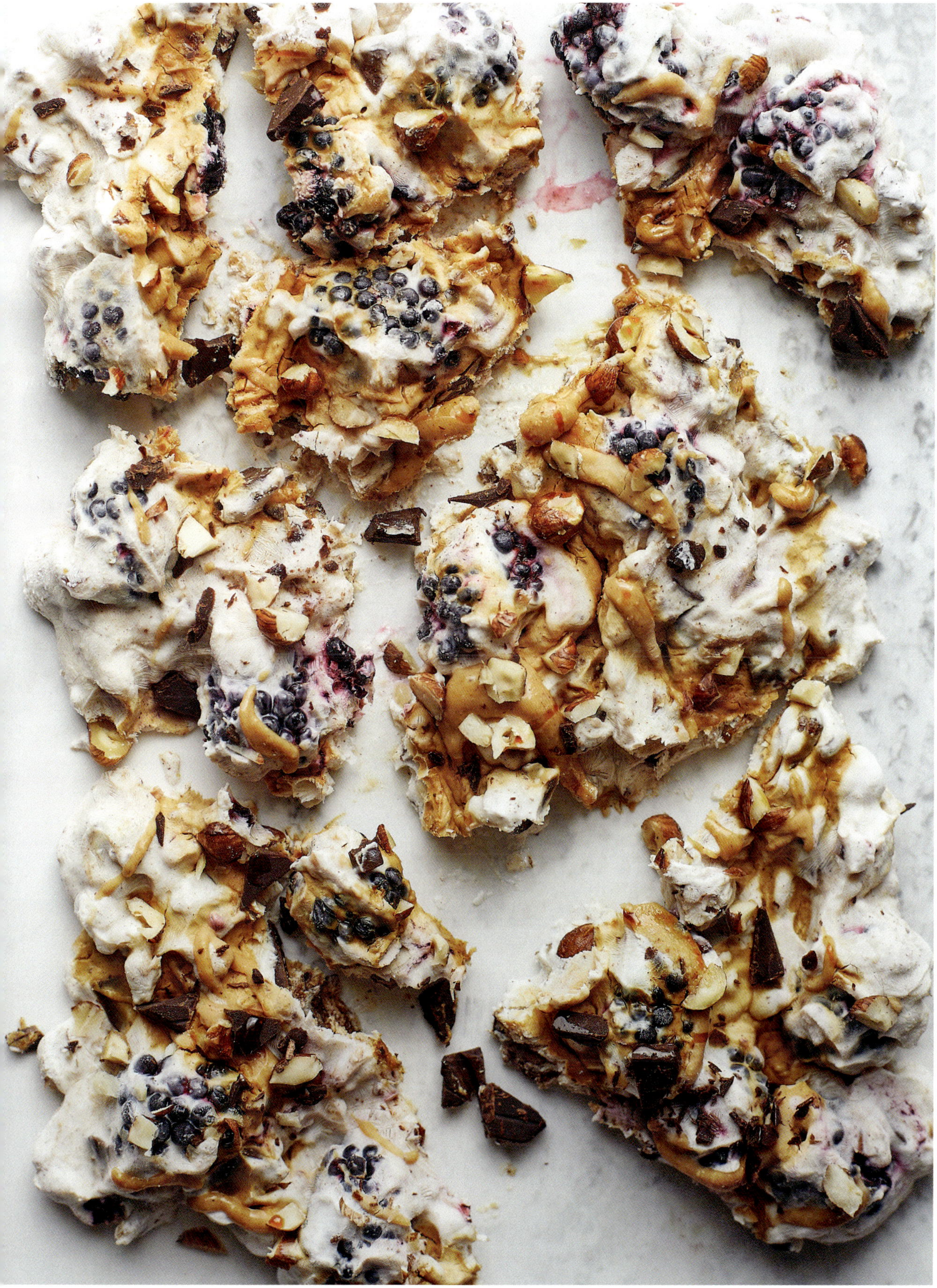

Hanfsamen mit Currypulver

Vorbereitung: 1 Minute
Zubereitung: 5 Minuten

Für
4 Portionen

100 g geschälte Hanfsamen
1 TL mildes Currypulver
Salz
Pfeffer

Ich streue die Hanfsamen mit Currypulver gern über Salate oder Currys, denen sie einen würzigen Kick verleihen. Statt der Hanfsamen können Sie auch leicht zerdrückte Sonnenblumenkerne oder Kürbiskerne verwenden.

1 Hanfsamen und Currypulver in eine Pfanne geben und bei mittlerer Temperatur rösten. Dabei mit einem Holzlöffel verrühren, bis der Hanf Farbe nimmt und das Currypulver sein Aroma entfaltet.

2 Die Pfanne vom Herd nehmen, die Mischung mit Salz sowie Pfeffer würzen und entweder sofort verwenden oder abkühlen lassen und in einem luftdicht verschlossenen Behälter aufbewahren.

Protein 4,6 g
Ballaststoffe 0,7 g
Pflanzenpunkte 1,25

Knusprige Chili-Edamame

Vorbereitung: 2 Minuten
Zubereitung: 25 Minuten

Für
4 Portionen

150 g Edamame
1 EL Chiliöl
Salz

Ein supereinfacher Snack und ein tolles Salattopping, das Sie auch mit anderen Hülsenfrüchten zubereiten können, etwa mit Limabohnen oder Kichererbsen. Die Aromen im Chiliöl verleihen den Edamame auf Anhieb Geschmack.

1 Den Backofen auf 200 °C Umluft vorheizen und ein Backblech mit Backpapier belegen.

2 Edamame und Chiliöl in einer Schüssel vermengen. Gleichmäßig auf dem Backblech verteilen und mit Salz bestreuen.

3 Die Chili-Edamame in 20 bis 25 Minuten im Ofen knusprig backen. Etwas abkühlen lassen und als Snack oder Salattopping genießen.

Tipp
Die Edamame können auf höchster Stufe in 10 Minuten auch in der Heißluftfritteuse zubereitet werden.

Protein 4,1 g
Ballaststoffe 1,9 g
Pflanzenpunkte 1

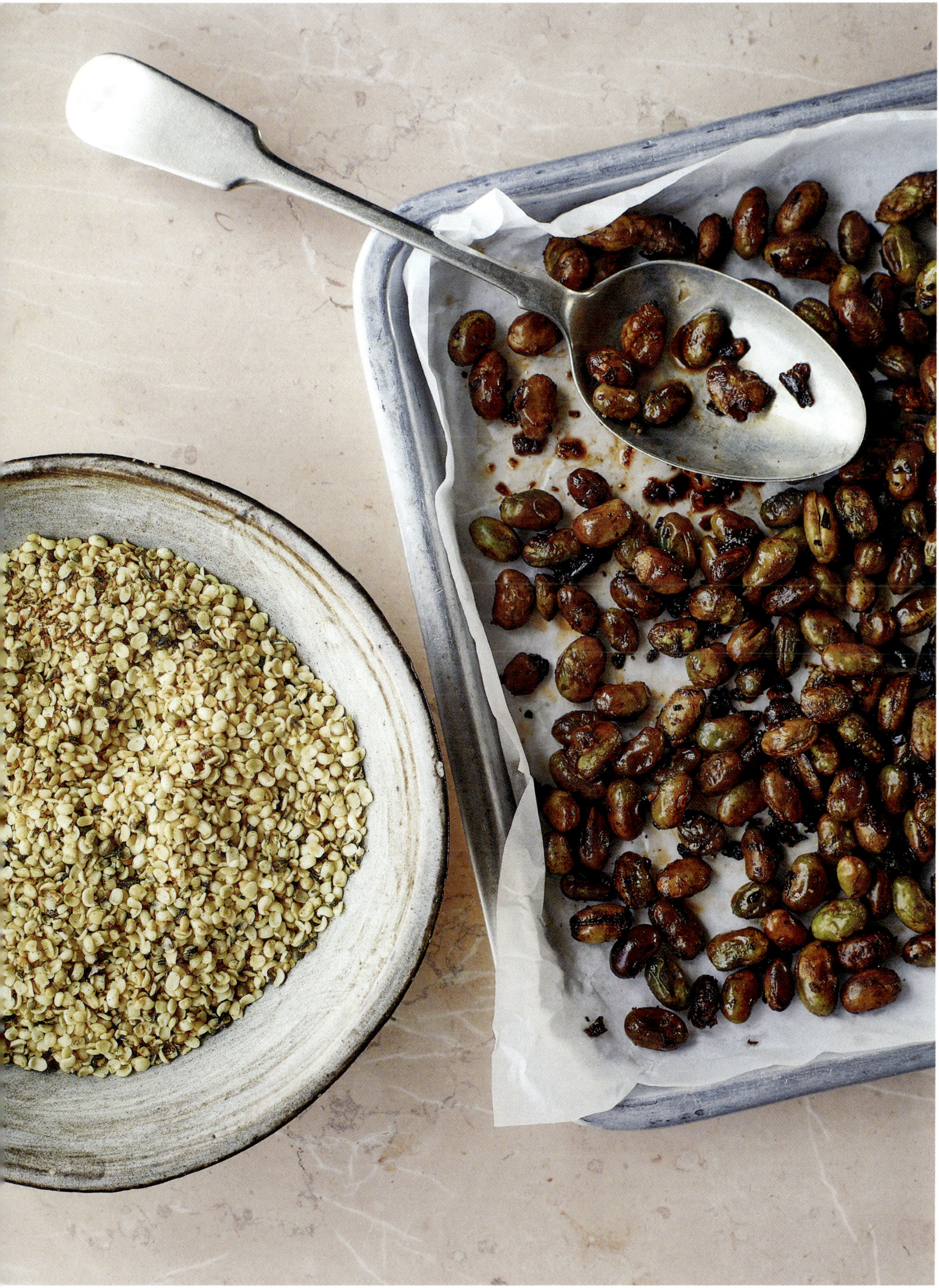

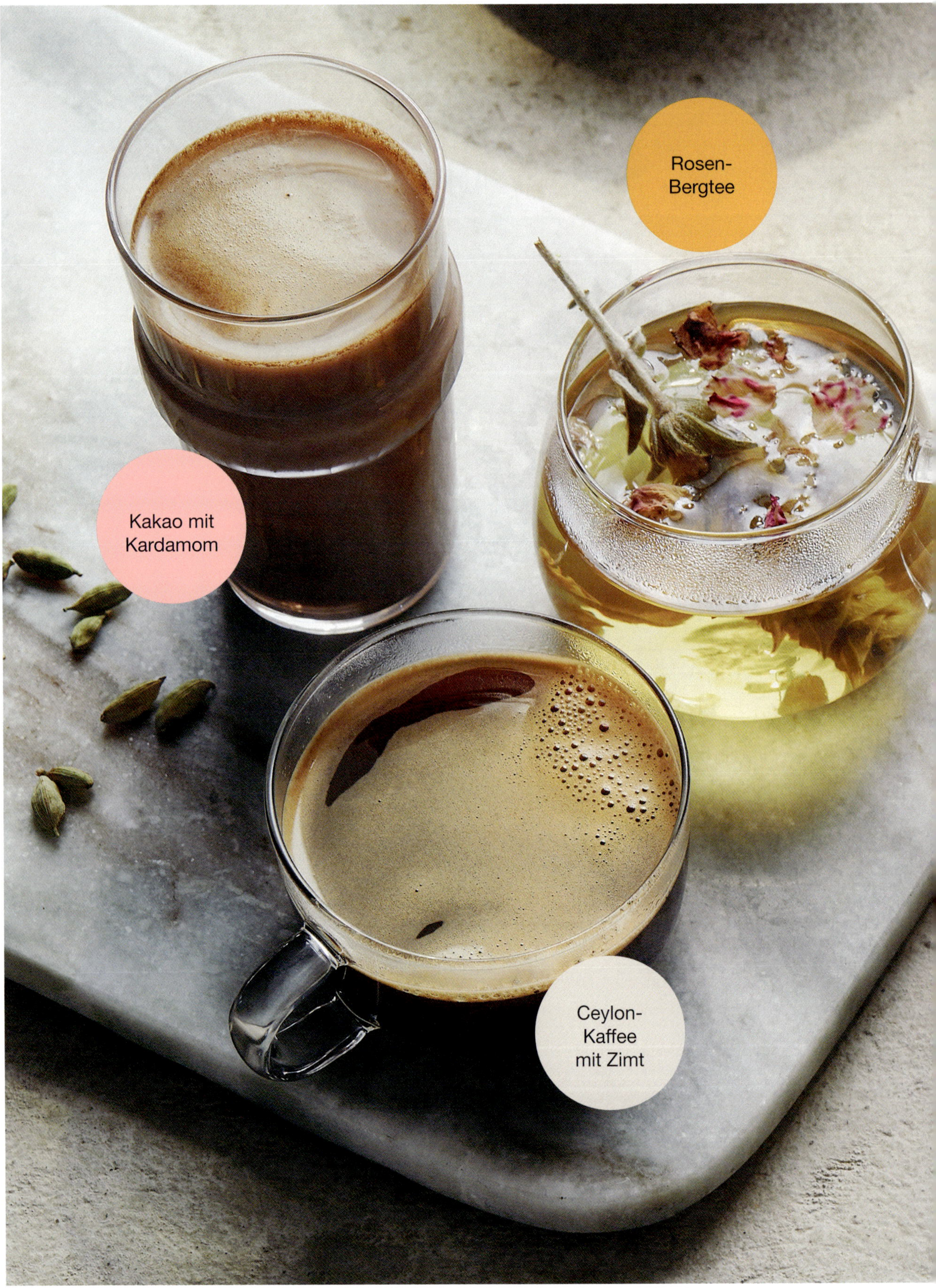
Rosen-
Bergtee
Kakao mit
Kardamom
Ceylon-
Kaffee
mit Zimt

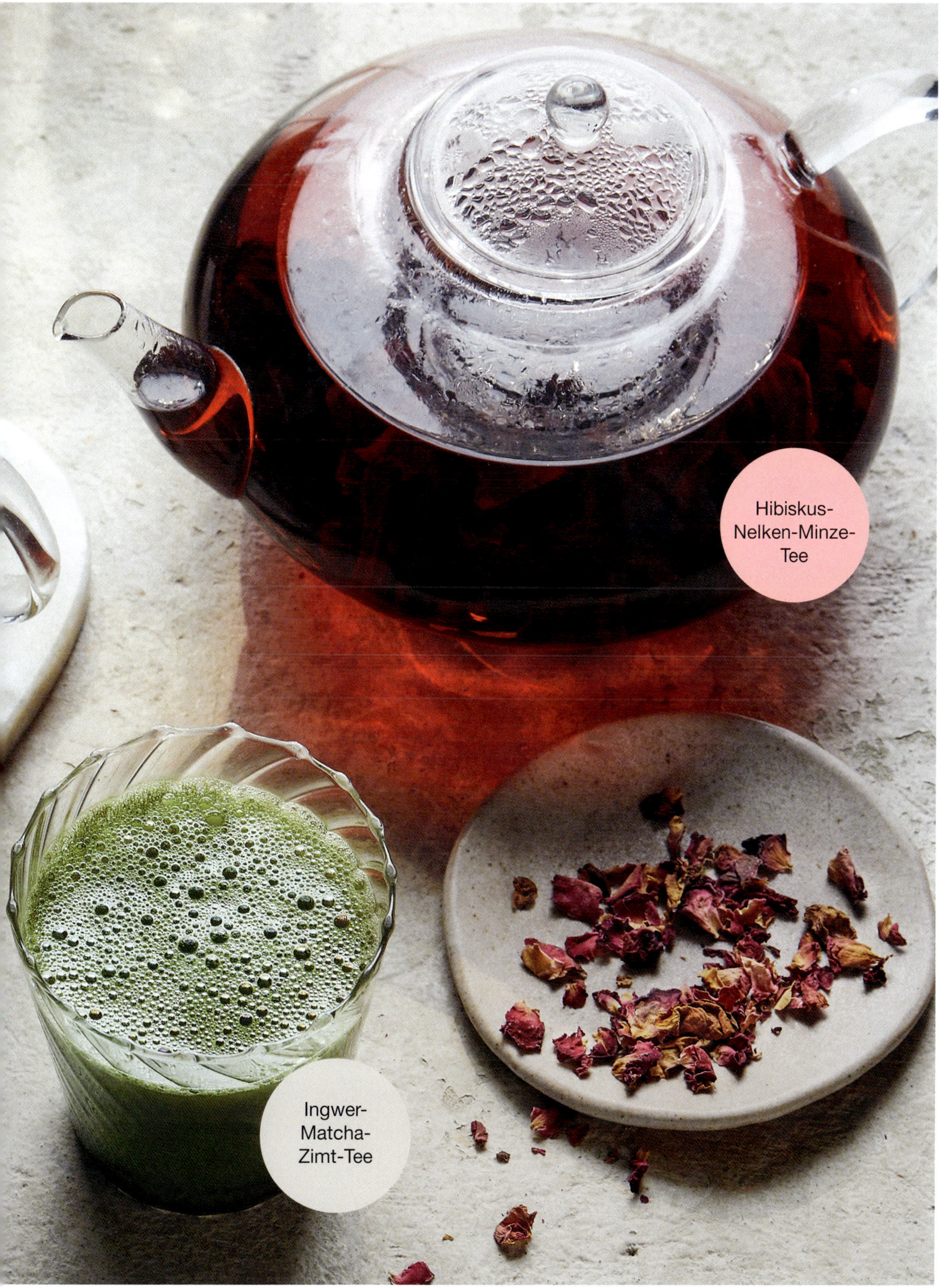
Hibiskus-Nelken-Minze-Tee
Ingwer-Matcha-Zimt-Tee

ANTI-ENTZÜNDLICHE GETRÄNKE

Was wir trinken, kann einen nicht unerheblichen Einfluss auf das Entzündungsgeschehen in unserem Körper haben. Alkohol, zuckerreiche Getränke und Getränke mit Zusatzstoffen wirken entzündungsfördernd. Es gibt aber auch viele andere Getränke, die Entzündungen hemmen. Die folgenden Mengen sind immer für 1 Portion angegeben.

Hibiskus-Nelken-Minze-Tee

Hibiskustee wird schon seit Langem als Heilmittel geschätzt. Er steckt voller Polyphenole und Antioxidanzien, die ihm seinen charakteristisch säuerlichen Geschmack verleihen.

Seine tiefrote Farbe verdankt er Anthocyanen. Tannine sorgen für den Geschmack. Der Tee wirkt entzündungshemmend und trägt zur Senkung des Cholesterinspiegels bei – bei nur 2 bis 3 Tassen täglich.

1–2 TL getrocknete Hibiskusblätter
1–2 Gewürznelken
½ TL Rohhonig (optional)
2–3 Zweige Minze

Hibiskusblätter und Nelken in eine Tasse geben und mit etwa 240 Milliliter heißem Wasser übergießen (idealerweise ist das Wasser 80 °C heiß; dafür das Wasser aufkochen und 10 Minuten stehen lassen). 4 Minuten ziehen lassen. Die Hibiskusblätter entfernen, die Nelken können nach Belieben im Tee verbleiben. Mit Honig süßen und die Minze zugeben.

Ingwer-Matcha-Zimt-Tee

Da grüner Tee ausgesprochen reich an Antioxidanzien und Polyphenolen wie Catechinen ist, vor allem an Epigallocatechingallat (EGCG), besitzt er starke entzündungshemmende Eigenschaften, die, wie zahlreiche wissenschaftliche Studien belegen, die Gesundheit von Herz und Gehirn schützen.

Unter Matcha versteht man die Blätter des grünen Tees, die getrocknet und zu einem feinen Pulver vermahlen wurden, das sich leicht mit Wasser vermischen lässt. Wer den kräftigeren Geschmack mag, profitiert wesentlich mehr von den Antioxidanzien als beim Genuss von grünem Tee aus losen Blättern, der weit weniger nach Gras schmeckt. Matcha vermindert entzündungsfördernde Proteine wie TNF-α und IL-6, das Pulver könnte sogar zur Prävention der nichtalkoholischen Fettlebererkrankung eingesetzt werden, da es den Fettgehalt der Leber reduziert und Leberentzündungen eindämmt.

Das Pulver sollte mit 70 bis 80 °C heißem Wasser aufgegossen und mit einem Schneebesen oder traditionellen Matchabesen verrührt werden, damit es sich gut mit dem Wasser verbindet. Puristen schaudert es bei diesem Rezept wahrscheinlich, für Matcha-Neulinge ist es jedoch ideal, da Zimt und Ingwer den bitteren Geschmack etwas mildern.

1 TL Matchapulver
½ TL gemahlener Ingwer
½ TL Zimtpulver
½ TL Rohhonig (optional)

1 Matchapulver, Ingwer und Zimt mit 75 Milliliter heißem Wasser (siehe oben) in eine Schüssel geben.

2 Gründlich verrühren, dann weitere 75 Milliliter heißes Wasser dazugießen und den Honig unterrühren.

Kakao mit Kardamom

Bitter, flavanolreich und köstlich – wer sich diesen Kakao jeden Tag gönnt, könnte damit nicht nur seine Herzgesundheit verbessern, sondern auch schlauer werden! Leider ist manchen Menschen Rohkakao einfach zu bitter.

Kakaopulver enthält Epicatechin, Catechin und Procyanidine sowie Alkaloide wie Theobromin, die über entzündungshemmende Eigenschaften verfügen. Dass Kakaopulver die Produktion entzündungsfördernder Proteine beeinflussen kann, wurde inzwischen in zahlreichen Human- und Tierstudien nachgewiesen. Aufgrund seiner präbiotischen Ballaststoffe macht es unsere Darmmikroben auch widerstandsfähiger gegen Entzündungen.

Ich trinke Kakao gern am Nachmittag, da er sehr wenig Koffein, dafür aber Substanzen enthält, die den Blutfluss zum Gehirn verbessern. In diesem Rezept wirken Kardamom und Zimt als süßes Gegengewicht zum bitteren Kakao.

1 EL Rohkakaopulver
¼ TL gemahlener Kardamom
½ TL Zimtpulver
2 TL Kollagen (optional)
1 TL Rohhonig (optional)

Alle Zutaten mit 250 Milliliter idealerweise 80 °C heißem Wasser in eine große Tasse geben und gründlich verrühren – am besten mit einem elektrischen Aufschäumer, denn es muss viel Pulver mit der Flüssigkeit vermischt werden.

Rosen-Bergtee

Der auch als Hirtentee bekannte kretische Bergtee ist im Spezialitätengeschäft oder online erhältlich. Er ist koffeinfrei und reich an Phenolsäuren, vor allem an Ferulasäure und Chlorogensäure, sowie an dem Flavonoid Apigenin. Durch diese Stoffe scheint der Tee entzündungsfördernde Proteine wie TNF-α und IL-6 positiv beeinflussen zu können.

Der Geschmack des kretischen Bergtees erinnert an Kamille; ich kombiniere ihn gern mit Rosenblütenblättern, die ihn etwas süßer machen. Das Wasser sollte nur 80 °C heiß sein.

1 getrockneter Halm Bergtee
4–5 getrocknete Rosenblütenblätter
Rohhonig (optional)

Bergtee und Rosenblütenblätter 3 bis 4 Minuten in 200 Milliliter heißem Wasser (siehe links unten) ziehen lassen, dann abseihen, den Honig unterrühren und genießen.

Kaffee mit Ceylon-Zimt

Kaffee enthält mehr als 100 Bestandteile, darunter Magnesium, Vitamin B3 (Niacin), Chlorogensäure, Cafestol und Kahweol. Einer größeren Anzahl von Studien zufolge weisen Menschen, die zwei bis drei Tassen Kaffee täglich trinken, ein geringeres Risiko auf, an bestimmten Krebsarten, neurologischen Erkrankungen wie Parkinson oder Alzheimer und Stoffwechselstörungen wie Diabetes Typ 2 zu erkranken. Das liegt vermutlich an den starken antientzündlichen Wirkungen dieser Bestandteile.

Was Kaffee angeht, bin ich Purist und trinke am liebsten einen schlichten Espresso oder einen »Long Black«, einen doppelten Espresso, mit 100 bis 150 Milliliter heißem Wasser vermischt. Man kann dem Kaffee aber auch Gewürze beigeben, die seine gesundheitlichen Vorzüge noch verstärken. Meine Freunde von *Exhale Coffee*, die polyphenolreiche, in großer Höhe angebaute Kaffeebohnen und die mittelstarke Röstung verwenden, um Inhaltsstoffe und Geschmack zu erhalten, haben mir das folgende Rezept für Kaffee mit Zimt und Kardamom verraten, das ursprünglich aus Marokko stammt. Werden die Gewürze frisch gemahlen, können sie dem intensiven schwarzen Kaffee geschmacklich besser die Stirn bieten.

18 g Kaffeebohnen, frisch gemahlen
Samen von 1 Kardamomkapsel, fein zerdrückt
½ TL Ceylon-Zimt, frisch gemahlen
1 TL Kokosblütenzucker (optional)

Kaffee, Kardamom, Zimt und Kokosblütenzucker mit 250 Milliliter kochendem Wasser aufbrühen, 3 bis 4 Minuten ziehen lassen, abseihen und genießen.

ANHANG

WAS ICH AM LIEBSTEN IM VORRATSSCHRANK HABE

In diese Produkte lohnt es sich zu investieren – Sie finden sie in fast allen Rezepten in diesem Buch.

NATÜRLICHE GESCHMACKSVERSTÄRKER

Gereifter Balsamicoessig – keine zuckerhaltige Crema di Balsamico
Aleppo-Pfeffer
Gochugaru – koreanisches Chilipulver
Geräuchertes Paprikapulver – schmeckt intensiv nach Rauch.
Edelsüßes Paprikapulver – schmeckt mild und eher süßlich.
Chiliöl – meist wird dafür raffiniertes Sonnenblumenöl verwendet; ich bevorzuge kalt gepresstes Raps- oder Olivenöl.
Harissa – ohne Zucker, nur mit Olivenöl
Sonnengetrocknete Tomaten – reich an Antioxidanzien
Gochujang – am besten mit Zucker darin, nicht mit verschiedenen Siruparten und anderen Zusatzstoffen
Indische milde Currypaste – ohne Zucker und andere Zusatzstoffe
Hefeflocken – leicht erhältlich, sehr vielseitig, verleihen Saucen und Eintöpfen einen Umamigeschmack.
Helle Misopaste – süßer als die dunkle Variante; für Eintöpfe und Dips
Thailändische grüne Currypaste – ohne Zucker und andere Zusatzstoffe

EIWEISS AUS DEM VORRATSSCHRANK

Sardellen und Sardinen aus der Dose – tolles Topping; auf nachhaltigen Fischfang achten
Käse und Joghurt – der Joghurt sollte aus nur drei Zutaten bestehen (Milch, Joghurtkulturen, Sahne) und auf keinen Fall Zucker enthalten; ich verwende am liebsten griechischen Vollfettjoghurt.
Getrocknete Pilze – eingeweicht und abgegossen verleihen sie Brühen, Reis und Aufläufen jede Menge Geschmack.
Nudeln auf Linsen-, Kichererbsen-, Erbsen-, Vollkornreis- oder Bohnenbasis – erhältlich online oder im Glutenfrei-Regal des Supermarkts; ausgesprochen reich an Ballaststoffen und Eiweiß
Tahini – am besten im Glas; dieses vor Gebrauch gut schütteln, damit sich keine Klümpchen bilden.
Tofu – aromatisiert, geräuchert, fest, Seidentofu (siehe S. 202)
Yuba – Tofuhaut; ausgesprochen eiweißhaltig; online oder im Asialaden erhältlich
Nussbutter – Erdnussbutter oder Mandelmus
Vorgegarte Puy- oder Beluga-Linsen – Protein-Boost mit hohem Ballaststoffgehalt
Geschälte Hanfsamen – Protein-Boost für Salate und Snacks
Getrocknete und geröstete Favabohnen, Kichererbsen und Edamame – diese gibt es meist gesalzen; tolle, ballaststoffreiche Snacks.

ENTZÜNDUNGSHEMMENDE ZUTATEN

Olivenöl extra vergine – am besten vor weniger als zwölf Monaten geerntet und mit mehr als 250 Milligramm Polyphenolen pro Liter (siehe Flaschenaufdruck)
Gewürznelken, Sternanis, Zimtstangen – in etwas heißem Wasser einweichen und zu Currys geben
Kakao – keine Mischungen, dafür aber polyphenolreiche Sorten verwenden
TK-Beeren – gemischte TK-Beeren habe ich für Smoothies und Snacks immer im Tiefkühlfach; den höchsten Polyphenolgehalt haben Schwarze Johannisbeeren und Cranberrys.
TK-Gemüse – Spinat, Erbsen, auch übrig gebliebener Salat im Beutel
Tomatenmark, passierte Tomaten – die konzentrierten antientzündlichen Bestandteile der Tomaten

Nährwerte der Gerichte in diesem Buch

Die Nährwerte beziehen sich auf eine Portion, außer es ist anders angegeben.

FRÜHSTÜCK & BRUNCH

Des Doktors täglich Brot
Pro 100 g: Kalorien 296 kcal; Protein 8,6 g; Fett 18,4 g; Kohlenhydrate 20 g; Ballaststoffe 8,3 g; Zucker 4,2 g

Overnight-Protein-Porridge mit Zimt, Kurkuma und Kakao
Kalorien 877 kcal; Protein 36 g; Fett 59,7 g; Kohlenhydrate 42,4 g; Ballaststoffe 13,1 g; Zucker 21,5 g

Linsenwaffeln mit Avocado, Räucherlachs und Kimchi
Kalorien 524 kcal; Protein 26,9 g; Fett 35,8 g; Kohlenhydrate 19,5 g; Ballaststoffe 8,1 g; Zucker 2,9 g

Knusprige Kichererbsen auf grünem Toast
Kalorien 683 kcal; Protein 35,2 g; Fett 30,1 g; Kohlenhydrate 58,4 g; Ballaststoffe 19,1 g; Zucker 5,1 g

Feta mit roter Paprika und Granatapfelkernen
Kalorien 738 kcal; Protein 24 g; Fett 56,8 g; Kohlenhydrate 28,4 g; Ballaststoffe 8,7 g; Zucker 13,7 g

Miso-Bohnen auf geröstetem Roggenbrot
Kalorien 418 kcal; Protein 20,8 g; Fett 17,2 g; Kohlenhydrate 37,4 g; Ballaststoffe 15,2 g; Zucker 4,4 g

Pfeffer-Kurkuma-Tofu mit Sauerkraut und Roggenbrot
Kalorien 381 kcal; Protein 18,4 g; Fett 19 g; Kohlenhydrate 29,7 g; Ballaststoffe 8,7 g; Zucker 6,7 g

Bohnen mit grünem Pesto, Eiern und Haselnüssen
Kalorien 595 kcal; Protein 29,1 g; Fett 40,2 g; Kohlenhydrate 22,2 g; Ballaststoffe 13,9 g; Zucker 2,2 g

Linsen, Eier und Kimchi
Kalorien 500 kcal; Protein 28,4 g; Fett 28,4 g; Kohlenhydrate 28,6 g; Ballaststoffe 8,2 g; Zucker 4,3 g

Kichererbsenpüree
Kalorien 254 kcal; Protein 11,8 g; Fett 11,9 g; Kohlenhydrate 20,4 g; Ballaststoffe 8,7 g; Zucker 1,7 g

Erbsen mit Paprika
Kalorien 298 kcal; Protein 17,2 g; Fett 9,6 g; Kohlenhydrate 27,7 g; Ballaststoffe 15,8 g; Zucker 3,5 g

Eier und Sauerkraut
Kalorien 563 kcal; Protein 22,6 g; Fett 45,9 g; Kohlenhydrate 10,2 g; Ballaststoffe 9,1 g; Zucker 2,8 g

Grünes Gemüse mit Ziegenkäse und eingelegten roten Zwiebeln
Kalorien 682 kcal; Protein 36,9 g; Fett 33,8 g; Kohlenhydrate 45,8 g; Ballaststoffe 23,1 g; Zucker 10,1 g

High-Protein-Edamame-Erbsen-Aufstrich auf Roggenbrot
Kalorien 577 kcal; Protein 33 g; Fett 32,3 g; Kohlenhydrate 29,3 g; Ballaststoffe 18,5 g; Zucker 5,7 g

Fetacreme mit Dill, Trauben, Kichererbsen und Räuchermakrele
Kalorien 689 kcal; Protein 39,4 g; Fett 43,9 g; Kohlenhydrate 29,4 g; Ballaststoffe 9,4 g; Zucker 10,6 g

Overnight Porridge mit Birne, Graupen und Sternanis
Kalorien 665 kcal; Protein 24,1 g; Fett 33 g; Kohlenhydrate 62,9 g; Ballaststoffe 10,2 g; Zucker 19,5 g

Rührtofu mit grünem Gemüse und Basilikum
Kalorien 441 kcal; Protein 23,4 g; Fett 23,1 g; Kohlenhydrate 30,2 g; Ballaststoffe 9,7 g; Zucker 4,8 g

Stremellachs mit Grünkohl
Kalorien 456 kcal; Protein 27 g; Fett 23,8 g; Kohlenhydrate 19,5 g; Ballaststoffe 8,1 g; Zucker 5 g

Drei Ideen für Milchprodukte: Süß und pikant 1 (Hüttenkäse)
Kalorien 252 kcal; Protein 9 g; Fett 20,1 g; 8,1 g Kohlenhydrate; Ballaststoffe 1,2 g; Zucker 7,9 g

Drei Ideen für Milchprodukte: Süß und pikant 2 (griechischer Joghurt)
Kalorien 510 kcal; 14,1 g Protein, 41,2 g Fett, 18 g Kohlenhydrate, 5,2 g Ballaststoffe, 14,5 g Zucker

Drei Ideen für Milchprodukte: Cracker und Käse einmal anders
Kalorien 265 kcal; Protein 9,2 g; Fett 21,6 g; Kohlenhydrate 7 g; Ballaststoffe 3 g; Zucker 2,5 g

Drei Ideen für Milchprodukte: Beerenstark
Kalorien 226 kcal; Protein 9,5 g; Fett 17,6 g; Kohlenhydrate 5,7 g; Ballaststoffe 3,6 g; Zucker 4,1 g

AUS EINEM TOPF

Grünes Thai-Curry vom Blech mit Linsen und Seehecht
Kalorien 534 kcal; Protein 49,6 g; Fett 19,8 g; Kohlenhydrate 32,5 g; Ballaststoffe 13,9 g; Zucker 9,4 g

Seeteufel mit Kapern, Oliven und Tomaten
Kalorien 410 kcal; Protein 35,8 g; Fett 13,8 g; Kohlenhydrate 27,5 g; Ballaststoffe 16,2 g; Zucker 6,5 g

Grünes Thai-Curry mit Kokosnuss und Garnelen
Kalorien 419 kcal; Protein 27,3 g; Fett 24,3 g; Kohlenhydrate 18,6 g; Ballaststoffe 8,1 g; Zucker 10,6 g

Schnelles Schwarzkohlcurry mit Linsen
Kalorien 910 kcal; Protein 41,5 g; Fett 49,7 g; Kohlenhydrate 67,2 g; Ballaststoffe 14 g; Zucker 6,8 g

Rauchiges Kidneybohnen-Masala
Kalorien 358 kcal; Protein 21,2 g; Fett 10,9 g; Kohlenhydrate 38,7 g; Ballaststoffe 10 g; Zucker 8,9 g

Seeteufel mit Harissa-Kichererbsen und Spinat
Kalorien 321 kcal; Protein 37,3 g; Fett 5,8 g; Kohlenhydrate 23,9 g; Ballaststoffe 12 g; Zucker 4,1 g

Fischeintopf mit weißen Bohnen und Feta
Kalorien 510 kcal; Protein 33,6 g; Fett 26,8 g; Kohlenhydrate 26,8 g; Ballaststoffe 13,8 g; Zucker 6,6 g

Kidneybohneneintopf mit Schokolade und Gewürzen
Kalorien 540 kcal; Protein 28,8 g; Fett 19,7 g; Kohlenhydrate 54,2 g; Ballaststoffe 15,7 g; Zucker 13,6 g

Harissa, Honig und Linsen mit Seeteufel
Kalorien 453 kcal; Protein 41,7 g; Fett 13,9 g; Kohlenhydrate 34,2 g; Ballaststoffe 12,1 g; Zucker 9,9 g

Okraeintopf mit Erdnüssen und Zimt
Kalorien 754 kcal; Protein 40,5 g; Fett 36,9 g; Kohlenhydrate 54,3 g; Ballaststoffe 21,6 g; Zucker 15,6 g

Tomaten-Paprika-Bohnen mit Seehechtfilet
Kalorien 754 kcal; Protein 50,2 g; Fett 36,7 g; Kohlenhydrate 44,3 g; Ballaststoffe 23 g; Zucker 8,6 g

Süß-scharfer Lachs mit geröstetem Blumenkohl
Kalorien 445 kcal; Protein 38,2 g; Fett 19,5 g; Kohlenhydrate 25 g; Ballaststoffe 8,3 g; Zucker 12,7 g

Kokos-Fisch-Curry für Faule
Kalorien 750 kcal; Protein 51,2 g; Fett 43,3 g; Kohlenhydrate 32,7 g; Ballaststoffe 12 g; Zucker 5,9 g

Bohnen und Linsen mit Nachos
Kalorien 1066 kcal; Protein 36,9 g; Fett 47,7 g; Kohlenhydrate 109,2 g; Ballaststoffe 26,4 g; Zucker 21,3 g

Kabeljauauflauf mit Gochujang und gerösteten Erdnüssen
Kalorien 622 kcal; Protein 47,3 g; Fett 22,6 g; Kohlenhydrate 51,2 g; Ballaststoffe 12,5 g; Zucker 18,4 g

Süße Frühlings-Harissa-Bohnen mit Pecorino
Kalorien 468 kcal; Protein 24,5 g; Fett 21,1 g; Kohlenhydrate 36,4 g; Ballaststoffe 17,3 g; Zucker 14,3 g

Rauchige Paprika-Linsen mit Seehecht und Dill
Kalorien 429 kcal; Protein 34,7 g; Fett 16,3 g; Kohlenhydrate 31,1 g; Ballaststoffe 10 g; Zucker 5,1 g

EIWEISSREICH & VIELFÄLTIG

Lachs-Tikka-Bowl mit schnellem Fenchel-Krautsalat
Kalorien 622 kcal; Protein 46,9 g; Fett 31,7 g; Kohlenhydrate 33,6 g; Ballaststoffe 7,4 g; Zucker 9,7 g

Cajun-Hähnchen aus der Heißluftfritteuse mit Fenchel-Slaw und Wassermelone
Kalorien 414 kcal; Protein 26,3 g; Fett 19,8 g; Kohlenhydrate 29 g; Ballaststoffe 7,4 g; Zucker 9,8 g

Chipotle-Honig-Tofu-Bowl mit schwarzen Bohnen und Ananas
Kalorien 711 kcal; Protein 33,1 g; Fett 32,3 g; Kohlenhydrate 66,1 g; Ballaststoffe 11,5 g; Zucker 19,5 g

Fünf-Gewürze-»Hackfleisch«-Bowl mit Kimchi-Mayo
Kalorien 1039 kcal; Protein 37,1 g; Fett 75,6 g; Kohlenhydrate 46,3 g; Ballaststoffe 12,7 g; Zucker 7,1 g

Pintobohnen-Bowl mit scharfen Garnelen, Süßkartoffel und Mais
Kalorien 642 kcal; Protein 38,9 g; Fett 26,8 g; Kohlenhydrate 58,2 g; Ballaststoffe 6,5 g; Zucker 7,9 g

Gochujang-Bowl mit Apfel-Slaw und Vollkornreis
Kalorien 707 kcal; Protein 41,5 g; Fett 36,2 g; Kohlenhydrate 47,7 g; Ballaststoffe 12,1 g; Zucker 16 g

Paccheri mit Rotbarbe und Pistazien
Kalorien 759 kcal; Protein 47,3 g; Fett 33,2 g; Kohlenhydrate 63 g; Ballaststoffe 9,8 g; Zucker 7,7 g

Vegetarische Lasagne mit Pilzen und Tofu
Kalorien 771 kcal; Protein 43,7 g; Fett 36,1 g; Kohlenhydrate 61,4 g; Ballaststoffe 12,9 g; Zucker 11,5 g

Rupys High-Protein-Rigatoni
Kalorien 1194 kcal; Protein 56,7 g; Fett 58,3 g; Kohlenhydrate 90,3 g; Ballaststoffe 22,1 g; Zucker 12,6 g

Tomaten-Kapern-Fisch-Eintopf mit Orecchiette
Kalorien 514 kcal; Protein 38,6 g; Fett 8,7 g; Kohlenhydrate 64,8 g; Ballaststoffe 11 g; Zucker 10,7 g

GERICHTE: FRISCH & LEICHT
Pomelosalat auf Thai-Art mit knusprigem Tofu
Kalorien 711 kcal; Protein 34 g; Fett 39,9 g; Kohlenhydrate 50,8 g; Ballaststoffe 6,4 g; Zucker 21,1 g

Kalte Tofusuppe mit knusprigen Masala-Kichererbsen und Kräutern
Kalorien 554 kcal; Protein 30,2 g; Fett 34,3 g; Kohlenhydrate 25,3 g; Ballaststoffe 11,1 g; Zucker 2,5 g

Tomaten-Erdbeer-Salat mit Feta
Kalorien 351 kcal; Protein 9,1 g; Fett 29,9 g; Kohlenhydrate 9,1 g; Ballaststoffe 4,5 g; Zucker 8,3 g

Lachs-Kürbis-Pfirsich-Salat mit Tahini-Kräuter-Dressing
Kalorien 778 kcal; Protein 26,6 g; Fett 56,6 g; Kohlenhydrate 19,8 g; Ballaststoffe 5,2 g; Zucker 12,6 g

Sauerkrautsalat mit Knusperbohnen und Kürbiskernen
Kalorien 455 kcal; Protein 18,9 g; Fett 29,7 g; Kohlenhydrate 21,1 g; Ballaststoffe 13,8 g; Zucker 3,7 g

Orangen-Oliven-Freekeh mit gegrillter Lachsforelle
Kalorien 575 kcal; Protein 42,5 g; Fett 23,6 g; Kohlenhydrate 43,3 g; Ballaststoffe 9,9 g; Zucker 13,8 g

Räuchertofu-Avocado-Chicorée-Salat mit Senf-Tahini-Dressing
Kalorien 527 kcal; Protein 24,9 g; Fett 40,2 g; Kohlenhydrate 12,3 g; Ballaststoffe 8 g; Zucker 2,1 g

VEGETARISCH UNTER DER WOCHE
Misosuppe mit Pilzen, Soba-Nudeln und knusprigem Chilitofu
Kalorien 1068 kcal; Protein 49,8 g; Fett 49,2 g; Kohlenhydrate 101,1 g; Ballaststoffe 10,8 g; Zucker 5,9 g

Pikantes Thymian-Linsen-Kokos-Curry
Kalorien 588 kcal; Protein 35,5 g; Fett 32,4 g; Kohlenhydrate 31,4 g; Ballaststoffe 14,6 g; Zucker 5,2 g

Sellerie aus dem Wok mit süßen Chili-Cashewkernen
Kalorien 548 kcal; Protein 29 g; Fett 27,9 g; Kohlenhydrate 39,8 g; Ballaststoffe 10,7 g; Zucker 15,5 g

Ingwer-Erdnuss-Thai-Curry für Faule
Kalorien 787 kcal; Protein 50,3 g; Fett 28,4 g; Kohlenhydrate 71 g; Ballaststoffe 22,9 g; Zucker 9,7 g

Geschmorte Shiitakepilze mit Brokkoli und knusprig-scharfer Yuba
Kalorien 558 kcal; Protein 38,2 g; Fett 27,6 g; Kohlenhydrate 36,6 g; Ballaststoffe 5,3 g; Zucker 8,9 g

Mandel-Blumenkohl-Curry mit knusprigem Tofu
Kalorien 1025 kcal; Protein 35 g; Fett 74 g; Kohlenhydrate 47,9 g; Ballaststoffe 13,8 g; Zucker 13,5 g

Limabohnen-Miso-Suppe mit knusprigem Tempeh
Kalorien 555 kcal; Protein 37,6 g; Fett 29 g; Kohlenhydrate 25,7 g; Ballaststoffe 20,4 g; Zucker 3,5 g

Salat mit gerösteter Harissa-Quinoa und Labneh
Kalorien 453 kcal; Protein 16,6 g; Fett 28 g; Kohlenhydrate 31 g; Ballaststoffe 5 g; Zucker 7,4 g

Grünes Cashew-Tofu-Curry
Kalorien 1260 kcal; Protein 41,3 g; Fett 90,5 g; Kohlenhydrate 65,6 g; Ballaststoffe 9,1 g; Zucker 11,3 g

Süß-scharfer Sellerie aus dem Wok mit Yuba
Kalorien 584 kcal; Protein 38,5 g; Fett 34,7 g; Kohlenhydrate 27,6 g; Ballaststoffe 3,7 g; Zucker 12,3 g

Pilz-Bohnen-Auflauf mit Estragon
Kalorien 754 kcal; Protein 37,6 g; Fett 43,8 g; Kohlenhydrate 44,3 g; Ballaststoffe 16,1 g; Zucker 8,7 g

Tacos mit Avocado, Rotkohl-Slaw und Limetten-Sour-Cream
Kalorien 835 kcal; Protein 41,1 g; Fett 51,6 g; Kohlenhydrate 40,9 g; Ballaststoffe 21,2 g; Zucker 16 g

Grünes Gemüse mit Reisnudeln aus dem Wok
Kalorien 689 kcal; Protein 69,6 g; Fett 27,1 g; Kohlenhydrate 64,5 g; Ballaststoffe 14,2 g; Zucker 11,1 g

Sumach-Hülsenfrucht-Eintopf mit Minze und Knoblauch
Kalorien 437 kcal; Protein 21,4 g; Fett 17,9 g; Kohlenhydrate 39,2 g; Ballaststoffe 16,6 g; Zucker 6,6 g

Zatar-Tahini-Bohnen mit knusprigem Tofu
Kalorien 689 kcal; Protein 32,5 g; Fett 37,2 g; Kohlenhydrate 47,1 g; Ballaststoffe 18 g; Zucker 11,4 g

FLEISCH & FISCH UNTER DER WOCHE
Zimt-Kreuzkümmel-Curry mit knusprigem Hähnchen
Kalorien 593 kcal; Protein 45,6 g; Fett 26,3 g; Kohlenhydrate 36,8 g; Ballaststoffe 13,3 g; Zucker 8,5 g

Gegrilltes Hähnchen mit Miso-Bohnen, Radicchio und Haselnüssen
Kalorien 653 kcal; Protein 43,4 g; Fett 37,7 g; Kohlenhydrate 26,1 g; Ballaststoffe 17,9 g; Zucker 4,4 g

Hühnerbrühe mit Salbei und Knoblauch
Kalorien 563 kcal; Protein 48,2 g; Fett 25 g; Kohlenhydrate 31,9 g; Ballaststoffe 8,7 g; Zucker 3,2 g

Tahini-Gochujang-Nudelsuppe mit Pute
Kalorien 739 kcal; Protein 43,7 g; Fett 36,5 g; Kohlenhydrate 54,4 g; Ballaststoffe 9,1 g; Zucker 10,3 g

Hähnchen im Takeaway-Stil
Kalorien 649 kcal; Protein 44,3 g; Fett 30,6 g; Kohlenhydrate 45,4 g; Ballaststoffe 7,5 g; Zucker 11 g

Hühnersuppe mit Zimt und Linsen
Kalorien 538 kcal; Protein 31,5 g; Fett 23,7 g; Kohlenhydrate 43,6 g; Ballaststoffe 11,6 g; Zucker 7,2 g

Honig mit fermentiertem Knoblauch, Ancho-Chili, Sternanis und Zimt
Pro 15 g: Kalorien 42 kcal; Protein 1,1 g; Fett 0 g; Kohlenhydrate 66,4 g; Zucker 65,4 g; Ballaststoffe 0,9 g

Sauerkraut mit Apfel, Ingwer und Sternanis
Pro 100 g: Kalorien 35 kcal; Protein 1,1 g; Fett 0,2 g; Kohlenhydrate 5,9 g; Ballaststoffe 2,6 g; Zucker 5,6 g

Rauchige Rote Bete
Pro 100 g: Kalorien 31 kcal; Protein 1,3 g; Fett 0,3 g; Kohlenhydrate 4,2 g; Ballaststoffe 2,9 g; Zucker 3,7 g

Estragon-Thymian-Bohnen mit würzigem Wolfsbarsch
Kalorien 540 kcal; Protein 36,5 g; Fett 29,4 g; Kohlenhydrate 25 g; Ballaststoffe 14,9 g; Zucker 3,8 g

Kokos-Garnelen-Ananas-Curry
Kalorien 435 kcal; Protein 25 g; Fett 22,7 g; Kohlenhydrate 29,5 g; Ballaststoffe 6,2 g; Zucker 18,3 g

Masala-Kabeljau mit Spinat und scharfem Fenchelöl
Kalorien 509 kcal; Protein 39,9 g; Fett 25,8 g; Kohlenhydrate 23,2 g; Ballaststoffe 12,3 g; Zucker 2,8 g

Gegrillte Makrele mit Radieschen und Chili-Erbsen-Pesto
Kalorien 1096 kcal; Protein 40,9 g; Fett 80,9 g; Kohlenhydrate 38,5 g; Ballaststoffe 13,7 g; Zucker 12,4 g

Schnelles Tomatencurry mit Garnelen und Erbsen
Kalorien 415 kcal; Protein 32,6 g; Fett 14,4 g; Kohlenhydrate 31,4 g; Ballaststoffe 15 g; Zucker 8,7 g

Grüner Spargel, Bärlauch und Orzo mit Lachs
Kalorien 806 kcal; Protein 58,4 g; Fett 32,2 g; Kohlenhydrate 62,8 g; Ballaststoffe 15,8 g; Zucker 4,5 g

Masala-Wolfsbarsch auf Kokos-Senf-Gemüse
Kalorien 736 kcal; Protein 42,6 g; Fett 51,1 g; Kohlenhydrate 21,1 g; Ballaststoffe 10,5 g; Zucker 10 g

Kokoslinsen auf Sri-Lanka-Art mit gegrillten Sardinen
Kalorien 674 kcal; Protein 45,2 g; Fett 38,4 g; Kohlenhydrate 33,1 g; Ballaststoffe 7,7 g; Zucker 5 g

Ofenlachs mit Radieschen, Kümmel und Mangold
Kalorien 651 kcal; Protein 50,2 g; Fett 37,8 g; Kohlenhydrate 21,6 g; Ballaststoffe 11,7 g; Zucker 5,1 g

Ingwer-Miso-Tamarinden-Garnelen mit Beluga-Linsen
Kalorien 499 kcal; Protein 38,4 g; Fett 18,4 g; Kohlenhydrate 39,9 g; Ballaststoffe 10,3 g; Zucker 15 g

SNACKS, TOPPINGS & DRINKS
Cracker mit Fenchel, Oregano, Chiasamen und Kürbiskernen
Pro 20 g: Kalorien 109 kcal; Protein 4,6 g; Fett 8,3 g; Kohlenhydrate 2,8 g; Ballaststoffe 2,3 g; Zucker 0,2 g

Edamame-Erbsen-Dip mit Chiliöl
Pro 100 g: Kalorien 295 kcal; Protein 13,2 g; Fett 22,9 g; Kohlenhydrate 5,5 g; Ballaststoffe 7,1 g; Zucker 1,7 g

Kekse aus Frozen Yoghurt, Erdnüssen und Beeren
Pro 100 g: Kalorien 244 kcal; Protein 6,8 g; Fett 17,5 g; Kohlenhydrate 13 g; Ballaststoffe 3,3 g; Zucker 11,4 g

Hanfsamen mit Currypulver
Pro EL (15 g): Kalorien 88 kcal; Protein 4,6 g; Fett 7 g; Kohlenhydrate 1,3 g; Ballaststoffe 0,7 g; Zucker 0,2 g

Knusprige Chili-Edamame
Kalorien 278 kcal; Protein 16,3 g; Fett 18,8 g; Kohlenhydrate 7,1 g; Ballaststoffe 7,8 g; Zucker 3,3 g

Eiweißgehalt der Nahrungsmittel

NAHRUNGSMITTEL-GRUPPE	NAHRUNGS-MITTEL	PROTEIN pro 100 g	QUELLE
Käse	Hüttenkäse	9,4	CoFID*
Käse	Feta	15,6	CoFID
Käse	Queso blanco	20,4	USDA**
Käse	Halloumi	23,9	CoFID
Käse	Cheddar	25,4	CoFID
Käse	Paneer	26	CoFID
Käse	Parmesan	36,2	CoFID
Fleisch	Hackfleisch (gegart)	24,7	CoFID
Fleisch	Rinderfilet (gegart)	26,6	CoFID
Fleisch	Hähnchenbrust (gegart)	28,4	CoFID
Fleisch	Filetsteak (gegart)	29,1	CoFID
Nussbutter	Mandelmus	21	USDA
Nussbutter	Erdnussbutter	22,8	CoFID
Nüsse	Macadamianüsse	7,9	CoFID
Nüsse	Pekannüsse	9,2	CoFID
Nüsse	Haselnüsse	14,1	CoFID
Nüsse	Paranüsse	14,3	CoFID
Nüsse	Walnüsse	14,7	CoFID
Nüsse	Cashewkerne	17,7	CoFID
Nüsse	Pistazien	17,9	CoFID
Nüsse	Erdnüsse	25,8	CoFID
Nüsse	Mandeln	21,2	CoFID
Pflanzliche Produkte	Tofu (gedämpft)	8,1	CoFID
Pflanzliche Produkte	Tahini	18,5	CoFID, USDA
Pflanzliche Produkte	Tempeh	20,7	CoFID
Pflanzliche Produkte	Yuba (Tofuhaut)	44,6	Markengeschützt – Tofu Tasty
Pflanzliche Produkte	Hefeflocken	47	Markengeschützt – Engevita
Pflanzliche Produkte	Getrocknete Sojaschnetzel/ getrocknetes Sojahack	52	Ocado Group plc. (verschiedene Marken)
Pflanzliche Produkte	Macapulver	10–11	Ocado Group plc. (verschiedene Marken)
Pflanzliche Produkte	Misopaste	10–12	Ocado Group plc. (verschiedene Marken)
Pflanzliche Produkte	Nudeln auf Bohnen-/ Linsenbasis	14–16	Ocado Group plc. (verschiedene Marken)
Pflanzliche Produkte	Kakaopulver	23–27	Ocado Group plc. (verschiedene Marken)
Hülsenfrüchte (gegart)	Beluga-Linsen	6	CoFID
Hülsenfrüchte (gegart)	Schwarze Bohnen	6,03	USDA
Hülsenfrüchte (gegart)	Weiße Bohnen (aus der Dose)	7,1	CoFID

NAHRUNGSMITTEL-GRUPPE	NAHRUNGS-MITTEL	PROTEIN pro 100 g	QUELLE
Hülsenfrüchte (gegart)	Kichererbsen	7,7	CoFID
Hülsenfrüchte (gegart)	Grüne Linsen	7,8	CoFID
Hülsenfrüchte (gegart)	Limabohnen	8,1	CoFID
Hülsenfrüchte (gegart)	Rote Linsen	8,1	CoFID
Hülsenfrüchte (gegart)	Gelbe Erbsen	8,3	CoFID
Hülsenfrüchte (gegart)	Kichererbsen (aus der Dose)	8,4	CoFID
Hülsenfrüchte (gegart)	Kidneybohnen	8,6	CoFID
Hülsenfrüchte (gegart)	Schwarzaugen-bohnen	8,8	CoFID
Hülsenfrüchte (gegart)	Gekeimte Linsen	8,8	Markengeschützt
Hülsenfrüchte (gegart)	Pintobohnen	8,9	CoFID
Hülsenfrüchte (gegart)	Puy-Linsen	11	Markengeschützt – Merchant Gourmet
Hülsenfrüchte (gegart)	Edamame	12,2	CoFID
Hülsenfrüchte (gegart)	Sojabohnen	14	CoFID
Fisch (gegart)	Schellfisch	21,8	CoFID
Fisch (gegart)	Kabeljau	22,8	CoFID
Fisch (gegart)	Lachs	25,2	CoFID
Fisch (gegart)	Seelachs	27,4	CoFID, USDA
Samen	Chiasamen	16,5	USDA
Samen	Sesamsamen	18,2	CoFID
Samen	Leinsamen	18,3	USDA
Samen	Sonnenblumen-kerne	19,8	CoFID
Samen	Kürbiskerne	24,4	CoFID
Samen	Hanfsamen	31,6	CoFID
Sojaprodukte	Seidentofu	4,8–6,9	USDA
Gemüse (gegart)	Brunnenkresse	1	USDA
Gemüse (gegart)	Pilze	1,4	CoFID
Gemüse (gegart)	Kartoffeln	1,5	CoFID
Gemüse (gegart)	Grünkohl	2,7	CoFID
Gemüse (gegart)	Rosenkohl	3,1	CoFID
Gemüse (gegart)	Spinat	3,2	CoFID
Gemüse (gegart)	Mais	3,6	CoFID
Gemüse (gegart)	Brokkoli	4,1	CoFID
Vollkorn (gegart)	Gerste	2,7	CoFID
Vollkorn (gegart)	Vollkornreis	3,6	CoFID
Vollkorn (gegart)	Teff	3,87	USDA
Vollkorn (gegart)	Quinoa	4,4	USDA
Vollkorn (gegart)	Hafer	4,6	CoFID

* CoFID = Composition of foods integrated dataset
** USDA = U.S. Department of Agriculture

Präbiotikagehalt der Nahrungsmittel

NAHRUNGSMITTEL-GRUPPE	NAHRUNGSMITTEL	PRÄBIOTIKA INSGESAMT (g/100 g)	FOS (g/100 g)	INULIN (g/100 g)	FRUKTANE INSGESAMT (g/100 g)
Gemüse	Löwenzahnblätter	24,3		13,5	
Gemüse	Topinambur	21	0,84	18	12,2
Gemüse	Knoblauch	19,3	1,2	12,5	17,4
Gemüse	Lauch	12,8	1,07	6,5	3
Hülsenfrüchte	Linsen	12	0,333		0,15
Gemüse	Zwiebel	10,6	2,01		4,3
Hülsenfrüchte	Kichererbsen	8,9	0,07		0,16
Hülsenfrüchte	Kidneybohnen	8	0,51		0,54
Hülsenfrüchte	Weiße Bohnen	8			
Hülsenfrüchte	Schwarzaugenbohnen	5			
Gemüse	Spargel	5	0,43	2,5	
Hülsenfrüchte	Limabohnen		0,22		0,14
Obst	Apfel		0,07		
Obst	Banane		0,5	0,5	
Obst	Heidelbeeren		0,5		
Obst	Kirschen		0,32		
Obst	Grapefruit				0,23
Obst	Nektarine		0,89		0,21
Obst	Pfirsich, weiß				0,4
Obst	Birne		0,56		0,33
Obst	Himbeeren		0,51		
Getreide	Gerste		0,2	0,2	
Getreide	Hafer		0,92		0,32
Getreide	Roggen		0,6	0,7	1,05
Getreide	Weizen		2,21	2,5	
Nüsse & Samen	Mandeln				
Nüsse & Samen	Chiasamen				
Nüsse & Samen	Leinsamen				
Gemüse	Artischocke		0,4	4,4	1,2
Gemüse	Rote Bete		0,36		0,4
Gemüse	Brokkoli		0,78		
Gemüse	Rosenkohl		0,82		0,27
Gemüse	Weißkohl		0,82		
Gemüse	Zichorienwurzel		0,39	42	
Gemüse	Zucchini				0,29
Gemüse	Fenchel		0,61		
Gemüse	Grünkohl		0,51		
Gemüse	Kopfsalat, rot		0,37		
Gemüse	Pilze		0,28		
Gemüse	Pastinake		0,39		
Gemüse	Kartoffel				
Gemüse	Algen				
Gemüse	Frühlingszwiebeln		3,32		
Gemüse	Babyspinat				0,14

Quellen:
Boyd et al., 2023; Siva et al., *Frontiers in Nutrition*, 2019; Jovanovic-Malinovska et al., *International Journal of Food Properties*, 2014; Lockyer et al., *Nutrition Bulletin*, 2019.

Polyphenolgehalt der Nahrungsmittel

NAHRUNGSMITTEL-GRUPPE	NAHRUNGSMITTEL	POLYPHENOLE INSGESAMT (mg/100 g)	QUELLE
Gewürze & Kräuter	Nelken	16047,5	Phenol-explorer
Gewürze & Kräuter	Ceylon-Zimt	9700	Phenol-explorer
Hülsenfrüchte (roh)	Adzukibohnen	8970	Mastura et al., *International Food Research Journal*, 2018
Kakaoprodukte	Kakaopulver	5624,23	Phenol-explorer
Hülsenfrüchte (roh)	Linsen	3697,3	Phenol-explorer
Gewürze & Kräuter	Kapern	3600	Phenol-explorer
Gewürze & Kräuter	Oregano, getrocknet (wilder Majoran)	3117	Phenol-explorer
Gewürze & Kräuter	Salbei, getrocknet	2919,67	Phenol-explorer
Nüsse & Samen	Maronen	2756,67	Phenol-explorer
Gewürze & Kräuter	Rosmarin, getrocknet	2518,67	Phenol-explorer
Obst	Schwarzer Holunder	1950	Phenol-explorer
Kakaoprodukte	Zartbitterschokolade	1859,88	Phenol-explorer
Gewürze & Kräuter	Thymian, getrocknet	1815	Phenol-explorer
Gewürze & Kräuter	Sternanis	1810	Phenol-explorer
Nüsse & Samen	Walnüsse	1574,82	Phenol-explorer
Nüsse & Samen	Leinsamenmehl	1528	Pérez-Jiménez et al., *Eur J Clin Nutr*, 2013
Nüsse & Samen	Pistazien	1420	Phenol-explorer
Nüsse & Samen	Sonnenblumenkerne	1400	Zujko et al., *International Journal of Food Properties*, 2011
Hülsenfrüchte (roh)	Schwarze Bohnen	1390,75	Phenol-explorer
Gemüse	Rote Mangoldblätter	1320	Phenol-explorer
Nüsse & Samen	Pekannüsse	1284	Phenol-explorer
Obst	Trockenpflaumen	1195	Phenol-explorer
Gemüse	Artischocke	1142,4	Phenol-explorer
Obst	Schwarze Himbeere	980	Phenol-explorer
Obst	Feige, getrocknet	960	Phenol-explorer
Gemüse	Mangoldblätter	830	Phenol-explorer
Obst	Schwarze Johannisbeeren	820,64	Phenol-explorer
Getreide	Buchweizen-Vollkornmehl	791,39	Phenol-explorer
Nüsse & Samen	Haselnüsse	671,8	Phenol-explorer
Obst	Preiselbeeren	652	Phenol-explorer
Obst	Brombeeren	569,43	Phenol-explorer
Obst	Kultur-Heidelbeeren	525	Phenol-explorer
Obst	Wild-Heidelbeeren	471,55	Phenol-explorer
Gemüse	Rotkohl	451,03	Phenol-explorer
Obst	Pflaumen	409,79	Phenol-explorer
Nüsse & Samen	Erdnüsse	406,29	Phenol-explorer
Obst	Erdbeeren	289,2	Phenol-explorer
Nüsse & Samen	Mandeln	287,09	Phenol-explorer
Obst	Pfirsich	279,08	Phenol-explorer
Obst	Orange	278,59	Phenol-explorer
Getränke	Filterkaffee	266,7	Phenol-explorer

NAHRUNGSMITTEL-GRUPPE	NAHRUNGSMITTEL	POLYPHENOLE INSGESAMT (mg/100 g)	QUELLE
Gemüse	Spinat	248,14	Phenol-explorer
Nüsse & Samen	Paranüsse	244	Phenol-explorer
Nüsse & Samen	Cashewkerne	232,9	Phenol-explorer
Gemüse	Rote Paprikaschote	229,04	Phenol-explorer
Obst	Hochbusch-Heidelbeeren	223,4	Phenol-explorer
Gemüse	Rosenkohl	220,75	Phenol-explorer
Alkoholische Getränke	Rotwein	215,48	Phenol-explorer
Obst	Apfel	200,96	Phenol-explorer
Gemüse	Brokkoli	198,55	Phenol-explorer
Gemüse	Pak Choi	193,45	Phenol-explorer
Obst	Mandarine	192	Phenol-explorer
Obst	Dunkle Trauben	184,97	Phenol-explorer
Gemüse	Grüne Paprikaschote	181,52	Phenol-explorer
Obst	Kiwi	179,71	Phenol-explorer
Gemüse	Grünkohl	176,67	Phenol-explorer
Obst	Süßkirschen	174,9	Phenol-explorer
Gemüse	Rote Bete	164,1	Phenol-explorer
Oliven	Grüne Oliven	161,24	Phenol-explorer
Obst	Himbeeren	154,65	Phenol-explorer
Gemüse	Avocado	152,12	Phenol-explorer
Pflanzliche Produkte	Tempeh	148	Pérez-Jiménez et al., *Eur J Clin Nutr*, 2010
Nüsse & Samen	Kürbiskerne	140	Zujko et al., *International Journal of Food Properties*, 2011
Hülsenfrüchte (roh)	Weiße Bohnen	137,75	Phenol-explorer
Gemüse	Rucola	136,4	Phenol-explorer
Gemüse	Roter Chicorée	129,5	Phenol-explorer
Oliven	Schwarze Oliven	117,17	Phenol-explorer
Gemüse	Roter Kopfsalat	114	Phenol-explorer
Obst	Birne	107,91	Phenol-explorer
Getränke	Schwarzer Tee	104,48	Phenol-explorer
Gemüse	Rote Zwiebel	102,83	Phenol-explorer
Getreide	Vollkornreis	94,52	Phenol-explorer
Getreide	Hafer-Vollkornmehl	82,21	Phenol-explorer
Getreide	Roggen-Vollkornmehl	71,97	Phenol-explorer
Getränke	Grüner Tee	61,86	Phenol-explorer
Öle	Olivenöl extra vergine	55,14	Phenol-explorer

REGISTER

L

M

N

O

P

Q

R

QUELLEN

EINFÜHRUNG
Fleischersatz
https://pubmed.ncbi.nlm.nih.gov/36304815/

GANZHEITLICH GESUND MIT HIGH PROTEIN
Funktionen der Leberproteine
doi: 10.1016/j.cub.2017.09.019
DOI: 10.1017/S0007114519003064

Täglicher Proteinumsatz
doi: 10.1172/JCI118937
doi: 10.2215/CJN.04790516
DOI: 10.1024/0300-9831/A000064
doi: 10.1590/S0100-879X2012007500096

Empfehlungen tägliche Proteinaufnahme
DOI: 10.1016/j.jamda.2013.05.021
https://www.ncbi.nlm.nih.gov/pmc/articles/PMC5872778/
DOI: 10.1139/apnm-2015-0550
DOI: 10.1039/c5fo01530h
DOI: 10.1159/000499374

Timing, Proteinverteilung, Vorteile für den Stoffwechsel
DOI: 10.3945/ajcn.114.084053

Schutz durch erhöhten Proteinkonsum
DOI: 10.1093/jn/nxy197

Ältere Menschen und Protein
https://www.ncbi.nlm.nih.gov/pmc/articles/PMC7567142/
https://www.ncbi.nlm.nih.gov/pmc/articles/PMC4924200/

Protein-Referenzwerte
https://www.sciencedirect.com/science/article/pii/S0271531716000026?
https://www.mdpi.com/2072-6643/11/11/2661

Die besten pflanzlichen Proteine
https://cdnsciencepub.com/doi/full/10.1139/apnm-2021-0806

Alle Pflanzen enthalten Protein
DOI: 10.1093/nutrit/nuy073

Vorteile des Proteinverzehrs mit jeder Mahlzeit
DOI: 10.3945/ajcn.114.084053

Pflanzliches Protein und Gesamtmortalität
https://pubmed.ncbi.nlm.nih.gov/32699048/

Schlafqualität und Protein
DOI: 10.1093/nutrit/nuac061
https://doi.org/10.1038/s41430-024-01414-y

Proteinverteilung
https://academic.oup.com/nutritionreviews/article/77/4/197/5307079

Proteinaufnahme und Kalorienreduzierung
https://www.ncbi.nlm.nih.gov/pmc/articles/PMC8399074/

Protein und Appetit
https://www.ncbi.nlm.nih.gov/pmc/articles/PMC5872778/

Die Protein-Leverage-Hypothese
https://www.nature.com/articles/s41430-023-01276-w#
https://ajcn.nutrition.org/article/S0002-9165(23)05376-5/fulltext

Kognitive Marker bei älteren Menschen
https://www.sciencedirect.com/science/article/pii/S0002916522001241

Proteinaufnahme zügelt den Appetit
https://pubmed.ncbi.nlm.nih.gov/14522731/
https://pubmed.ncbi.nlm.nih.gov/33747991/

Protein zum Frühstück
https://pubmed.ncbi.nlm.nih.gov/36615743/

Sarkopenie
https://www.ncbi.nlm.nih.gov/pmc/articles/PMC4066461
https://doi.org/10.1359/JBMR.040204

Menopause und Protein
https://pubmed.ncbi.nlm.nih.gov/24522467/
https://obgyn.onlinelibrary.wiley.com/doi/10.1111/1471-0528.17290?af=R
https://www.ncbi.nlm.nih.gov/pmc/articles/PMC7098934/
https://www.ncbi.nlm.nih.gov/pmc/articles/PMC8308420/

Muskelproteinsynthese und zusätzliches Protein
https://examine.com/researchfeed/study/1al6rd/

Geringere Gesamtmortalität mit pflanzlichem Protein
https://www.ncbi.nlm.nih.gov/pmc/articles/PMC7374797/

Soja-Nahrungsergänzungsmittel
https://www.sciencedirect.com/science/article/pii/S0890623820302926#

Sorgfältig geplante Aufnahme pflanzlichen Proteins
https://pubmed.ncbi.nlm.nih.gov/37603200/
https://www.ncbi.nlm.nih.gov/pmc/articles/PMC10655824/#

Minimal verarbeitetes Soja
https://pubmed.ncbi.nlm.nih.gov/35325028/

Proteinverwertbarkeit
https://www.ncbi.nlm.nih.gov/pmc/articles/PMC6723444/

Nahrungsmittelkombinationen
https://www.sciencedirect.com/science/article/pii/S000291652323823X

Steigerung des Proteingehalts durch Fermentierung
https://onlinelibrary.wiley.com/doi/10.1002/fsn3.846

FÜR EINEN GESUNDEN DARM
Antimikrobielle Wirkung von Mikroben
https://www.ncbi.nlm.nih.gov/pmc/articles/PMC7126101/
https://www.ncbi.nlm.nih.gov/pmc/articles/PMC6412307/
https://www.frontiersin.org/journals/microbiology/articles/10.3389/fmicb.2019.02977/full

Mikroben und Depression
https://www.mdpi.com/2072-6643/16/7/1054

Mikroben und Gesundheit
https://www.bmj.com/content/361/bmj.k2179

Pilze als Präbiotika
https://www.sciencedirect.com/science/article/abs/pii/S0924224409002295
https://www.ncbi.nlm.nih.gov/pmc/articles/PMC5618583/
https://www.ncbi.nlm.nih.gov/pmc/articles/PMC10608147

Darmmikroben und Östrogen
https://pubmed.ncbi.nlm.nih.gov/28778332/

Darmmikroben und Appetitkontrolle
https://www.sciencedirect.com/science/article/pii/S0022316622107261
https://microbiomejournal.biomedcentral.com/articles/10.1186/s40168-021-01093-y

Darmmikroben und Hautgesundheit
https://pubmed.ncbi.nlm.nih.gov/37513540/
https://www.tandfonline.com/doi/full/10.1080/19490976.2022.2096995
https://www.mdpi.com/2227-9059/10/5/1037

Stoffwechselprodukte des Darms und Gesundheit
https://gut.bmj.com/content/71/5/1020
https://www.frontiersin.org/journals/microbiology/articles/10.3389/fmicb.2022.999001/full

Darmmikroben und Menopause
https://journals.asm.org/doi/10.1128/msystems.00273-22
https://www.mdpi.com/2077-0383/10/13/2916

Mikroben und Energieniveau
https://www.ncbi.nlm.nih.gov/pmc/articles/PMC8839554/

Präbiotika und Darmgesundheit
Boyd, C., Gieng, J., »Determination of the prebiotic content of foods in the 2015–2016 Food and Nutrient Database for Dietary Studies (FNDDS)«.

Polyphenole und Gesundheit
https://www.ncbi.nlm.nih.gov/pmc/articles/PMC2835915/

Rasche Veränderung des Darmmikrobioms durch Ernährung
https://www.nature.com/articles/nature12820
https://www.mdpi.com/2072-6643/11/12/2862

Bildung und Absonderung der Gallenflüssigkeit
https://www.ncbi.nlm.nih.gov/pmc/articles/PMC4091928/

Leaky Gut und Darmbarriere
https://www.ncbi.nlm.nih.gov/pmc/articles/PMC6790068/
https://www.ncbi.nlm.nih.gov/pmc/articles/PMC8427160/

Zucker und Darmdurchlässigkeit
https://pubmed.ncbi.nlm.nih.gov/29519916/

Stress und Leaky Gut
https://pubmed.ncbi.nlm.nih.gov/24153250/

Zirkadianer Rhythmus und Darmdurchlässigkeit
https://www.ncbi.nlm.nih.gov/pmc/articles/PMC3688973/

Vorteile der Fermentierung
https://www.cell.com/cell/fulltext/S0092-8674(21)00754-6

Alte Fermentierungsmittel
https://www.ncbi.nlm.nih.gov/pmc/articles/PMC9227559/

ENTZÜNDUNGEN EINDÄMMEN

Dietary Inflammation Index
https://pubmed.ncbi.nlm.nih.gov/23941862/
https://www.frontiersin.org/articles/10.3389/fnut.2021.647122/full
https://pubmed.ncbi.nlm.nih.gov/29439509/

Beeren und Entzündungen
https://www.frontiersin.org/journals/pharmacology/articles/10.3389/fphar.2018.00078/full

Beeren als Senolytika
https://pubmed.ncbi.nlm.nih.gov/30279143/
https://www.ncbi.nlm.nih.gov/pmc/articles/PMC8756168/

Grünes Gemüse und Demenz
https://www.neurology.org/doi/10.1212/WNL.0000000000207176

Traditionelles afrikanisches Gemüse
https://www.researchgate.net/publication/357300469_Antiinflammatory_and_Anti-cancer_properties_of_selected_green_Leafy_vegetables_-_review

Nüsse
https://www.ncbi.nlm.nih.gov/pmc/articles/PMC4350958/

Rosmarin als Nutrazeutikum
https://pubmed.ncbi.nlm.nih.gov/37809749/
https://onlinelibrary.wiley.com/doi/epdf/10.1002/ptr.6648?

Fisch und Resolvine
https://pubmed.ncbi.nlm.nih.gov/29757195/
https://pubmed.ncbi.nlm.nih.gov/35268778/

Olivenöl
https://jamanetwork.com/journals/jamanetworkopen/fullarticle/2818362

Pilze
https://www.ncbi.nlm.nih.gov/pmc/articles/PMC5618583/
https://www.ncbi.nlm.nih.gov/pmc/articles/PMC10183216/

Kaffee
https://www.bmj.com/content/359/bmj.j5024

Hibiskus
https://pubmed.ncbi.nlm.nih.gov/33507846/

Grüner Tee
https://www.ncbi.nlm.nih.gov/pmc/articles/PMC7796401/
https://pubmed.ncbi.nlm.nih.gov/34204055/

Kakao
https://pubmed.ncbi.nlm.nih.gov/28649251/

Kretischer Bergtee
https://pubmed.ncbi.nlm.nih.gov/22274814/
https://www.mdpi.com/1420-3049/25/16/3763

Stress
https://www.ncbi.nlm.nih.gov/pmc/articles/PMC3860380/
https://pubmed.ncbi.nlm.nih.gov/19488073/
https://www.ncbi.nlm.nih.gov/pmc/articles/PMC3781604/

Sport und Bewegung
https://pubmed.ncbi.nlm.nih.gov/18923185/

Fasten und Autophagie
https://www.ncbi.nlm.nih.gov/pmc/articles/PMC6347410/
https://www.nature.com/articles/nm.3804

DANKSAGUNG

Die Chance zu haben, Bücher zu schreiben, ist ein Privileg, das ich zutiefst schätze. Ich wusste schon im Alter von elf Jahren, dass ich schreiben wollte, und denke auch, dass mir die Begabung dafür in die Wiege gelegt wurde – doch als traditionellen Schriftsteller sah ich mich nie.

Als ich als Erwachsener dann beschloss, meinen Leidenschaften zu folgen und ihnen durch verschiedene kreative Ventile Ausdruck zu verleihen, führte mich dies dazu, Rezepte zu verfassen, Kochshows zu produzieren und schließlich Autor zu werden.

Beharrlichkeit und der Wille, diesen zweiten Beruf zu erkunden, waren sicherlich von Vorteil, doch wirklich dankbar bin ich meiner Familie und den Menschen, die mir nahestehen, denn sie haben mich in all den Jahren bei allem, was ich tun wollte, unterstützt. Ohne ihre Ermutigung säße ich wahrscheinlich jetzt nicht hier und würde die Danksagung für mein inzwischen fünftes Buch schreiben.

Mein größter Dank gilt meinen Eltern. Ich verstehe jetzt, da ich selbst Vater bin, besser, welche Opfer sie gebracht haben, und weiß das auch besser zu würdigen. Meiner Frau Rochelle, ihrer kleinen Schwester Jasmin und meinen Schwiegereltern Carla und Franco möchte ich dafür danken, dass sie das Buch gelesen und durch ihre Anmerkungen klarer gemacht haben.

Mein Team von *Doctor's Kitchen* ist einfach phänomenal, auch euch allen möchte ich von Herzen danken. Besonders Karen: Du bist wie immer der organisatorische Fels in der Brandung und sorgst dafür, dass ich bei all dem Wahnsinn bei Verstand bleibe und dass alles so reibungslos wie möglich abläuft. Órfhlaith, die einige der Rezepte getestet und Feedback zu ihnen gegeben hat: Die Energie und die Begeisterung, mit denen du ans Werk gehst, sind einfach umwerfend. Hugo: Egal, welche Aufgabe ich dir auch aufhalse – du findest eine Lösung für jedes Problem, sei es Mittagstische aufzubauen, QR-Codes zu generieren oder technische Bugs auszumerzen. Du bleibst ruhig und beruhigst obendrein noch alle anderen. Sakina: Du bist unser Forschungscrack und hast nicht nur die Nährwerte für die Rezepte in diesem Buch beigesteuert, sondern das Team auch mit deiner Liebe für alles, was mit Essen, Ernährung und Medizin zu tun hat, angesteckt. Sind wir weiterhin so engagiert, wissbegierig und voller Energie, kann nichts *Doctor's Kitchen* davon abhalten, Millionen von Menschen zu helfen.

Darüber hinaus möchte ich meiner Literaturagentin Carly Cook und meiner Managerin Bev James dafür danken, dass sie mich während des gesamten Prozesses und in all den Jahren, die wir nun schon zusammenarbeiten, so unermüdlich unterstützt haben.

Zudem gilt mein Dank dem wunderbaren Team bei Ebury, allen voran Laura Higginson und Stephanie Milner, aber auch der Redakteurin Vicky Orchard und dem stellvertretenden Redakteur Samuel Heaton, der Layouterin Claire Rochford und der künstlerischen Leiterin Loulou Clark: Ihr habt mir vertraut und mich ein Thema wählen lassen, das, wie ich glaube, häufig falsch verstanden und über das zu wenig gesprochen wird. Großer Dank geht auch an das Fotoshootingteam um Andrew Burton, Pippa Leon und Max Robertson: Ihr habt die Rezepte in diesem Buch zum Leben erweckt.

Spezieller Dank gilt Dr. Ayan Panja fürs Gegenlesen des ersten Entwurfs und, gemeinsam mit Dr. Tara Swart, fürs Brainstorming zum Titel ganz zu Beginn des Entstehungsprozesses.

Ein großes Dankeschön auch an die Probeesserinnen Nicola Graimes und Eden Owen-Jones: Eure Anmerkungen zu den Gerichten haben sichergestellt, dass die Rezepte perfekt funktionieren.

Nicht zuletzt möchte ich der *Doctor's-Kitchen*-Community danken. Ihr seid toll – ob ihr nun das erste Mal mit meiner Arbeit in Kontakt gekommen oder eingefleischte Fans seid, die unseren wöchentlichen Newsletter abonniert haben, regelmäßig auf unserem YouTube-Kanal vorbeischauen, sich meine Podcasts anhören, unsere App benutzen oder jede Woche eifrig die Doctor's-Kitchen-Rezepte nachkochen. Ich hoffe, dass ich auch weiterhin einen kleinen Beitrag zu eurer Reise zu einem gesünderen Leben leisten kann.

Und bevor ich's vergesse: Danke, Rupy. Weiter so.

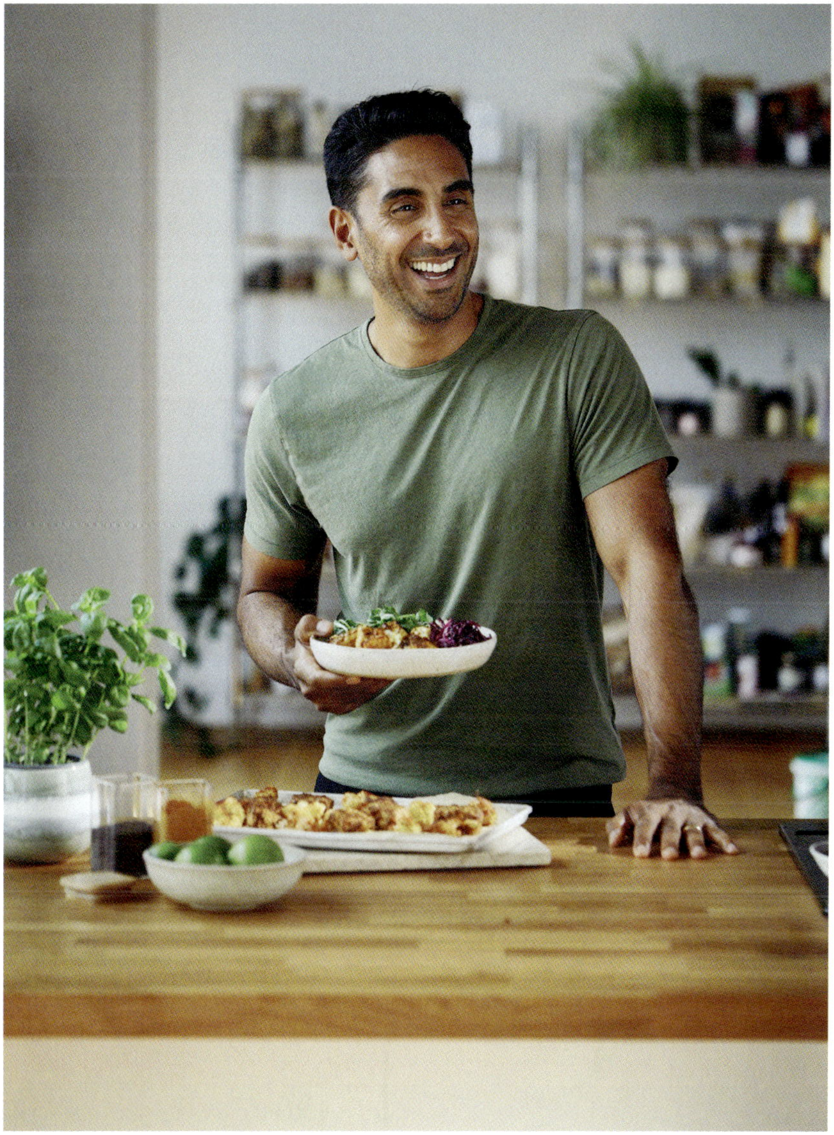

Über den Autor

Der in London ansässige Rupy Aujla hat sich als Arzt auf Allgemein- und Notfallmedizin spezialisiert und hat es sich zur Aufgabe gemacht, immer häufiger auftretenden, vermeidbaren Zivilisationskrankheiten durch das Vermitteln gesunder Ernährungsgewohnheiten entgegenzuwirken. Er hat einen Master in Ernährungsmedizin und ist Gründer des ersten europäischen »Culinary Medicine«-Programms, das an medizinischen Fakultäten durchgeführt wird. Zudem ist er der Host eines europäischen Spitzenpodcasts zu den Themen Gesundheit und Wellness. Seine Bücher stehen auf den Bestsellerlisten der *Sunday Times*, und er tritt regelmäßig im landesweiten Fernsehen auf.

Impressum

1.Auflage

einem Unternehmen der Penguin Random House Verlagsgruppe GmbH,
Neumarkter Straße 28, 81673 München.

produktsicherheit@penguinrandomhouse.de
(Vorstehende Angaben sind zugleich Pflichtinformationen nach GPSR.)

Die Originalausgabe HEALTHY HIGH PROTEIN erschien erstmals 2025
bei Ebury Press, einem Imprint von Ebury Publishing.
Ebury Publishing ist Teil der Penguin Random House group of companies.

Hinweis
Die Ratschläge/Informationen in diesem Buch sind vom Autor und Verlag sorgfältig erwogen und geprüft, dennoch kann eine Garantie nicht übernommen werden. Eine Haftung des Autors bzw. des Verlags und seiner Beauftragten für Personen-, Sach- und Vermögensschäden ist ausgeschlossen.

Projektleitung: Eva Wagner
Übersetzung: Dr. Ulrike Kretschmer
Satz & Redaktion: Matthias Liesendahl
Korrektorat: Philip Anton
Cover der deutschsprachigen Ausgabe: Oh, Ja! München
Druck und Bindung: DZS GRAFIK, d.o.o., Ljubljana

Printed in Slovenia

MIX
Papier | Fördert gute Waldnutzung
FSC® C106600
FSC www.fsc.org

Penguin Random House Verlagsgruppe FSC® N001967

ISBN 978-3-517-10444-7
www.suedwest-verlag.de